Sonntag

Carl Classen (Hrsg.)

Hahnemanns Organon der Heilkunst

Studienausgabe für die Praxis

Originaltext der 6. Auflage
mit Auszügen der 5. Auflage mit
Gliederung, Inhaltsangaben,
Erläuterungen und Stichwortverzeichnis

Sonntag Verlag · Stuttgart

Die Deutsche Bibliothek –
CIP-Einheitsaufnahme

Ein Titeldatensatz für diese Publikation ist bei
Der Deutschen Bibliothek erhältlich.

Anschrift des Verfassers:

Carl Classen
Kirchstr. 10
76229 Karlsruhe

Umschlaggestaltung:
Thieme Verlagsgruppe
Umschlagfoto: Bildarchiv des Instituts für Geschichte der Medizin der Robert Bosch Stiftung, Stuttgart

Wichtiger Hinweis
Medizin und Wissenschaft ist ständig im Fluss. Forschung und klinische Erfahrung erweitern unsere Erkenntnisse, insbesondere was Behandlung und medikamentöse Therapie anbelangt. So weit in diesem Werk eine Dosierung oder eine Applikation erwähnt wird, darf der Leser zwar darauf vertrauen, dass Autoren, Herausgeber und Verlag große Sorgfalt darauf verwandt haben, dass diese Aufgabe genau dem **Wissenstand bei Fertigstellung** des Werkes entspricht. Dennoch ist jeder Benutzer aufgefordert, die Beipackzettel der verwendeten Präparate zu prüfen, um in eigener Verantwortung festzustellen, ob die dort gegebene Empfehlung für Dosierungen oder die Beachtung von Kontraindikationen gegenüber der Ausgabe in diesem Buch abweicht. Das gilt nicht nur bei selten verwendeten oder neu auf den Markt gebrachten Präparaten, sondern auch bei denjenigen, die vom Bundesgesundheitsamt (BGA) oder Paul-Ehrlich-Institut (PEI) in ihrer Anwendbarkeit eingeschränkt worden sind.
Geschützt Warennamen (Warenzeichen) werden nicht besonders kenntlich gemacht. Aus dem Fehlen eines solchen Hinweises kann also nicht geschlossen werden, dass es sich um einen freien Warennamen handele.

Printed in Germany 2002
Satz: Satz & mehr, R. Günl, Besigheim
Druck: Rendo-Druck, Ebersbach
Grundschrift: 8,5/10 Gulliver
(System 3B2, Version 6.05)

ISBN 3-8304-9040-2

Inhalt

Vorwort ... 7

Zu Hahnemanns „Organon“ ... 8

Vorerinnerung, Vorrede und Einleitung ... 10

Gliederungsübersicht zum Hauptteil ... 51

Hauptteil mit Inhaltsangaben und Erläuterungen ... 53

Theoretischer Teil §§ 1–71 ... 53

Praktischer Teil §§ 72–291 ... 137

Anhang ... 329

„Organon der Heilkunst“, 5. Aufl. für C-Potenzen relevante Abschnitte ... 331

Stichwortverzeichnis ... 347

Vorwort zur ‚Organon'-Studienausgabe

Unter dem Titel ‚Organon' der Heilkunst' veröffentlichte Samuel Hahnemann das medizinische Manifest seiner Lehre. Bis in sein höchstes Lebensalter überarbeitete er dieses wiederholt. Das ‚Organon' wurde zur Primärquelle homöopathischer Methodik und gilt auch heute noch, neben den theoretischen Teilen der ‚Chronischen Krankheiten' und der ‚Reinen Arzneimittellehre', in seiner fünften und sechsten Ausgabe als unverzichtbare Studiengrundlage. Nur wenn wir diese Grundlagen wirklich studiert und verstanden haben, wird sich die Homöopathie mit unserer Arbeit weiter entfalten können. Erneuerungsversuche ohne eine solche Basis erwiesen sich wiederholt als wenig fruchtbar.

Dem Wert der Originalquelle stehen einige Hindernisse entgegen, mit denen sich nicht immer nur der Anfänger konfrontiert sieht. Hahnemanns kunstvolle, aber ungewohnte Ausdrucksweise ist für heutige Menschen eher gewöhnungsbedürftig. Auch ist die Gliederung und Struktur des Werkes nicht von vornherein ersichtlich. Sprachliche Bearbeitungen gehen auf Kosten der Aussagedichte und haben meist den Nachteil einseitig festlegender Interpretationen vieler Textpassagen. Kurzfassungen mögen den ersten Zugang erleichtern; zu ausführlich geraten verleiten sie leicht, sich mit dem Original nicht mehr zu beschäftigen.

Für die vorliegende ‚Organon'-Studienausgabe resultierte folgendes strukturelles Konzept:

- getreue Beibehaltung des Original-Textes der sechsten Auflage
- Gegenüberstellung bewusst knapp gehaltener Inhaltsangaben, teils mit Erläuterung, im ‚Organon'-Hauptteil
- transparente Gliederung durch entsprechende Kopfzeilen
- Stichwortverzeichnis mit zahlreichen Unterbegriffen für alle thematisch weiter gefassten Suchworte wie ‚Anamnese', ‚Folgeverschreibung', ‚Miasmen' etc..
- ungekürzter Text abweichender Abschnitte der fünften ‚Organon'-Auflage, soweit diese für die Behandlung mittels C-Potenzen relevant sind.

Letzteres, da Hahnemann in seiner sechsten, letzten ‚Organon'-Auflage einige Passagen strich, die für die Verabreichung von C-Potenzen von Bedeutung sind. Dies geschah zugunsten der heute so bezeichneten Q- oder LM-Potenzen; unser Konzept respektiert die Tatsache, dass die meisten Therapeuten heute mit beiden Potenzarten arbeiten.

Trotz seiner inhaltlichen Vernetzung und Mehrschichtigkeit ist das ‚Organon der Heilkunst' ein durchaus klar gegliedertes Werk, was in der vorliegenden Ausgabe erstmals in einer benutzerfreundlichen Art aufgezeigt wird. Durch

Querverweise finden Sie leicht alle wichtigen Stellen, an denen ein Thema ein zweites oder drittes Mal aufgegriffen wird; den gleichen Zweck hat die Untergliederung wichtiger Schlagworte im Stichwortverzeichnis. Durch diese Ausstattung kommt Freude auf in der Benutzung, denn zu praktisch jedem Thema, das im ‚Organon' besprochen wird, haben Sie binnen Sekunden die relevanten Fundstellen zur Hand.

Karlsruhe, im Frühjahr 2002 Carl Classen

Zu Samuel Hahnemanns ‚Organon der Heilkunst'

Das Wort ‚Organon' wurde einst von Aristoteles geprägt in der Bedeutung der Logik als Werkzeug der Erkenntnis und der Wissenschaften. Sinngemäß ließe sich der Titel ‚Organon der Heilkunst' übersetzen: ‚Werkzeug zur gesetzmäßigen Erkenntnis der Heilkunst'. In die Hand gegeben ist uns demnach ein geistiges Werkzeug, bestimmte Lebensgesetze zu erkennen und sie nachvollziehend anwenden zu können, und nicht etwa ein Kanon dogmatisch aufgestellter Gesetze.

Den Erstveröffentlichungen ‚Versuch über ein neues Prinzip zur Auffindung der Heilkräfte der Arzneisubstanzen' (1796) und ‚Heilkunde der Erfahrung' (1805) folgte 1810 das ‚Organon der rationellen Heilkunde'; die zweite Auflage (1819) trägt bereits den uns heute bekannten Titel ‚Organon der Heilkunst'. Nochmals überarbeitete Auflagen erschienen in den Jahren 1824, 1829 und 1833, wobei die letzte, sechste Auflage durch unglückliche Umstände erst 1920 veröffentlicht und erst in den letzten Jahrzehnten in ihrer Relevanz für LM- oder Q-Potenzen ausgelotet wurde. Einzelne Homöopathen bevorzugen die fünfte ‚Organon'-Auflage mit der Begründung, dass Hahnemanns lange Erfahrungen mit C-Potenzen in größerem Maße als gesichert gelten können. Allerdings blieb der Begründer der Homöopathie auch in seiner letzten ‚Organon'-Auflage seinem Prinzip treu, nichts an die Öffentlichkeit zu geben, das sich nicht über viele Jahre hin in seiner Praxis bewährt hatte. Die Lehre von den chronischen Miasmen findet sich in der dritten Auflage zart angedeutet, ab der vierten ist sie weitestgehend in der heute bekannten Form ausgeführt. Ausführlicher ist dies Thema im theoretischen Teil der ‚Chronischen Krankheiten' dargelegt. Eingehende Ausführungen zur Lebenskraft (§§ 9 – 16) finden sich erst ab der fünften Auflage, was nicht bedeutet, dass dieses Gedankengut vorher nicht vorhanden gewesen wäre.

Der kleinen ‚Vorerinnerung' und ‚Vorrede' der sechsten Auflage folgt eine längere ‚Einleitung'. Dieselbe ist in weiten Teilen eine durchaus polemische Abrechnung mit medizinischen Praktiken und Ansichten der damaligen Zeit, doch erfährt das Ähnlichkeitsgesetz hier bereits seine erste Beschreibung und klassische Formulierung. Die Universalität dieses pharmakologischen Prinzips wird an Beispielen unbewusster oder intuitiver Anwendung desselben in Medizin und Volksheilkunde veranschaulicht und das dynamisch-energetische Konzept der Krankheitsentstehung und Heilung vorentworfen.

Ist Hahnemanns Abrechnung mit der offiziellen Medizin nur von historischem Wert? Wir brauchen die rasanten Entwicklungen der modernen Medizin nicht in Abrede zu stellen, wie wir dies besonders in den erheblich verbesserten Behandlungsmöglichkeiten akuter Erkrankungen und akut lebensbedrohlicher Situationen beobachten. Dennoch ist die Ebene, auf der gearbeitet wird, in den letzten 200 Jahren völlig die gleiche geblieben. Die Techniken arzneilicher Unterdrückung werden immer subtiler, aber die Natur hat ihre eigene Meinung. Das Geschehen verschiebt sich zusehends Richtung Chronizität und Zunahme degenerativer und unheilbarer Erkrankungen. Das überwunden geglaubte Schreckgespenst gefährlicher Seuchen beginnt sich unter neuen Namen wieder zu rühren. Statistiken der Lebenserwartung zeigen sich in erster Linie abhängig von den jeweiligen sozialen und hygienischen Standards. Es ist unsere Wahl, ob wir einen Weg der Medizin, des Heilens und des Lernens gehen wollen, der dem Menschen, dem wohl vielschichtigsten Wesen auf der Erde, gerecht wird.

Von der Naturheilkunde übernimmt Hahnemann die Diätetik (im Sinne von Lebensordnung, nicht nur Ernährung) sowie (nicht-mineralische) Wasseranwendungen. Letztere machen ihn auch zu einem Vorläufer der Kneipp'schen Methode. Mit den zum Teil heute noch „naturheilkundlich" angewendeten Ausleitungs- Schröpf-, und Aderlasstherapien ist Hahnemann nicht zufrieden, weder praktisches Ergebnis noch die Theorie überzeugt ihn: der Mensch ist in erster Linie ein geistiges Wesen. Darum entspricht es menschlicher Würde, den dem Menschen geschenkten Geist zur Erkenntnis von Krankheitsvorgängen und Heilungsgesetzen einzusetzen. Bloße Nachahmung von Naturvorgängen oder Empirie auf's Ungefähre führen nicht zum Ziel. Homöopathie ist Kunst-Heilung und Heilkunst.

Die vorliegende Studienausgabe möchte den Zugang und den sachbezogenen Zugriff zum ‚Organon' erleichtern. Gewiss, ein ‚Easy Reader' ist das ‚Organon' nicht und wird es ohne Verwässerungen auch nicht werden. Doch wenn wir die sprachliche Kluft zwischen den Jahrhunderten mit den möglichen Hilfen überbrücken, entdecken wir im ‚Organon' vieles, das wir woanders in dieser Vollständigkeit und Dichte vergeblich suchen.

Samuel Hahnemann
‚Organon der Heilkunst', 6. Auflage

(1) Vorerinnerung, Vorrede und Einleitung

Vorerinnerung zur ersten Auflage von 1810 unter dem Titel: „Organon der rationellen Heilkunde".

Kein Geschäft ist nach dem Geständnisse aller Zeitalter einmüthiger für eine Vermuthungskunst (ars conjecturalis) erklärt worden, als die Arzneikunst; keine kann sich daher einer prüfenden Untersuchung, ob sie Grund habe, weniger entziehen, als sie, auf welcher das theuerste Gut im Erdenleben, Menschengesundheit sich stützt.

Ich rechne mirs zur Ehre, in neuern Zeiten der einzige gewesen zu seyn, welcher eine ernstliche, redliche Revision derselben angestellt, und die Folgen seiner Ueberzeugung theils in namenlosen, theils in namentlichen Schriften dem Auge der Welt vorgelegt hat.

Bei diesen Untersuchungen fand ich den Weg zur Wahrheit, den ich allein gehen mußte, sehr weit von der allgemeinen Heerstraße der ärztlichen Observanz abgelegen. Je weiter ich von Wahrheit zu Wahrheit vorschritt, destomehr entfernten sich meine Sätze, deren keinen ich ohne Erfahrungsüberzeugung gelten ließ, von dem alten Gebäude, was aus Meinungen zusammengesetzt, sich nur noch durch Meinungen erhielt.

Die Resultate meiner Ueberzeugungen liegen in diesem Buche.

Es wird sich zeigen, ob Aerzte, die es redlich mit ihrem Gewissen und der Menschheit meinen, nun noch ferner dem heillosen Gewebe der Vermuthungen und Willkürlichkeiten anhängen, oder der heilbringenden Wahrheit die Augen öffnen können.

Soviel warne ich im Voraus, daß Indolenz, Gemächlichkeit und Starrsinn vom Dienste am Altare der Wahrheit ausschließt, und nur Unbefangenheit und unermüdeter Eifer zur heiligsten aller menschlichen Arbeiten fähigt, zur Ausübung der wahren Heilkunde. Der Heilkünstler in diesem Geiste aber schließt sich unmittelbar an die Gottheit, an den Weltenschöpfer an, dessen Menschen er erhalten hilft, und dessen Beifall sein Herz dreimal beseligt.

Vorrede zur sechsten Ausgabe.

Die alte Medicin (Allöopathie), um Etwas im Allgemeinen über dieselbe zu sagen, setzt bei Behandlung der Krankheiten theils (**nie vorhandne**) Blut-Uebermenge (plethora), theils Krankheits-Stoffe und Schärfen voraus, läßt daher das Lebens-Blut abzapfen und bemüht sich die eingebildete Krankheits-Materie theils auszufegen, theils anderswohin zu leiten (durch Brechmittel, Abführungen, Speichelfluß, Schweiß und Harn treibende Mittel, Ziehpflaster, Vereiterungs-Mittel, Fontanelle, u.s.w.), in dem Wahne die Krankheit dadurch schwächen und materiell austilgen zu können, vermehrt aber dadurch die Leiden des Kranken und entzieht so, wie auch durch ihre Schmerzmittel, dem Organism die zum Heilen unentbehrlichen Kräfte und Nahrungs-Säfte. Sie greift den Körper mit großen, oft lange und schnell wiederholten Gaben starker Arznei an, deren langdauernde, nicht selten fürchterliche Wirkungen sie nicht kennt, und die sie, wie es scheint, geflissentlich unerkennbar macht durch Zusammenmischung mehrer solcher ungekannter Substanzen in eine Arzneiformel, und bringt so, durch langwierigen Gebrauch derselben neue, noch zum Theil unaustilgbare Arznei-Krankheiten dem kranken Körper bei. Sie verfährt auch, wo sie nur kann, um sich bei dem Kranken beliebt zu erhalten (1) mit Mitteln, welche die Krankheits-Beschwerden durch Gegensatz (contraria contraiis) zwar sogleich auf kurze Zeit unterdrücken und bemänteln (Palliative) aber den Grund zu diesen Beschwerden (die Krankheit selbst) verstärkt und verschlimmert hinterlassen. Sie hält die, an den Außentheilen des Körpers befindlichen Uebel, fälschlich für bloß örtlich, und da allein für sich bestehend, und wähnt sie geheilt zu haben, wenn sie dieselben durch äußere Mittel weggetrieben, so daß das innere Uebel nun schlimmer an einer edlern und bedenklichern Stelle auszubrechen genöthigt wird. Wenn sie weiter nicht weiß, was sie mit der nicht weichenden oder sich verschlimmernden Krankheit anfangen soll, unternimmt die alte Arzneischule wenigstens, dieselbe blindhin durch ein von ihr so genanntes alterans zu verändern, z.B. mit dem das Leben unterminirenden Calomel, Aetzsublimat, und mit andern heftigen Mitteln in großen Gaben.

(1) Zu gleicher Absicht erdichtet der gewandte Allöopath vor allen Dingen einen bestimmten, am liebsten griechischen Namen für das Uebel des Kranken, um ihn glauben zu machen, er kenne diese Krankheit schon lange, wie einen alten Bekannten, und sey daher am besten im Stande sie zu heilen.

Es scheint das unselige Hauptgeschäft der alten Medicin zu sein, die Mehrzahl der Krankheiten, die langwierigen, durch fortwährendes Schwächen und Quälen des ohnehin schon an seiner Krankheitsplage leidenden, schwachen Kranken und durch Hinzufügung neuer, zerstörender Arzneikrankheiten, wo nicht tödtlich, doch wenigstens unheilbar zu machen, – und, wenn man dies verderbliche Verfahren einmal am Griffe hat, und gegen die Mahnungen des Gewissens gehörig unempfindlich geworden, ist dieß **ein sehr leichtes Geschäft**!

Und doch hat für alle diese schädlichen Operationen, der gewöhnliche Arzt alter Schule seine Gründe vorzubringen, die aber nur auf Vorurtheilen seiner Bücher und Lehrer beruhen, und auf Autorität dieses oder jenes gepriesenen Arztes alter Schule. Auch die entgegengesetztesten und widersinnigsten Verfahrungs-Arten, finden da ihre Vertheidigung, ihre Autorität – der verderbliche Erfolg mag auch noch so sehr dagegen sprechen. Nur dem, von der Verderblichkeit seiner sogenannten Kunst, nach vieljährigen Uebelthaten, im Stillen endlich überzeugten, alten Arzte, der nur noch mit, zu Wegbreit-Wasser gemischtem Erdbeer-Sirup (d.i. mit Nichts) selbst die schwersten Krankheiten behandelt, verderben und sterben noch die Wenigsten.

Diese Unheilkunst, welche seit einer langen Reihe von Jahrhunderten in dem Vorrechte und der Macht, über Leben und Tod der Kranken nach Willkühr und Gutdünken zu verfügen, wie eingemauert fest sitzt und seitdem einer, wohl zehnmal größeren Anzahl von Menschen das Lebensziel verkürzte, als es je die verderblichsten Kriege gethan, und viele Millionen Kranke kränker und elender machte, als sie ursprünglich waren – diese Allöopathie habe ich in der Einleitung zu den vorigen Ausgaben dieses Buches näher beleuchtet. Jetzt werde ich bloß ihren geraden Gegensatz, die von mir entdeckte (nun etwas mehr vervollkommnete), wahre Heilkunst vortragen (1). Mit dieser (der Homöopathik) ist es ganz anders. Sie kann jeden Nachdenkenden leicht überzeugen, daß die Krankheiten der Menschen auf keinem Stoffe, keiner Schärfe, d.i. auf keiner Krankheits-Materie beruhen, sondern daß sie einzig geistartige (dynamische) Verstimmungen der geistartigen, den Körper des Menschen belebenden Kraft (des Lebensprincips, der Lebenskraft) sind. Die Homöopathik weiß, daß Heilung nur durch Gegenwirkung der Lebenskraft gegen die eingenommene, richtige Arznei erfolgen kann, eine um desto gewissere und schnellere Heilung, je kräftiger noch beim Kranken seine Lebenskraft vorwaltet. Die Homöopathik **vermeidet** daher **selbst die mindeste Schwächung** (2), auch möglichst jede Schmerz-Erregung, weil auch Schmerz die Kräfte raubt, und daher bedient sie sich zum Heilen bloß solcher Arzneien, deren Vermögen das Befinden (dynamisch) zu verändern und umzustimmen, sie **genau** kennt und sucht dann eine solche heraus, deren Befinden verändernde Kräfte (Arzneikrankheit) die vorliegende natürliche Krankheit durch Aehnlichkeit (similia similibus) aufzuheben im Stande sind, und giebt dieselbe einfach, in feinen Gaben (so klein, daß sie, ohne Schmerz oder Schwächung zu verursachen, eben zureichen, das natürliche Uebel aufzuheben) dem Kranken ein; wovon die Folge: daß ohne ihn im Mindesten zu schwächen oder zu peinigen und zu quälen, die natürliche Krankheit ausgelöscht wird und der Kranke schon während der Besserung von selbst bald erstarkt und so geheilt ist – ein zwar leicht scheinendes, doch sehr nachdenkliches, mühsames, schweres Geschäft, was aber die Kranken in kurzer Zeit, ohne Beschwerde und völlig zur Gesundbeit herstellt – und so ein heilbringendes und beseeligendes Geschäft wird.

(1) Vorher wird man Beispiele angeführt finden, zum Beweise, daß wenn man in ältern Zeiten hie und da auffallende Heilungen verrichtete, es immer durch Mittel geschah, die der damals eingeführten Therapie zuwi-

der, dem Arzte von ungefähr in die Hände gerathen, im Grunde aber homöopathisch waren.

(2) Homöopathik vergießt nie einen Tropfen Blutes, giebt nicht zu brechen, purgiren, laxiren oder Schwitzen, vertreibt kein äußeres Uebel durch äußere Mittel, verordnet keine heiße oder ungekannte Mineral-Bäder oder Arznei enthaltende Klystiere, setzt keine spanischen Fliegen oder Senfpflaster, keine Haarseile, keine Fontanelle, erregt keinen Speichelfluß, brennt nicht mit Moxa oder Glüheisen bis auf die Knochen u. dgl., sondern sie giebt mit eigner Hand nur selbst bereitete, einfache Arznei, die sie genau kennt und keine Gemische, stillt nie Schmerz mit Opium, u.s.w.

Hienach ist die Homöopathik eine ganz einfache, sich stets in ihren Grundsätzen so wie in ihrem Verfahren gleichbleibende Heilkunst. Wie die Lehre auf der sie beruht, erscheint sie, wohl begriffen, in sich völlig abgeschlossen und dadurch allein hülfreich. Gleiche Reinheit in der Lehre wie in der Ausübung, sollten sich von selbst verstehn und jede Rückverirrung in den verderblichen Schlendrian der alten Schule, (deren Gegensatz sie, wie die Nacht der Gegensatz des Tages ist) völlig aufhören, sich mit dem ehrwürdigen Namen Homöopathik zu brüsten.

Paris, Ende Februar 1842 Samuel Hahnemann

Einleitung

Hinblick auf das bisherige Mediciniren, Allopathie und Palliativ-Curen der bisherigen alten Arzneischule.

So lange es Menschen gab, waren sie auch einzeln, oder in Menge Erkrankungen ausgesetzt von physischen oder moralischen Ursachen her. Im noch rohen Naturzustande bedurfte man der Hülfsmittel wenige, da die einfache Lebensweise wenige Krankheiten zuließ; mit der Bildung der Menschen im Staate wuchsen die Veranlassungen zum Erkranken und das Bedürfniß von Hülfe dagegen, in gleichem Maße. Aber von da an (bald nach **Hippokrates**, also seit drittehalb Tausend Jahren) gaben sich Menschen mit Behandlung der sich mehr und mehr vervielfältigten Krankheiten ab, die diese Hülfe mit dem Verstande und mit Vermuthungen auszuklügeln sich von ihrer Eitelkeit verführen ließen. Unzählige, verschiedene Ansichten über die Natur der Krankheiten und ihrer Abhülfe entsprangen aus den so verschiedenen Köpfen und das theoretisch von ihnen Ausgeheckte hießen sie **Systeme** (Gebäude) wovon jedes den übrigen und sich selbst widersprach. Jede dieser spitzfindigen Darstellungen setzte Anfangs die Leser in ein betäubendes Erstaunen ob der unverständlichen Weisheit drin und zog dem System-Erbauer eine Menge, die naturwidrige Klügelei nachbetender Anhänger zu, deren keiner jedoch etwas davon zum bessern Heilen brauchen konnte, bis ein neues, dem erstern oft ganz entgegengesetztes System jenes verdrängte und sich wieder auf kurze Zeit Ruf verschaffte. Keines aber war mit Natur und Erfahrung im Einklange; es waren theoretische Gewebe feiner Köpfe aus angeblichen Consequenzen, die in der Ausübung, im Handeln am Krankenbette, ihrer Subtilität und Naturwidrigkeit wegen nicht gebraucht werden konnten und nur zu leeren Disputir-Uebungen taugten.

Nebenbei bildete sich, von allen diesen Theorien unabhängig, ein Cur-Wesen mit ungekannten, gemischten Arzneisubstanzen gegen willkührlich aufgestellte Krankheits-Formen, nach materiellen Hinsichten eingerichtet, mit Natur und Erfahrung im Widerspruche, begreiflich daher schlechten Erfolgs – alte Medicin, **Allöopathie** genannt.

Ohne die Verdienste zu verkennen, welche viele Aerzte um die Hülfswissenschaft der Medicin, um die Naturkenntnisse in der Physik und der Chemie, um die Naturgeschichte in ihren verschiedenen Zweigen und der des Menschen im Besondern, um die Anthropologie, Physiologie und Anatomie u.s.w. sich erwarben, habe ich es hier nur mit dem praktischen Theile der Medicin, mit dem Heilen selbst zu thun, um zu zeigen, wie die Krankheiten bisher so unvollkommen behandelt wurden.

Tief jedoch liegt unter mir jener handwerksmäßige Schlendrian, das kostbare Menschenleben nach Recepttaschenbüchern zu kuriren, deren noch fortwährende Erscheinung im Publikum, leider, noch immer ihren häufigen Gebrauch erweiset. Ich lasse sie als Skandale der Hefe des gemeinen Arztvolkes ganz unberücksichtigt. Ich rede bloß von der bisherigen Arzneikunst, die sich wissenschaftlich dünkt, eingebildet auf ihre Alterthümlichkeit.

Diese alte Arzneischule bildete sich viel darauf ein, vorgeben zu können, daß sie allein den Namen **„rationelle Heilkunst“** verdiene, weil sie allein die **Ursache der Krankheit** aufsuche und hinwegzuräumen sich bemühe, **auch nach dem Vorgange der Natur in Krankheiten verfahre.**

Tolle causam ! ruft sie wiederholt. Aber bei diesem leeren Rufe blieb es. **Sie wähnten nur**, die Krankheits-Ursache finden zu können, fanden sie aber nicht, da sie nicht erkennbar und nicht zu finden ist. Denn da die meisten, ja die allermeisten Krankheiten dynamischen (geistartigen) Ursprungs und dynamischer (geistartiger) Natur sind, ihre Ursache also nicht sinnlich zu erkennen ist, so waren sie beflissen, sich eine zu erdenken, und aus der Ansicht der Theile des normalen, todten, menschlichen Körpers (Anatomie), verglichen mit den sichtbaren Veränderungen dieser inneren Theile an Krankheiten verstorbener Menschen (pathologische Anatomie), so wie aus dem, was aus der Vergleichung der Erscheinungen und Funktionen im gesunden Leben (Physiologie) mit den unendlichen Abweichungen derselben in den unzähligen Krankheitszuständen (Pathologie, Semiotik) sich zu ergeben schien, Schlüsse auf den unsichtbaren Vorgang der Veränderungen im **innern** Wesen des Menschen bei Krankheiten zu ziehen – ein dunkles Phantasiebild, was die theoretische Medicin für ihre prima causa morbi (1) hielt, die dann **die nächste Ursache der Krankheit** und auch zugleich das innere Wesen der Krankheit, **die Krankheit selbst**, sein sollte – obgleich, nach dem gesunden Menschenverstande, die Ursache eines Dinges oder eines Ereignisses nie zugleich das Ding oder das Ereigniß selbst sein kann. Wie konnten sie nun, ohne Selbsttäuschung, dieß unerkennbare, innere Wesen zum Heilgegenstande machen und dagegen Arzneien verordnen, deren Heiltendenz ihnen ebenfalls grösstentheils unbekannt war, und zwar mehre solch ungekannte Arzneien zusammen gemischt in sogenannten Recepten?

(1) Dem gesunden Menschenverstande und der Natur der Sache weit angemessener würde es gewesen sein, wenn sie, um eine Krankheit heilen zu können, als causa morbi die Entstehungsursache derselben ausfindig zu machen gesucht hätten, und so den Heilplan, der bei Krankheiten aus derselben Entstehungs-Ursache sich hülfreich erwiesen, auch bei jenen von demselben Ursprunge mit Erfolg hätten anwenden können, wie z. B. bei einem Geschwüre an der Eichel nach einem unreinen Beischlafe dasselbe Quecksilber hülfreich anzuwenden ist, wie bei allen bisherigen venerischen Schankern – wenn sie, sage ich, von allen übrigen chronischen, (unvenerischen) Krankheiten die Entstehungsursache in einer frühern oder spätern Ansteckung mit Krätz-Miasm (mit Psora) entdeckt, und für alle diese eine gemeinsame Heilmethode mit den therapeutischen Rücksichten auf jeden individuellen Fall, gefunden hätten, wo noch alle, und jede einzelne dieser chronischen Krankheiten hätte geheilt werden können. Dann hätten sie mit Recht sich rühmen mögen, daß sie die zum Heilen chronischer Krankheiten **allein brauchbare** und fruchtbringende causam

morborum chronicorum (non venereorum) vor Augen gehabt, und, diese zum Grunde angenommen, solche Krankheiten mit dem besten Erfolge heilen könnten. Aber alle die Millionen chronischer Krankheiten konnten sie in den vielen Jahrhunderten nicht heilen, weil sie deren Entstehung von Krätz-Miasm nicht kannten (die erst durch die Homoeopathie entdeckt und hienach mit einer hülfreichen Heilmethode versehen ward) und dennoch prahlten sie, daß sie allein die primam causam derselben bei ihren Curen vor Augen hätten und allein rationell heilten, ungeachtet sie von der allein nutzbaren Kenntniß ihres psorischen Ursprungs nicht die mindeste Ahnung hatten und so alle chronischen Krankheiten verpfuschten!

Doch lösete sich dieß sublime Projekt, eine innere, unsichtbare, apriorische Krankheitsursache zu finden, wenigstens bei den sich klüger dünkenden Aerzten alter Schule, in ein, freilich auch aus den Symptomen hergeleitetes Aufsuchen derselben auf, was etwa muthmaßlich als der generelle **Charakter** des gegenwärtigen Krankheitsfalles anzunehmen sei (2)? ob Krampf? oder Schwäche? oder Lähmung? oder Fieber? oder Entzündung? oder Verhärtung? oder Infarkten dieses oder jenes Theils? oder Blut-Uebermenge (Plethora)? Mangel oder Uebermaß an Sauer-, Kohlen-, Wasser- oder Stickstoff in den Säften? gesteigerte oder gesunkene Arteriollität, oder Venosität, oder Capillarität? relatives Verhältniß der Faktoren der Sensibilität, Irritabilität, oder Reproduktion? – Muthmaßungen, welche, von der bisherigen Schule mit dem Namen: Causalindication beehrt und für die einzig mögliche Rationalität in der Medicin gehalten, allzu trügliche, hypothetische Annahmen waren, als daß sie sich praktisch brauchbar hätten bewähren können – unfähig, selbst wenn sie gegründet hätten sein können, oder gewesen wären, das treffendste Heilmittel für den Krankheitsfall anzuzeigen, zwar der Eigenliebe des gelehrten Erdenkers wohl schmeichelnd, im darnach Handeln aber meist irre führend, und womit es mehr auf Ostentation, als auf ernstliche Findung der Heil-Indication angelegt war.

(2) Jeder Arzt, der nach so allgemeinen Charakteren kuriret, er affektire auch noch so anmaßend den Namen eines Homöopathen, ist und bleibt in der That ein generalisirender Allöopath, da ohne die speciellste Individualisirung keine Homöopathik denkbar ist.

Und wie oft schien nicht z.B. in dem einen Theile des Organismus Krampf oder Lähmung zu sein, während in einem andern Theile anscheinend Entzündung statt fand!

Oder wo sollten, auf der andern Seite, die für jeden dieser angeblichen, allgemeinen Charaktere sicher helfenden Arzneien herkommen? Die sicher helfenden hätten doch wohl keine andern als die **specifischen** sein können, d.i. dem Krankheits-Reize in ihrer Wirkung homogene (3) Arzneien, deren Gebrauch aber von der alten Schule als höchst schädlich verboten (4) und verpönt war, weil die Beobachtung gelehrt hatte, daß, bei der in Krankheiten so hoch gesteigerten Receptivität für homogene Reize, solche Arzneien in den hergebrachten, großen Gaben lebensgefährlich sich erwiesen hatten. Von kleinern Gaben aber und höchst kleinen hatte die alte Schule keine Ahnung.

Also auf geradem (natürlichstem) Wege durch homogene, specifische Arzneien durfte nicht geheilt werden, konnte auch nicht, da die meisten Wirkungen der Arzneien unbekannt waren und blieben, und wären sie auch bekannt, doch nie bei solchen generalisirenden Ansichten das treffende Heilmittel zu errathen möglich wäre.

(3) Homöopatische genannt.

(4) „Wo die Erfahrung uns die Heilkraft homöopathisch wirkender Arzneien kennen gelehrt hatte, deren Wirkungsart man sich nicht erklären konnte, da half man sich damit, sie für **specifisch** zu erklären, und mit diesem eigentlich nichts sagenden Worte ward das Nachdenken darüber eingeschläfert. Man hat aber längst schon die homogenen Reizmittel, die specifischen (homöopathischen), als höchst schädliche Einflüsse verboten." Rau: Ueb. d. homöop. Heilverf. Heidelb. 1824. S. 101, 102.

Doch glaubte die bisherige Arzneischule, weil's ihr doch wohl verständiger deuchtete, wo möglich einen andern, geraden Weg zu suchen, als Umwege einzuschlagen, noch Krankheiten direkt aufzuheben durch **Wegschaffung der** (angeblichen) **materiellen Krankheits-Ursache** – denn der gewöhnlichen Arzt-Schule war es fast unmöglich, sich bei Ansicht und Beurtheilung einer Krankheit und eben so wenig bei Aufsuchung der Cur-Indication von diesen materiellen Begriffen loszumachen und die Natur des geistigkörperlichen Organism's für ein so hoch potenzirtes Wesen anzuerkennen, daß die Abänderungen seines Lebens in Gefühlen und Thätigkeiten, die man Krankheiten nennt, hauptsächlich, ja fast einzig durch dynamische (geistartige) Einwirkungen bedingt und bewirkt werden könnten.

Durchaus sah die bisherige Schule jene durch die Krankheit veränderten Stoffe, die turgescirenden sowohl, als die sich absondernden, innormalen Stoffe für Krankheits-Erreger, wenigstens, wegen ihrer angeblichen Rückwirkung, als Krankheits-Unterhalter an und thut letzteres bis auf diese Stunde noch.

Daher wähnte sie Causal-Curen zu verrichten, indem sie diese eingebildeten und vorausgesetzten, materiellen Ursachen der Krankheit hinwegzuschaffen sich bemühte. Daher ihr emsiges Fortschaffen der Galle durch Erbrechen bei gallichten Fiebern, ihre Brechmittel bei sogenannten Magen-Verderbnissen (5), ihr fleißiges Auspurgiren des Schleims, der Spul- und Madenwürmer bei der Gesichts-Blässe, der Eß-Gier, dem Leibweh und den dicken Bäuchen der Kinder (6), ihr Aderlassen bei Blutflüssen (7), und vorzüglich alle Arten der Blut-Entziehungen (8) als ihres Haupt-Indikats bei Entzündungen, die sie jetzt, eines bekannten Pariser blutgierigen Arztes Vorgange (wie die Schafe dem Leithammel selbst in die Hände des Schlächters) folgend, fast in jedem krankhaft afficirten Theile des Körpers anzutreffen und durch eine oft tödtliche Zahl Blutegel entfernen zu müssen wähnt. Auf diese Weise glaubt sie ächte Causal-Indicationen zu befolgen und rationell zu kuriren. Ferner glaubt auch die alte, bisherige Arzneischule durch Abbindung von Polypen, durch Ausschneidung, oder mittels erhitzender Local-Mittel erkünstelte Vereiterung der kalten Drüsen-Geschwülste, durch Ausschälung der Balg-(Speck-

Honig-) Geschwülste, durch Operationen der Pulsader- Geschwülste, der Thränen- und Mastdarm-Fisteln, durch Entfernung der skirrhösen Brust mittels des Schnitts, der Amputation eines knochenfräßigen Gliedes, u.s.w., den Kranken gründlich geheilt und Causal-Curen verrichtet zu haben, und glaubt es auch, wenn sie ihre Repellentia in Anwendung bringt, die alten, jauchenden Schenkel-Geschwüre (allenfalls mit Beihülfe gleichzeitiger, das Grund-Siechthum nicht mindernder, bloß schwächender Abführungs-Mittel) durch adstringende Umschläge, durch Blei-, Kupfer- und Zink-Oxyde austrocknet, den Schanker wegbeizt, die Feigwarzen örtlich zerstört, die Krätze mit Salben von Schwefel, Blei-, Quecksilber- oder Zink-Oxyden von der Haut vertreibt, die Augen-Entzündungen mit Auflösungen von Blei oder Zink unterdrückt und durch Opodeldok, flüchtige Salbe, oder Räucherungen mit Zinnober oder Bernstein die ziehenden Schmerzen aus den Gliedmaßen verjagt; sie glaubt da überall das Uebel gehoben, die Krankheit besiegt und rationelle Causal-Curen ausgeführt zu haben. Aber **der Erfolg**! die darauf, bald oder spät, doch unausbleiblich erscheinenden Metaschematismen, die sie dadurch veranlaßt (doch dann für neue Krankheiten ausgiebt), **welche allemal schlimmer, als das erstere Uebel sind**, widerlegen sie zur Genüge und könnten und sollten ihr die Augen öffnen über die tiefer liegende, immaterielle Natur des Uebels und seinen dynamischen (geistartigen), bloß dynamisch zu hebenden Ursprung.

(5) Bei einer schnellen Magen-Verderbniß, mit stetem, widerlichem Aufstoßen nach verdorbenen Speisen, gewöhnlich mit Niedergeschlagenheit des Gemüths bei kalten Füßen und Händen, u.s.w. ging der gewöhnliche Arzt bisher nur auf den entarteten Magen-Inhalt los: ein tüchtiges Brechmittel soll ihn rein herausschaffen. Gewöhnlich erreicht er diese Absicht mit weinsteinsauerm Spießglanze, mit oder ohne Ipecacuanha. Ist denn aber der Kranke darauf sogleich gesund, munter und heiter? O nein! Gewöhnlich ist eine solche Magenverderbniß **dynamischen Ursprungs**, durch Gemüths – Störungen (Gram, Schreck, Aerger), Verkältung, Anstrengung des Geistes oder Körpers unmittelbar auf's Essen, – selbst oft nach mäßigem Speise-Genuß erzeugt. Diese dynamische Verstimmung zu heben, sind diese beiden Arzneien nicht geeignet, und eben so wenig das dadurch hervorgebrachte revolutionäre Erbrechen. Und Brechweinstein und Ipecacuanha haben dann noch überdieß aus ihren anderweiten eigenthümlichen Krankheit-Erregungs-Symptomen Nachtheile für das Befinden des Kranken hinzugefügt, und die Gall-Abscheidung ist in Unordnung gekommen, so daß, wenn der Leidende nicht ganz robust war, er noch **mehre** Tage sich auf diese angebliche Causal-Cur übel befinden muß, trotz aller dieser gewaltsamen Herausschaffung des vollständigen Mageninhalts. – Wenn aber der Leidende, statt solcher heftigen und stets nachtheiligen Ausleerungs-Arzneien, nur ein einziges Mal in hochverdünnten Pulsatille-Saft (an ein Senfsamen großes, damit befeuchtetes Streukügelchen) riecht, wodurch die Verstimmung seines Befindens im Allgemeinen und seines Magens insbesondre gewiß aufgehoben wird, so ist er in zwei Stunden genesen, und hat er dann ja noch einmal Aufstoßen, so ist es geschmack- und geruchlose Luft – der Mageninhalt ist nicht mehr verdorben, und bei der nächsten Mahlzeit hat er wieder seinen vollen, ge-

hörigen Appetit; er ist gesund und munter. Dieß ist wahre Causal-Cur, jenes aber eine eingebildete, ist nur eine schädliche Strapaze für den Kranken.

Ein selbst mit schwer verdaulichen Speisen überfüllter Magen erfordert wohl **nie** ein arzneiliches Brechmittel. Die Natur weiß hier den Ueberfluß am besten durch Ekel, Uebelkeit und Selbst-Erbrechen, allenfalls mit Beihülfe mechanischer Reizung des Gaumen-Vorhangs und Rachens, durch den Schlund wieder von sich zu geben, und dann werden die arzneilichen Nebenwirkungen der medicinischen Brechmittel vermieden – etwas Kaffee-Trank befördert den Rest im Magen vollends nach unten hin.

Wäre aber nach arger Üeberfüllung des Magens die Reizbarkeit des Magens zum Selbsterbrechen nicht zureichend oder verschwunden, so daß alle Neigung dazu, unter großen Schmerzen des Epigastriums, erlösche, so wird in diesem gelähmten Zustande des Magens ein solches Brechmittel bloß eine gefährliche oder tödtliche Eingeweide-Entzündung zur Folge haben, während eine öfter gereichte kleine Menge starken Kaffee-Tranks die gesunkene Reizbarkeit des Magens dynamisch erhoben und ihn allein in den Stand würde gesetzt haben, seinen, auch noch so übermäßigen Inhalt von oben oder unten auszufördern. Auch hier ist jene vorgebliche Causal-Cur am unrechten Orte.

Selbst die in chronischen Krankheiten nicht selten aufschwulkende, ätzende Magensäure wird, mit großer Beschwerde und dennoch vergeblich, heute mit einem Brechmittel gewaltsam ausgeleert und morgen, oder doch die nächsten Tage durch gleich ätzende Magensäure, und dann gewöhnlich noch in größerer Menge, ersetzt, während sie von selbst weicht, wenn ihr dynamischer Ursprung durch eine sehr kleine Gabe hochverdünnter Schwefelsäure, oder, wenn sie schon oft sich zeigte, besser, durch Gebrauch auch den übrigen Symptomen in Aehnlichkeit angemessener, antipsorischer Mittel in feinster Gabe heilkräftig aufgehoben wird. Und so giebt es mehre angebliche Causal-Curen der alten Schule, deren Lieblings-Bestreben ist, das materielle Produkt der dynamischen Verstimmung mit beschwerlichen Vorkehrungen mühsam und mit Nachtheil hinwegzuräumen, ohne die dynamische Quelle des Uebels zu erkennen und sie homöopathisch sammt ihren Ausflüssen zu vernichten, und so verständig zu **heilen.**

(6) Umstände, welche bloß auf Psora-Siechthum beruhen und durch (dynamische) milde, antipsorische Mittel leicht geheilt werden, ohne Brechen oder Laxiren.

(7) Ungeachtet fast allen krankhaften Blutflüssen bloß eine dynamische Verstimmung der Lebenskraft (des Befindens) zum Grunde liegt, hält dennoch die alte Schule eine Blut-Uebermenge für ihre Ursache und kann sich nicht enthalten, Aderlässe vorzunehmen, um den vermeinten Ueberfluß dieses Lebenssaftes fortzuschaffen; den ganz offenbar übeln Erfolg aber, das Sinken der Kräfte und die Hinneigung oder gar den Uebergang zum Typhösen sucht sie auf die Bösartigkeit der Krankheit zu schieben, **mit der sie dann oft nicht fertig werden kann** – genug sie glaubt, wenn auch nun der Kranke nicht aufkommt, eine Cur nach ihrem Wahlspruche, causam tolle, vollführt und, nach ihrer Art zu reden, alles mögliche für den Kranken gethan zu haben, es erfolge nun was da wolle.

(8) Ungeachtet es vielleicht nie einen Tropfen Blut zu viel im lebenden menschlichen Körper gegeben hat, so hält dennoch die alte Schule eine angebliche Blut-Uebermenge für die materielle Hauptursache aller Blutflüsse und Entzündungen, die sie durch Ader-Oeffnungen (blutige Schröpfköpfe) und Blutegel zu entfernen und auszuleeren habe. Dieß hält sie für ein rationelles Verfahren, für Causal-Cur. In allgemeinen Entzündungs-Fiebern, im hitzigen Seitenstiche sieht sie sogar die coagulable Lymphe im Blute, die sogenannte Speckhaut für die materia peccans an, welche sie durch wiederholte Ader- Oeffnungen möglichst fortzuschaffen strebt, ungeachtet diese nicht selten bei erneuertem Blutlassen noch zäher und dikker zum Vorschein kommt. So vergießt sie Blut, wenn das Entzündungs-Fieber sich nicht legen will, oft bis zum nahen Tode, um diese Speckhaut, oder die vermeintliche Plethora wegzubringen, ohne zu ahnen, daß das entzündete Blut nur Produkt des akuten Fiebers, nur des krankhaften, immateriellen (dynamischen) Entzündungs-Reizes und letzterer die einzige Ursache dieses großen Sturmes in dem Adersystem sei, durch die kleinste Gabe einer homogenen (homöopathischen) Arznei aufzuheben, z. B. durch ein feines Streukügelchen zur Gabe, mit decillionfach verdünntem Akonit-Safte befeuchtet, unter Vermeidung vegetabilischer Säuren, so daß **das heftigste Seitenstich-Fieber** mit allen seinen drohenden Zufällen, **ohne Blut-Verminderung und ohne die mindesten Kühlmittel schon in wenigen**, höchstens in 24 **Stunden** in Gesundheit übergegangen und **geheilt ist** (eine Probe seines Blutes dann aus der Ader gelassen zeigt nun keine Spur von Speckhaut mehr), während ein sehr ähnlicher Kranker, nach jener Rationalität der alten Schule behandelt, nach mehrmaligem Blutlassen, wenn er ja noch mühsam, nach unsäglichen Leiden, vor der Hand dem Tode entrinnt, dann oft noch viele Monate durchzusiechen hat, ehe er, abgezehrt, wieder auf die Beine kommt, wenn ihn nicht indeß (die öftere Folge einer solchen Mißhandlung) ein typhöses Fieber, oder Leukophlegmasie oder eiternde Lungensucht hinrafft.

Wer den ruhigen Puls des Mannes eine Stunde vor Antritt des dem hitzigen Seitenstiche stets vorangehenden Frostschauders gefühlt hat, kann sich unmöglich des Erstaunens erwehren, wenn man ihn zwei Stunden darauf, nach Ausbruch der Hitze, bereden will, die vorhandene ungeheure Plethora mache ein vielmaliges Aderlassen dringend nothwendig, und fragt sich, welches Wunder die vielen Pfunde Blut, die nun weggelassen werden sollen, binnen dieser zwei Stunden in die Adern des Mannes gezaubert haben möchte, die er vor diesen zwei Stunden in so ruhigem Gange gefühlt habe? Nicht ein Quentchen Blut kann mehr in seinen Adern nun rollen, als er in gesunden Zeiten, und so auch vor zwei Stunden hatte!

Der Allöopathiker entzieht also mit seinen Aderlässen dem am hitzigen Fieber Erkrankten keine lästige Blutuebermenge, weil dergleichen gar nicht vorhanden sein konnte, sondern beraubt ihn der zum Leben und Gesundwerden unentbehrlichen, normalen Blutmenge und sonach der Kräfte – ein großer Verlust, den Arztes-Macht nicht wieder zu ersetzen vermag! – und steht dennoch in dem Wahne, eine Cur nach seinem (mißverstandenen) Wahlspruche: Causam tolle, vollführt zu haben, während doch hier die Causa morbi am wenigsten eine, nicht existierende Blut-Uebermenge sein konnte, sondern die einzige, wahre causa morbi ein krankhafter, dynamischer Entzündungs-Reiz des Blut-Systems war, wie

> die schnelle und dauerhafte Heilung des gedachten, allgemeinen Entzündungs-Fiebers durch eine oder zwei, unglaublich feine und kleine Gaben des diesen Reiz homöopathisch aufhebenden Aconit-Saftes beweist **und in jedem solchen Falle beweist**.
>
> So schießt auch die alte Schule bei Behandlung der Lokal-Entzündungen fehl mit ihrem örtlichen Blutlassen, vorzüglich durch die jetzt mit Broussaisischer Wuth angesetzte Menge Blutegel. Die anfänglich davon erfo]gende, palliative Erleichterung wird durch schnellen und vollkommenen Heil-Erfolg keineswegs gekrönt, sondern die stets zurückbleibende Schwäche und Kränklichkeit des so behandelten Theiles (auch oft des übrigen Körpers) zeigt genugsam, wie fälschlich man die örtliche Entzündung in einer örtlichen Plethora suchte und wie traurig die Folgen solcher Blutentziehungen sind, – während dieser bloß dynamische, örtlich scheinende Entzündungs-Reiz durch eine gleich kleine Gabe **Aconit**, oder, nach den Umständen, von **Belladonna** schnell und dauerhaft getilgt und das ganze Uebel, ohne solch unmotivirtes Blut-Vergießen, gehoben und geheilt werden kann.

Ueberhaupt setzte die gewöhnliche Schule bis in die neuern (möchte ich doch nicht sagen dürfen, neuesten!) Zeiten bei Krankheiten am liebsten, wenn auch noch so fein gedachte, Krankheits-Stoffe (und Schärfen) voraus, welche durch Ausdünstung und Schweiß, durch die Harn-Werkzeuge, oder auch durch die Speichel-Drüsen aus den Blut- und Lymphgefäßen, durch die Luftröhr- und Bronchial-Drüsen als Brust-Auswurf, aus dem Magen und dem Darm-Kanale durch Erbrechungen und Abführungen fortgeschafft werden müßten, damit der Körper von der materiellen, Krankheit erregenden Ursache gereinigt und so eine gründliche Causal-Cur vollführt werden könne.

Durch eingeschnittene Oeffnungen am kranken Körper, die sie Jahre lang durch eingelegte fremde Substanzen in langwierige Geschwüre verwandelte, (Fontanelle, Haarseile), wollte sie die materia peccans aus dem (stets nur dynamisch) siechen Körper abzapfen, wie man aus Fässern schmutzige Feuchtigkeit aus dem Zapfloche laufen läßt. Auch durch perpetuirliche Canthariden-Pflaster und Seidelbast beabsichtigte sie, die bösen Säfte abzuziehen und von allem Krankheitsstoffe zu reinigen – schwächte aber nur durch alle diese unbesonnenen, naturwidrigen Veranstaltungen den kranken Körper gewöhnlich bis zur Unheilbarkeit.

Ich gebe zu, daß es der menschlichen Schwäche bequemer war, bei den zu heilenden Krankheiten einen sinnlich denkbaren Krankheitsstoff anzunehmen (zumal da auch die Patienten selbst sich leicht einer solchen Vorstellung hingaben), weil man dann auf nichts weiter Bedacht zu nehmen hatte, als wo man genug, Blut und Säfte reinigende, Harn und Schweiß treibende, Brust-Auswurf befördernde und Magen und Darm ausscheuernde Mittel hernähme. Daher steht vom Dioscorides an, in allen materiis medicis bis auf die neuern Bücher dieser Art, fast nichts von den einzelnen Arzneien angemerkt, was jeder ihre specielle, eigentliche Wirkung sei, sondern, außer den Angaben von ihrem vermeintlichen Nutzen gegen diesen oder jenen Krankheits-Namen der Pathologie, bloß: ob sie Harn, Schweiß, Brust-Auswurf oder

Monat-Reinigung befördere, und vorzüglich, ob sie Ausleerung aus dem Speise- und Darm-Kanale von oben oder unten bewirke, weil alles Dichten und Trachten der praktischen Aerzte von jeher vorzüglich auf Ausleerung eines materiellen Krankheits-Stoffs und mehrer, den Krankheiten zum Grunde liegen sollender, (fingirter) Schärfen gerichtet war.

Dieß waren aber alles eitel Träume, ungegründete Voraussetzungen und Hypothesen, klüglich ersonnen zur Bequemlichkeit der Therapie, welche am leichtesten mit der Heilung durch Hinwegschaffung materieller Krankheits-Stoffe (si modo essent !) fertig zu werden hoffte.

Nun kann sich aber das Wesen der Krankheiten und ihre Heilung nicht nach solchen Träumen oder nach der Aerzte Bequemlichkeit richten; die Krankheiten können jenen thörichten, auf Nichts gegründeten Hypothesen zu gefallen nicht aufhören, (geistige) **dynamische Verstimmungen unseres geistartigen Lebens in Gefühlen und Thätigkeiten, das ist, immaterielle Verstimmungen unsers Befindens** zu sein.

Materiell können die Ursachen unserer Krankheiten nicht seyn, da die mindeste fremdartige materielle Substanz (9), sie scheine uns auch noch so mild, in unsere Blutgefäße gebracht, plötzlich, wie ein Gift, von der Lebenskraft ausgestoßen wird, oder, wo dieß nicht angeht, den Tod zur Folge hat. Selbst wenn der mindeste Splitter in unsere empfindlichen Teile geräth, so ruht das in unserm Körper allgegenwärtige Lebensprincip nicht eher, bis er durch Schmerz, Fieber, Eiterung oder Brand wieder herausgeschafft worden ist. Und dieß unermüdlich thätige Lebensprincip sollte, z.B. bei einer zwanzig Jahr alten Ausschlags-Krankheit zwanzig Jahre lang einen fremdartigen, so feindseligen, materiellen Ausschlags-Stoff, eine Flechten-, eine Skrofel-, eine Gicht-Schärfe, u.s.w. in den Säften gutmüthig dulden? Welcher Nosologe sah je mit leiblichen Augen einen solchen Krankheits-Stoff, daß er so zuversichtlich davon sprechen und ein medicinisches Verfahren darauf bauen will? Wer hat je einen Gicht-Stoff, ein Skrofel-Gift den Augen darlegen können?

(9) Das Leben stand auf dem Spiele, als etwas reines Wasser in eine Vene eingespritzt ward (m. s. Mullen bei Birch in history of the royal society. Vol. IV.).

In die Adern gespritzte atmosphärische Luft tödtete (m. s. J. H. Voigt, Magazin für den neuesten Zustand der Naturkunde, I.III. S. 25.).

Auch die mildesten in die Venen gebrachten Flüssigkeiten erregten Lebensgefahr (m. s. Autenrieth, Physiologie, II.§ 784).

Auch wenn die Anbringung einer materiellen Substanz an die Haut oder in eine Wunde Krankheiten durch Ansteckung fortgepflanzt hat, wer kann (wie so oft in unsern Pathogenien behauptet worden) beweisen, daß von dieser Substanz etwas Materielles in unsere Säfte eingedrungen oder eingesaugt worden sei (10)? Kein, auch noch so sorgfältiges, alsbaldiges Abwaschen der Zeugungstheile schützt vor der Ansteckung mit der venerischen Schanker-Krankheit. Schon ein Lüftchen, was von einem Menschenpocken-Kranken herüberweht, kann in dem gesunden Kinde diese fürchterliche Krankheit hervorbringen.

(10) Dem von einem tollen Hunde gebissenen, achtjährigen Mädchen in Glasgow **schnitt der Wundarzt die Stelle sogleich rein aus**, und dennoch bekam sie nach 36 Tagen die Wasserscheu, woran sie nach zwei Tagen starb. (Med. Comment. of Edimb. Dec. II. Vol. II.1793.)

Wie viel materieller Stoff an Gewichte mag wohl auf diese Weise in die Säfte eingesaugt worden sein, um im erstern Falle ein ungeheilt, erst mit dem entferntesten Lebensende, erst mit dem Tode erlöschendes, peinliches Siechthum (Lustseuche), im letztern Falle aber eine mit fast allgemeiner Vereiterung (11) oft schnell tödtende Krankheit (Menschen-Pocken) hervorzubringen? Ist hier und in allen diesen Fällen wohl an einen materiellen, in das Blut übergegangenen Krankheits-Stoff zu denken? Ein im Krankenzimmer geschriebener Brief aus weiter Entfernung theilte schon oft dem Lesenden dieselbe miasmatische Krankheit mit. Ist wohl hier an einen materiellen, in die Säfte eingedrungenen Krankheits-Stoff zu denken? Doch, wozu alle diese Beweise? Wie oft hat nicht schon ein kränkendes Wort, ein gefährliches Gallenfieber, eine abergläubige Todes-Prophezeiung, ein Absterben zur angekündigten Zeit, und eine jählinge, traurige oder höchst freudige Nachricht den plötzlichen Tod zuwege gebracht ? Wo ist hier der materielle Krankheits-Stoff, der in den Körper leibhaftig übergegangen sein, die Krankheit erzeugt und unterhalten haben und ohne dessen materielle Hinwegschaffung und Ausführung keine gründliche Cur möglich sein sollte?

(11) Um die Entstehung der oft großen Menge faulichten Unraths und stinkender Geschwür-Jauche in Krankheiten zu erklären und ihn für Krankheit erzeugenden und unterhaltenden Stoff ausgeben zu können, (da doch bei der Ansteckung nichts Merkbares von Miasm, nichts Materielles in den Körper eingedrungen sein konnte), nahm man zu der Hypothese seine Zuflucht, daß der auch noch so feine Ansteckungs-Stoff im Körper als Ferment wirke, die Säfte in gleiche Verderbniß bringe und sie auf diese Art selbst in ein solches Krankheits-Ferment umwandle, was immerdar während der Krankheit wuchere und die Krankheit unterhalte. Durch welche allmächtigen und allweisen Reinigungs-Tränke wolltet Ihr aber dann wohl dieses sich immer wieder erzeugende Ferment, diese Masse angeblichen Krankheits-Stoffs so rein aus den menschlichen Säften aussondern und aussäubern lassen, daß nicht noch ein Stäubchen eines solchen Krankheits-Ferments drinbliebe, was die Säfte immer wieder, wie zuerst, zum neuen Krankheits-Stoffe, nach dieser Hypothese, umbilden und verderben müßte? Dann würde es ja unmöglich, diese Krankheiten auf Eure Art zu heilen! – Man sieht, wie alle, auch noch so fein ausgesonnenen Hypothesen auf die handgreiflichsten Inconsequenzen führen, wenn Unwahrheit zum Grunde liegt ! – Die weit gediehenste Lustseuche heilt, wenn die oft damit komplicirte Psora beseitigt ist, von einer oder zwei ganz kleinen Gaben decillionfach verdünnter und potenzirter Auflösung des Quecksilber-Metalls, und die allgemeine syphilitische Säfte-Verderbniß ist auf immer (dynamisch) vernichtet und verschwunden.

Die Verfechter so grobsinnlich angenommener Krankheits-Stoffe mögen sich schämen, die geistige Natur unseres Lebens und die geistig dynamische Kraft-Krankheit erregender Ursachen so unüberlegt übersehen und verkannt und sich so zu Fege-Aerzten herabgewürdigt zu haben, welche durch ihr Bemühen, Krankheits-Stoffe, die nie existirten, aus dem kranken Körper zu treiben, statt zu heilen, das Leben zerstören.

Sind denn die übelartigen, oft sehr ekelhaften Auswürfe in Krankheiten gerade der sie erzeugende und unterhaltende Stoff (12), und nicht dagegen **jederzeit Auswurfs-Producte der Krankheit selbst, das ist, des bloß dynamisch gestörten und verstimmten Lebens**?

(12) Dann müßte jeder Schnupfen, auch der langwierigste, bloß durch sorgfältiges Schneuzen und Säubern der Nase unfehlbar und schnell geheilt werden können.

Bei solchen falschen, materiellen Ansichten von der Entstehung und dem Wesen der Krankheiten war es freilich nicht zu verwundern, daß in allen Jahrhunderten von den geringen, wie von den vornehmen Praktikern, ja selbst von den Erdichtern der sublimsten, medicinischen Systeme immer hauptsächlich nur auf Ausscheidung und Abführung einer eingebildeten, krankmachenden Materie hingearbeitet und die häufigste Indication gestellt ward auf Zertheilung und Beweglich-Machung des Krankheits-Stoffs und seine Ausführung durch Speichel, Luftröhr-Drüsen, Schweiß und Harn, auf eine durch die Verständigkeit der Wurzel- und Holztränke treugehorsam zu bewirkende Reinigung des Blutes von (Schärfen und Unreinigkeiten) Krankheits-Stoffen, **die es nie gab**, auf mechanische Abzapfung der erdichteten Krankheits-Materie durch Haarseile, Fontanelle, durch von immerwährendem Canthariden-Pflaster oder Seidelbast-Rinde offen und triefend erhaltene Haut-Stellen, vorzüglich aber auf Abführung und Auspurgirung der der Materia peccans, oder der schadhaften Stoffe, wie sie sie nannten, durch den Darmkanal mittels laxirender und purgirender Arzneien, die sie gern, um ihnen eine tiefsinnigere Bedeutung und ein schmeichelhafteres Ansehen zu geben (die Infarkten?), **auflösende** und **gelind eröffnende** benannten – lauter Veranstaltungen zur Fortschaffung feindseliger Krankheits-Stoffe, die es nie geben konnte und nie gegeben hat bei Erzeugung und Unterhaltung der Krankheiten des durch ein geistiges Princip lebenden, menschlichen Organisms – der Krankheiten, welche nie etwas Anderes waren, als geistig dynamische Verstimmungen seines an Gefühl und Thätigkeit geänderten Lebens.

Vorausgesetzt nun, wie nicht zu zweifeln ist, daß keine der Krankheiten – wenn sie nicht von verschluckten, gänzlich unverdaulichen oder sonst sehr schädlichen, in die ersten Wege oder in andere Oeffnungen und Höhlungen des Körpers gerathenen Substanzen, von durch die Haut gedrungenen, fremden Körpern, u.s.w. herrühren – daß, mit einem Worte, keine Krankheit irgend einen materiellen Stoff zum Grunde hat, sondern daß jede bloß und stets eine besondere virtuelle, dynamische Verstimmung des Befindens ist; wie zweckwidrig muß da nicht ein auf Ausführung (13) jener erdichteten

Stoffe gerichtetes Cur-Verfahren in den Augen jedes verständigen Mannes erscheinen, da nichts in den Hauptkrankheiten des Menschen, den chronischen, damit gewonnen werden kann, sondern stets ungeheuer damit geschadet wird!

(13) Einen Anschein von Nothwendigkeit hat die Auspurgirung der Würmer bei sogenannten Wurmkrankheiten. Aber auch dieser Anschein ist falsch. Einige wenige Spulwürmer findet man vielleicht bei mehren Kindern, bei nicht wenigen auch einige Madenwürmer. Aber alle diese, so wie eine Uebermenge von einer oder der andern Art rühren stets von einem allgemeinen Siechthume (dem psorischen) her, gepaart mit ungesunder Lebensart. Man bessere letztere und heile das psorische Siechthum homöopathisch, was in diesem Alter am leichtesten Hülfe annimmt, so bleiben keine dieser Würmer übrig, und die Kinder, wenn sie auf diese Art gesund geworden sind, werden nicht mehr davon belästigt, während sie sich nach bloßen Purganzen, selbst mit Cinasamen verbunden, doch bald wieder in Menge erzeugen.

„Aber der Bandwurm," höre ich sprechen, dieses zur Qual der Menschen geschaffene Ungeheuer, muß doch „wohl mit aller Macht ausgetrieben werden."

Ja, er wird **zuweilen** abgetrieben, aber mit welchen Nachwehen und mit welcher Lebensgefahr! Ich mag den Tod so vieler Hunderte von Menschen nicht auf meinem Gewissen haben, die durch die angreifendsten, schrecklichsten Purganzen, gegen den Bandwurm gerichtet, ihr Leben haben einbüßen müssen, oder das Jahre lange Siechthum derer, welche dem Purgir-Tode noch entrannen. Und wie oft wird er durch alle diese, oft mehrjährigen, Gesundheit und Leben zerstörenden Purgir-Curen doch nicht abgetrieben; oder er erzeugt sich wieder!

Wie nun, wenn diese gewaltsame, nicht selten grausame und oft lebensgefährliche Forttreibung und Tödtung dieser Thiere gar nicht nöthig wäre?

Die verschiedenen Gattungen Bandwürmer finden sich bloß beim Psora-Siechthume, und verschwinden jederzeit, wenn dieses geheilt wird. Ehe diese Heilung aber vollführt wird, leben sie, bei erträglichem Wohlbefinden des Menschen, nicht unmittelbar in den Gedärmen, sondern in den Ueberbleibseln der Speisen, dem Unrathe der Gedärme, wie in ihrer eigenen Welt, ganz ruhig und ohne uns im mindesten zu belästigen und finden in dem Darm-Unrathe, was sie zu ihrer Nahrung bedürfen; da berühren sie die Wände unserer Gedärme nicht und sind uns unschädlich.

Wird aber der Mensch auf irgend eine Art acut krank, dann wird der Inhalt der Gedärme dem Thiere unleidlich, es windet sich dann und berührt und beleidigt in seinem Uebelbehagen die empfindlichen Wände der Gedärme, da dann die Beschwerden des kranken Menschen nicht wenig durch diese besondre Art von krampfhafter Kolik vermehrt werden. (So wird auch die Frucht im Mutterleibe unruhig, windet sich und stößt, doch nur wenn die Mutter krank ist, schwimmt aber ruhig in seinem Wasser, ohne der Mutter weh zu thun, wenn diese gesund ist.)

Es ist bemerkenswerth, daß die Krankheits-Zeichen des sich zu dieser Zeit übel befindenden Menschen größtentheils von der Art sind, daß sie an der Tinktur der männlichen Farrnkraut-Wurzel, und zwar in der kleinsten Gabe, ihr (homöopathisches) schnelles Beschwichtigungs-Mittel finden, indem, was da in dem Uebelbefinden des Menschen dieß Schmarozer-Thier unruhig macht, dadurch vor der Hand gehoben wird; der Bandwurm befindet sich dann wieder wohl und lebt ruhig fort im Darm-Unrathe, ohne den Kranken oder seine Gedärme sonderlich zu belästigen, bis die antipsorische Cur so weit gediehen ist, daß der Wurm, nach ausgetilgter Psora, den Darm-Inhalt nicht mehr zu seiner Nahrung geeignet findet und so von selbst aus dem Bauche des Genesenen auf immer verschwindet, ohne die mindeste Purganz.

Die in Krankheiten sichtbar werdenden, entarteten Stoffe und Unreinigkeiten sind, mit einem Worte, wie nicht zu leugnen ist, nichts Anderes, als Erzeugnisse der Krankheit des in innormale Verstimmung gesetzten Organisms selbst, welche von diesen selbst oft heftig genug – oft allzu heftig – fortgeschafft werden, ohne die Hülfe der Ausleerungs-Kunst zu bedürfen, deren er auch immer wieder neue erzeugt, so lange er an dieser Krankheit leidet. Diese Stoffe bieten sich dem ächten Arzte selbst als Krankheits-Symptome dar und helfen ihm, die Beschaffenheit und das Bild der Krankheit erkennen, um sie mit einer ähnlichen, arzneilichen Krankheits-Potenz heilen zu können.

Doch die neuern Anhänger der alten Schule wollen nicht mehr dafür angesehen sein, als ob sie bei ihren Curen auf Abführung von materiellen Krankheits-Stoffen ausgingen. Sie erklären ihre vielen und mancherlei Ausleerungen für eine durch **Ableitung** helfende Cur-Methode, worin ihnen die Natur des kranken Organisms in ihren Bestrebungen, sich zu helfen, mit ihrem Beispiele vorangehe, Fieber durch Schweiß und Urin entscheide, Seitenstiche durch Nasenbluten, Schweiß und Schleim-Auswurf – andere Krankheiten durch Erbrechen, Durchfälle und After-Blutfluß, Gelenk-Schmerzen durch jauchende Schenkel-Geschwüre, Hals-Entzündung durch Speichelfluß, u.s.w. oder durch Metastasen und Abcesse entferne, die die Natur in, vom Sitze des Uebels entfernten Theilen veranstalte.

Sie glaubten daher am besten zu thun, wenn sie dieselbe **nachahmten**, indem auch sie in der Cur der meisten Krankheiten auf Umwegen, wie die kranke, sich selbst überlassene Lebenskraft, zu Werke gingen und daher indirect (14), durch Anbringung stärkerer, heterogener Reize in dem vom Krankheits-Sitze entfernten, und den kranken Gebilden am wenigsten verwandten (dissimilären) Organen Ausleerungen veranstalteten, gewöhnlich auch unterhielten, um das Uebel gleichsam dahin **abzuleiten**.

(14) Statt mit direct gegen die kranken Punkte im Organism selbst gerichteten, homogenen, dynamischen Arznei-Potenzen, wie die Homöopathie thut, das Uebel schnell, ohne Kräfte-Verlust und ohne Umschweif auszulöschen.

Diese sogenannte Ableitung war und blieb eine der Haupt-Curmethoden der bisherigen Arzneischule.

Sie suchten bei dieser Nachahmung der sich selbst helfenden Natur, wie sich Andre ausdrücken, in den Gebilden, welche am wenigsten krank sind und am besten die Arznei-Krankheit vertragen könnten, gewaltsam neue Symptome rege zu machen, welche unter dem Scheine von Crisen und unter der Form von Abscheidungen die erste Krankheit ableiten (15) sollten, um so den Heilkräften der Natur eine allmälige Lysis zu erlauben (16).

(15) Gleich als wenn man etwas Unmaterielles ableiten könnte! Also gleichwohl eine, wenn schon noch so fein gedachte, Materie und Krankheits-Stoff !

(16) Nur die mäßigen acuten Krankheiten pflegen, wenn ihre natürliche Verlaufs-Zeit zu Ende geht, ohne und bei Anwendung nicht allzu angreifender, allöopathischer Arzneien, sich, wie man sagt, zu indifferenziren und sich ruhig zu beendigen; die sich ermannende Lebenskraft setzt nun an die Stelle der ausgetobten Befindens-Veränderungen allmälig ihre Norm wieder ein. Aber in den hoch acuten und in dem bei weitem größten Theile aller menschlichen Krankheiten, den chronischen, muß dieß die rohe Natur und die alte Schule bleiben lassen; da kann weder die Lebenskraft durch ihre Selbsthilfe, noch die sie nachahmende Allöopathie eine Lysis herbeiführen – höchstens einigen Waffen-Stillstand, während dessen der Feind sich verstärkt, um desto stärker auszubrechen bald oder spät.

Dieß führten sie aus durch Schweiß und Harn treibende Mittel, durch Blut-Entziehungen, durch Haarseile und Fontanelle, am meisten jedoch durch Ausleerungs-Reizungen des Speise- und Darm-Kanals, theils von oben durch Brechmittel, theils aber, und am liebsten, durch Abführungen von unten, die man auch eröffnende und auflösende (17) Mittel nannte.

(17) Ein Ausdruck, welcher ebenfalls verräth, daß man dennoch eine aufzulösende und fortzuschaffende Krankheits-Materie im Sinne hatte, und voraussetzte.

Dieser Ableitungs-Methode zur Beihülfe wurden die mit ihr verschwisterten, **antagonistischen Reizmittel** in Anwendung gesetzt: Schaafwolle auf bloßer Haut, Fußbäder, Ekel-Cur, durch Hunger gepeinigter Magen und Darm (Hunger-Cur), Schmerz, Entzündung und Eiterung in nahen und entfernten Theilen bewirkende Mittel, wie aufgelegter Märrettig, Senf-Teig, Canthariden-Pflaster, Seidelbast, Haarseile (Fontanelle), Autenriethsche Salbe, Moxa, glühendes Eisen, Akupunktur, u.s.w., ebenfalls nach dem Vorgange der in Krankheiten sich zur Hülfe selbst überlassenen, rohen Natur, welche sich durch Schmerz- Erregung an entfernten Körpertheilen, durch Metastasen und Abscesse, durch erregte Ausschläge und jauchende Geschwüre von der dynamischen Krankheit (und ist diese eine chronische, vergeblich) loszuwinden sucht.

Offenbar also nicht verständige Gründe, sondern einzig die sich das Curiren bequem machen wollende **Nachahmung** verleitete die alte Schule zu diesen unhülfreichen und verderblichen, indirecten Curmethoden, der ableitenden sowohl, als der antagonistischen – bewogen sie zu dieser so wenig dienlichen, so schwächenden, und so angreifenden Verfahrungsart, Krankheiten auf einige Zeit anscheinend zu mindern oder zu beseitigen, daß ein anderes schlimmeres Uebel dafür erweckt wurde, an des erstern Stelle zu treten. Heilung kann man doch wohl so eine Verderbung nicht nennen ?

Sie folgte bloß dem Vorgange der rohen instinktartigen Natur in deren, bloß bei mäßigen, acuten Krankheits-Anfällen nothdürftig (18) durchkommenden Bestrebungen – sie machte es bloß der sich in Krankheiten selbst überlassenen, keiner Ueberlegung fähigen Lebens-Erhaltungs-Kraft nach, welche, einzig auf den organischen Gesetzen des Körpers beruhend, einzig nur nach diesen organischen Gesetzen wirket, nicht nach Verstand und Ueberlegung zu handeln fähig ist – der rohen Natur, welche klaffende Wundlefzen nicht wie ein verständiger Wundarzt an einander zu bringen und durch Vereinigung zu heilen vermag, welche schief von einander abstehende Knochen-Bruch-Enden, so viel sie auch Knochen-Gallerte (oft zum Ueberfluß) ausschwitzen läßt, nicht gerade zu richten und auf einander zu passen weiß, keine verletzte Arterie unterbinden kann, sondern den Verletzten in ihrer Energie zu Tode bluten macht, welche, nicht versteht, einen ausgefallenen Schulter-Kopf wieder einzurenken, wohl aber durch bald umher zuwege gebrachte Geschwulst die Kunst am Einrenken hindert – die, um einen in die Hornhaut einsestochenen Splitter zu entfernen, das ganze Auge durch Vereiterung zerstört und einen eingeklemmten Leisten-Bruch mit aller Anstrengung doch nur durch Brand der Gedärme und Tod zu lösen weiß, auch oft in dynamischen Krankheiten durch ihre Metaschematismen die Kranken weit unglücklicher macht, als sie vorher waren. Noch mehr; die größten Peiniger unsers irdischen Daseyns, die Zunder zu den unzähligen Krankheiten, unter denen seit Jahrhunderten und Jahrtausenden die gepeinigte Menschheit seufzt, die chronischen Miasmen (Psora, Syphilis, Sykosis), **nimmt die verstandlose Lebenskraft im Körper ohne Bedenken auf**, vermag aber keins derselben nicht einmal zu mindern, geschweige denn eigenthätig wieder aus dem Organism zu entfernen; vielmehr läßt sie dieselben darin wuchern, bis der Tod oft nach einer langen, traurigen Lebenszeit dem Leidenden die Augen schließt.

(18) Man sah in der gewöhnlichen Medicin die Selbsthülfe der Natur des Organisms bei Krankheiten, wo keine Arznei angewendet ward, als nachahmungswürdige Muster-Curen an. Aber **man irrte sich sehr**. Die jammervolle, höchst unvollkommne Anstrengung der Lebenskraft zur Selbsthülfe in acuten Krankheiten ist ein Schauspiel, was die Menschheit zum thätigen Mitleid und zur Aufbietung aller Kräfte unsers verständigen Geistes auffordert, um dieser Selbstqual durch ächte Heilung ein Ende zu machen. Kann die Natur eine im Organism schon bestehende Krankheit nicht durch Anbringung einer neuen, andern, **ähnlichen** Krankheit (§§ 43-46), dergleichen ihr äußerst selten zu Gebote steht (§ 50), homöopathisch heilen, und bleibt es dem Organism allein überlassen, aus eignen Kräften, ohne Hülfe von außen, eine neu entstandene Krankheit zu überwinden (bei chronischen Miasmen ist ohnehin sein Widerstand unmächtig), so sehen wir

nichts als qualvolle, oft gefährliche Anstrengungen der Natur des Individnums, sich zu retten, es koste, was es wolle, nicht selten mit Auflösung des irdischen Daseyns, mit dem Tode geendigt.

So wenig wir Sterbliche den Vorgang im Haushalte des gesunden Lebens einsehen, so gewiß er uns, den Geschöpfen, eben so verborgen bleiben muß, als er dem Auge des allsehenden Schöpfers und Erhalters seiner Geschöpfe offen daliegt, so wenig können wir auch den Vorgang im Innern beim gestörten Leben, bei Krankheiten, einsehen. Der innere Vorgang in Krankheiten wird nur durch die wahrnehmbaren Veränderungen, Beschwerden und Symptome kund, wodurch unser Leben die innern Störungen einzig laut werden läßt, so daß wir in jedem vorliegenden Falle nicht einmal erfahren, welche von den Krankheits-Symptomen Primärwirkung der krankhaften Schädlichkeit, oder welche Reaction der Lebenskraft zur Selbsthülfe seyen. Beide fließen vor unsern Augen in einander und stellen uns bloß ein nach außen reflectirtes Bild des innern Gesammtleidens dar, indem die unhülfreichen Bestrebungen des sich selbst überlassenen Lebens, das Leiden zu enden, selbst Leiden des ganzen Organisms sind. Daher liegt auch in den, durch die Natur zu Ende schnell entstandener Krankheiten gewöhnlich veranstalteten Ausleerungen, die man **Crisen** nennt, oft mehr Leiden, als heilsame Hülfe.

Was die Lebenskraft in diesen sogenannten Crisen und **wie** sie es veranstaltet, bleibt uns, wie aller innere Vorgang des organischen Haushaltes des Lebens, verborgen. So viel ist indeß sicher, daß sie in dieser ganzen Anstrengung **Mehr oder Weniger von den leidenden Theilen aufopfert und vernichtet**, um das Uebrige zu retten. Diese Selbsthülfe der bloß nach der organischen Einrichtung unsers Körpers, nicht nach geistiger Ueberlegung bei Beseitigung der acuten Krankheit zu Werke gehenden Lebenskraft ist meist nur eine Art Allöopathie; sie erregt, um die primär leidenden Organe durch Crise zu befreien, eine vermehrte, oft stürmische Thätigkeit in den Absonderungs-Organen, um das Uebel jener auf diese abzuleiten; es erfolgen Erbrechungen, Durchfälle, Harnfluß, Schweiße, Abscesse u.s.w., um durch diese Aufreizung entfernter Theile eine Art Ableitung von den ursprünglich kranken Theilen zu erzielen, da dann die dynamisch angegriffene Nervenkraft im materiellen Producte sich gleichsam zu entladen scheint.

Nur durch Zerstörung und Aufopferung eines Theils des Organisms selbst vermag die sich allein überlassene Natur des Menschen sich aus acuten Krankheiten zu retten, und, wenn der Tod nicht erfolgt, doch nur langsam und unvollkommen die Harmonie des Lebens, Gesundheit, wieder herzustellen.

Die bei Selbstgenesungen zurückbleibende, große Schwäche der dem Leiden ausgesetzt gewesenen Theile, ja des ganzen Körpers, die Magerkeit, u. s. w., geben uns dieß zu verstehen.

Mit einem Worte: der ganze Vorgang der Selbsthülfe des Organisms bei ihm zugestoßenen Krankheiten zeigt dem Beobachter nichts als Leiden, nichts, was er, um ächt heilkünstlerisch zu verfahren, nachahmen könnte und dürfte.

Wie könnte wohl die alte Schule, die sich die rationelle nennt, jene verstandlose Lebenskraft in einer so viel Verstand, Nachdenken und Urtheilskraft erfordernden, hochwichtigen Verrichtung, als das Heil-Geschäft ist, zur einzig besten Lehrerin, zur blinden Führerin wählen, ihre indirecten und revolulionären Veranstaltungen in Krankheiten ohne Bedenken nachahmen, sie allein als das non plus ultra, das ersinnlich Beste, nachahmen, da doch, um sie, zum Wohle der Menschheit, an Hülfsleistung unendlich übertreffen zu können, uns jene größte Gabe Gottes, nachdenklicher Verstand und ungebundene Ueberlegungskraft verliehen war ?

Wenn so, bei ihrer unbedenklichen Nachahmung jener rohen, verstandlosen, automatischen Lebensenergie, die bisherige Arzneikunst in ihren antagonistischen und ableitenden Cur-Methoden – ihren allgewöhnlichen Unternehmungen – die unschuldigen Theile und Organe angreift und sie entweder mit überwiegendem Schmerze afficirt, oder sie, wie meistens, zu Ausleerungen, unter Verschwendung der Kräfte und Säfte, nöthigt, will sie die krankhafte Tätigkeit des Lebens in den ursprünglich leidenden Theilen ab- und auf die künstlich angegriffenen hinlenken, und so, indirect, **durch Hervorbringung einer weit größern, andersartigen Krankheit** in den gesündern Theilen, also durch einen Kräfte raubenden, meist schmerzhaften Umweg das Entweichen der natürlichen Krankheit erzwingen (19).

(19) Mit welchem traurigen Erfolge dieses Manöver in chronischen Krankheiten ausgeführt wird, zeigt die tägliche Erfahrung. **Am wenigsten erfolgt Heilung**. Wer wollle es aber auch Besiegung nennen, wenn, statt den Feind unmittelbar beim Kopfe zu ergreifen und, Waffe gegen Waffe gekehrt, ihn zu vertilgen, um so dem feindlichen Einfalle auf einmal ein Ende zu machen, man feig, hinter seinem Rücken nur brandschatzt, ihm alle Zufuhr abschneidet, alles weit um ihn her aufzehrt, sengt und brennt; da wird man dem Feinde wohl endlich allen Mut benehmen, zu widerstehen, aber der Zweck ist nicht erreicht, der Feind keineswegs vernichtet – er ist noch da, und wenn er sich wieder Nahrung und Vorrath verschafft hat, hebt er sein Haupt nur noch erbitterter wieder empor – der Feind, sage ich, ist keineswegs vernichtet, das arme, unschuldige Land aber so ruinirt, daß es sich in langer Zeit kaum wieder erholen kann. So die Allöopathie in chronischen Krankheiten, wenn sie den Organism durch ihre indirecten Angriffe auf die unschuldigen, vom Krankheits-Sitze entfernten Theile, ohne die Krankheit zu heilen, zu Grunde richtet. Dieß sind ihre unwohlthätigen Künste!

Die Krankheit entweichet freilich, wenn sie acut und also ihr Verlauf ohnehin nur zu kurzer Dauer geartet war, auch unter diesen heterogenen Angriffen auf entfernte, dissimiläre Theile – sie ward aber nicht geheilt. Es liegt nichts in dieser revolutionären Behandlung, welche keine gerade, unmittelbare, pathische Richtung auf die ursprünglich leidenden Gebilde hat, was den Ehren-Namen, **Heilung** verdiente. Oft würde, ohne diese bedenklichen Angriffe auf das übrige Leben, die acute Krankheit für sich schon, gewiß wohl noch eher, verflossen sein, und mit weniger Nachwehen, weniger Aufopferung von Kräften. Mit einer, die Kräfte erhaltenden, die Krankheit unmittelbar und schnell auslöschenden, directen dynamischen (homöopathischen)

Behandlung halten ohnehin beide, weder die von der rohen Naturkraft ausgehende, noch die allöopathische Copie der letztern, keine Vergleichung aus.

In der bei weitem größten Zahl von Krankheits-Fällen aber, in den chronischen, richten diese stürmischen, schwächenden, indirecten Behandlungen der alten Schule fast nie das mindeste Gute aus.

Nur auf wenige Tage hin suspendiren sie diese oder jene lästige Krankheits-Aeußerung, welche jedoch wiederkehrt, wenn die Natur des entfernten Reizes gewohnt ist, und schlimmer kehrt die Krankheit wieder zurück, weil durch die antagonistischen Schmerzen (20) und die unzweckmäßigen Ausleerungen die Lebenskräfte zum Sinken gebracht worden sind.

(20) Welchen günstigen Erfolg hatten wohl die so oft angewendeten, künstlich unterhaltenen, übeln Geruch verbreitenden Geschwüre, die man Fontanelle nennt? Wenn sie ja in den ersten paar Wochen, so lange sie noch viel Schmerz verursachen, antagonistisch ein chronisches Uebel etwas zu hemmen scheinen, so haben sie doch nachgehends, wenn der Körper sich an den Schmerz gewöhnt hat, **keinen** andern Erfolg, als den Kranken zu schwächen und so dem chronischen Siechthume weitern Spielraum zu verschaffen. Oder wähnt man etwa, noch im 19ten Jahrhunderte, hiedurch ein Zapfloch für die herauszulassende materia peccans offen zu erhalten? Fast scheint es so!

Während so die meisten Aerzte alter Schule die Hülfs-Bestrebungen der sich selbst überlassenen, rohen Natur **im Allgemeinen nachahmend**, nach Gutdünken (wo eine ihren Gedanken vorschwebende Indication sie dazu leitete) dergleichen angeblich nützliche Ableitungen in ihrer Praxis ausführten, unternahmen Andere, welche sich ein noch höheres Ziel vorsteckten, **die in Krankheiten sich eben zeigenden Anstrengungen der Lebenskraft, sich durch Ausleerungen und antagonistische Metastasen zu helfen, mit Fleiß zu befördern** und, um ihr gleichsam unter die Arme zu greifen, diese Ableitungen und Ausleerungen noch zu verstärken, und glaubten bei diesem nachtheiligen Verfahren duce natura zu handeln und sich mit dem Namen ministri naturae beehren zu können.

Da in langwierigen Krankheiten die von der Natur des Kranken veranstalteten Ausleerungen sich nicht selten als, obschon nur kurze Erleichterungen beschwerlicher Zustände arger Schmerzen, Lähmungen, Krämpfe u.s.w. ankündigen, so hielt die alte Schule diese Ableitungen für den wahren Weg, die Krankheiten zu heilen, wenn sie solche Ausleerungen beförderte, unterhielt, oder gar vermehrte. Sie sah aber nicht ein, daß alle jene durch die sich selbst überlassene Natur veranstalteten Auswürfe und Ausscheidungen (anscheinende Crisen) in chronischen Krankheiten nur palliative, kurz dauernde Erleichterungen seyen, welche so wenig zur wahren Heilung beitragen, daß sie vielmehr im Gegentheile das ursprüngliche, innere Siechthum mittels der dadurch erfolgenden Verschwendung der Kräfte und Säfte nur verschlimmern. Nie sah man durch solche Bestrebungen der rohen Natur irgend einen langwierig Kranken zur dauerhaften Gesundheit herstellen, nie durch solche vom Organism bewerkstelligte (21) Ausleerungen irgend eine chronische Krankheit heilen. Vielmehr verschlimmert sich in solchen Fällen stets, nach kurzer, und immer kürzere und kürzere Zeit dauernden Erleichterung, das ursprüngliche Siechthum offenbar, die schlimmen Anfälle kommen öfterer wieder und stärker, trotz der fortdauernden Ausleerungen. – So auch, wenn die sich selbst überlassene Natur bei den dem Leben von einem innern chronischen Uebel drohenden Befährdungen, sich nicht anders zu helfen weiß, als durch Hervorbringung äußerer Localsymptome, um die Gefahr von den zum Leben unentbehrlichen Theilen abzulenken und auf diese für das Leben nicht unentbehrlichen Gebilde hinzuleiten (Metastase), so führen diese Veranstaltungen der energischen, aber verstandlosen und keiner Ueberlegung oder Fürsicht fähigen Lebenskraft doch zu nichts weniger, als zu wahrer Hülfe oder Heilung; sie sind bloß palliative, kurze Beschwichtigungen für das gefährliche, innere Leiden, unter Vergeudung eines großen Theils der Säfte und Kräfte, ohne das Ur-Uebel auch nur um ein Haar zu verkleinern; sie können den, ohne ächte, homöopathische Heilung unausbleiblichen Untergang höchstens verzögern.

(21) Und ebenso wenig durch die künstlich veranstalteten.

Die Allöopathie der alten Schule überschätzte nicht nur bei weitem diese Anstrengungen der rohen automatischen Naturkraft, sondern mißdeutete sie gänzlich, hielt sie falschlich für ächt heilsam, und suchte sie zu erhöhen und zu befördern, in dem Wahne, dadurch vielleicht das ganze Uebel vernichten und gründlich heilen zu können. Wenn die Lebenskraft bei chronischen Krankheiten dieses oder jenes beschwerliche Symptom des inneren Befindens, z.B. durch einen feuchtenden Haut-Ausschlag zu beschwichtigen schien, da legte der Diener der rohen Naturkraft (minister naturae) auf die entstandene jauchende Fläche ein Kanthariden-Pflaster oder ein Exutorium (Seidelbast), um duce natura noch mehr Feuchtigkeit aus der Haut zu ziehen und so den Zweck der Natur, die Heilung (durch Entfernung der Krankheits-Materie aus dem Körper?) zu befördern und zu unterstützen – ; aber entweder, wenn die Einwirkung des Mittels zu heftig, die feuchtende Flechte schon alt und der Körper zu reizbar war, vergrößerte er, nutzlos für das Ur-Uebel, das äußere Leiden um Vieles, erhöhete die Schmerzen, welche dem Kranken den Schlaf raubten und seine Kräfte herabsetzten (auch wohl einen fieberhaften bösartigen Rothlauf [erysipelas] herbeiführten), oder, bei milderer Einwirkung auf das vielleicht noch neue Localübel, vertrieb er damit durch eine Art übel angebrachten, äußeren Homöopathisms das von der Natur zur Erleichterung des innern Leidens auf der Haut bewerkstelligte Localsymptom von der Stelle, erneuerte so das innere, gefährlichere Uebel, und verleitete durch diese Vertreibung des Localsymptoms die Lebenskraft zur Bereitung eines schlimmeren Metaschematisms auf andere, edlere Theile; der Kranke bekam gefährliche Augen-Entzündung, oder Taubhörigkeit, oder Magen-Krämpfe, oder epileptische Zuckungen, oder Erstickungs- oder Schlagfluß-Anfälle, oder Geistes- oder Gemüthskrankheit u.s.w. dafür (22).

(22) Natürliche Folgen der Vertreibung solcher Localsymptome-Folgen, die oft vom allöopatischen Arzte für ganz andere, neu entstandene Krankheiten ausgegeben werden.

In demselben Wahne, die Lebenskraft in ihren Heilbestrebungen unterstützen zu wollen, legte, wenn die kranke Naturkraft Blut in die Venen des Mastdarms oder des Afters drängte (blinde Hämorrhoiden), der minister naturae Blutegel an, um dem Blute da Ausgang zu verschaffen, oft in Menge – mit kurzer, oft kaum nennenswerther Erleichterung, aber unter Schwächung des Körpers, und Veranlassung zu noch stärkeren Congestionen nach diesen Theilen, ohne das Ur-Uebel auch nur im Geringsten zu vermindern.

Fast in allen Fällen, wo die kranke Lebenskraft zur Beschwichtigung eines innern, gefährlichen Leidens etwas Blut auszuleeren suchte durch Erbrechen, durch Husten u.s.w., beeiferte sich der Arzt alter Schule, duce natura, diese vermeintlich heilsamen Natur-Bestrebungen zu befördern und ließ reichlich Blut aus der Ader, nie ohne Nachtheil für die Folge und mit offenbarer Schwächung des Körpers.

Bei öftern, chronischen Uebelkeiten erregte er, in der Meinung, die Absichten der Natur zu befördern, starke Ausleerung aus dem Magen und gab tüchtig zu brechen – nie mit gutem Erfolge, oft mit übeln, nicht selten mit gefährlichen, ja tödtlichen Folgen.

Zuweilen erregt die Lebenskraft, um das innere Siechthum zu erleichtern, kalte Geschwülste äußerer Drüsen, und er glaubt, die Absichten der Natur, als ihr angeblicher Diener, zu befördern, wenn er sie durch allerlei erhitzende Einreibungen und Pflaster in Entzündung setzt, um dann die reife Eiterbeule mit dem Schnitte zu öffnen und die böse Krankheits-Materie (?) herauszulassen. Welches langwierige Unheil aber dadurch, fast ohne Ausnahme, veranlaßt wird, lehrt die Erfahrung hundertfältig.

Und da er öfters kleine Erleichterungen großer Uebel in langwierigen Krankheiten durch von selbst entstandenen Nacht-Schweiß oder durch manche dünne Stuhl-Ausleerungen bemerkt hatte, so wähnt er sich berufen, diesen Natur-Winken (duce natura) zu folgen und sie befördern zu müssen durch Veranstaltung und Unterhaltung vollständiger Schwitz-Curen, oder Jahre lang fortgesetzter, sogenannter gelinder Abführungen, um jene, wie er meint, zur Heilung des ganzen chronischen Leidens führenden Bestrebungen der Natur (der Lebenskraft des verstandlosen Organisms) zu fördern und zu vermehren und so den Kranken desto eher und gewisser von seiner Krankheit (dem Stoffe seiner Krankheit?) zu befreien.

Aber er bewirkt dadurch stets nur das Gegentheil im Erfolge: Verschlimmerung des ursprünglichen Leidens.

Dieser seiner vorgefaßten, obgleich grundlosen Meinung zufolge setzt der Arzt alter Schule jene Beförderung (23) der Triebe der kranken Lebenskraft fort und vermehrt jene, doch **nie** zum gedeihlichen Ziele, **bloß** zum Ruine führenden Ableitungen und Ausleerungen bei dem Kranken, ohne inne zu werden, daß alle die zur Beschwichtigung des ursprünglichen, chronischen Leidens von der sich selbst überlassenen, verstandlosen Lebenskraft veranstalteten und unterhaltenen Localübel, Ausleerungen und anscheinenden

Ableitungs-Bestrebungen gerade die Krankheit selbst, die Zeichen der ganzen Krankheit sind, gegen welche zusammen eigentlich eine nach Aehnlichkeits-Wirkung gewählte, homöopathische Arznei das einzig hülfreiche Heilmittel und zwar, auf kürzestem Wege gewesen sein würde.

(23) Mit diesem Verfahren im Widerspruche erlaubte sich auch die alte Schule das Gegentheil hievon nicht selten, nämlich die Bestrebungen der Lebenskraft in Beschwichtigung des innern Siechthums durch Ausleerungen und an den Außentheilen des Körpers veranstaltete Local-Symptome, wenn sie beschwerlich wurden, durch ihre repercutientia und repellentia nach Gutdünken zu unterdrücken, die chronischen Schmerzen, die Schlaflosigkeiten und alten Durchfälle mit waghälsig gesteigerten Gaben Mohnsaft, die Erbrechungen mit der brausenden Salz-Mixtur, die stinkenden Fuß-Schweiße mit kalten Fußbädern und adstringirenden Umschlägen, die Haut-Ausschläge mit Blei- und Zink-Präparaten zu vertreiben, die Bährmütter-Blutflüsse mit Essig-Einspritzungen, die colliquativen Schweiße mit Alaun-Molken, die nächtlichen Samen-Ergießungen mit vielem Kampfer-Gebrauch, die öftern Anfälle fliegender Körper- und Gesichts-Hitze mit Salpeter und Gewächs- und Schwefel-Säure, das Nasen-Bluten durch Tamponiren der Nasenlöcher mit Pfropfen in Weingeist oder adstringirende Flüssigkeiten getaucht, zu hemmen, und mit Blei- und Zink-Oxyden die, große innere Leiden zu beschwichtigen von der Lebenskraft veranstalteten, jauchenden Schenkel-Geschwüre auszutrocknen, u.s.w. – aber mit welchen traurigen Folgen? zeigen tausend Erfahrungen.

Mit dem Munde und mit der Feder brüstet sich der Arzt alter Schule, ein rationeller Arzt zu sein und den Grund der Krankheit aufzusuchen, um gründlich stets zu heilen; aber siehe, da kurirt er nur auf ein einzelnes Symptom los und immer zum Schaden des Kranken.

Da schon was die rohe Natur thut, um sich in Krankheiten zu helfen, in acuten sowohl als vielmehr in chronischen, höchst unvollkommen **und selbst Krankheit** ist, so läßt sich leicht ermessen, daß die künstliche Beförderung dieser Unvollkommenheit und Krankheit noch mehr schaden, wenigstens selbst bei acuten Uebeln nichts an der Natur-Hülfe verbessern konnte, da die Arzneikunst die verborgnen Wege, auf welchen die Lebenskraft ihre Crisen veranstaltet, nicht zu betreten im Stande war, sondern nur durch angreifende Mittel von außen es zu bewirken unternimmt, welche noch weniger wohlthätig, als was die sich selbst überlassene, instinktartige Lebenskraft auf ihre Weise thut, aber dagegen noch störender sind und noch mehr die Kräfte rauben. Denn auch die unvollkommne Erleichterung, welche die Natur durch ihre Ableitungen und Crisen bewirkt, kann die Allöopathie auf ähnlichem Wege nicht erreichen; sie bleibt noch tief unter der jämmerlichen Hülfe, welche die sich allein überlassene Lebenskraft zu verschaffen vermag, mit ihren Bemühungen zurück.

Man hat durch ritzende Werkzeuge ein dem natürlichen nachgemachtes Nasenbluten hervorzubringen gesucht, um die Anfälle z.B. eines chronischen Kopfschmerzes zu erleichtern. Da konnte man wohl Blut in Menge aus den Nasenhöhlen rinnen machen und den Menschen schwächen, aber die Erleichterung davon war entweder Null oder doch weit geringer, als wenn zu andrer Zeit die instinktartige Lebenskraft aus eigenem Triebe auch nur wenige Tropfen ausfließen ließ.

Ein sogenannter kritischer Schweiß oder Durchfall von der stets thätigen Lebenskraft nach schneller Erkrankung von Aergerniß, Schreck, Verheben oder Verkälten veranlaßt, wird weit erfolgreicher, wenigstens vor der Hand, die acuten Leiden beseitigen, als alle Schwitzmittel oder Abführungs-Arzneien aus der Apotheke, die nur kränker machen, wie die tägliche Erfahrung lehrt.

Doch ward die, für sich, nur nach körperlicher Einrichtung unsers Organisms zu wirken fähige, nicht nach Verstand, Einsicht und Ueberlegung zu handeln geeignete Lebenskraft uns Menschen nicht dazu verliehen, daß wir sie für die bestmöglichste Krankheitsheilerin annehnnen sollten, jene traurigen Abweichungen von Gesundheit in ihr normales Verhältniß wieder zurück zu führen, und noch weniger dazu, daß die Aerzte ihre unvollkommnen, krankhaften Bestrebungen (sich selbst aus Krankheiten zu retten), sklavisch, und mit, unstreitig noch zweckwidrigern und angreifendern Veranstaltungen, als sie selbst vermag, nachahmen und dadurch sich bequemlich den zur Erfindung und Ausführung der edelsten aller menschlichen Künste – der wahren Heilkunst – erforderlichen Aufwand von Verstand, Nachdenken und Ueberlegung ersparen sollten – eine schlechte Copie jener, wenig wohlthätigen Selbsthülfe der rohen Naturkraft für Heilkunst, **für rationelle Heilkunst** ausgebend!

Welcher verständige Mensch wollte ihr denn nachahmen in ihren Rettungs-Bestrebungen? Diese Bestrebungen sind ja eben die Krankheit selbst und die krankhaft afficirte Lebenskraft ist die Erzeugerin der sich offenbarenden Krankheit! Nothwendig muß also alles künstliche Nachmachen und auch das Unterdrücken dieser Bestrebungen das Uebel entweder vermehren, oder durch Unterdrückung gefährlich machen, und beides thut die Allöopathie; das sind ihre schädlichen Handlungen, die sie für Heilkunst, für rationelle Heilkunst ausgiebt!

Nein! jene dem Menschen angeborne, das Leben auf die vollkommenste Weise **während dessen Gesundheit** zu führen bestimmte, herrliche Kraft, gleich gegenwärtig in allen Theilen des Organisms, in der sensibeln wie in der irritabeln Faser und unermüdete Triebfeder aller normalen, natürlichen Körper-Verrichtungen, ward gar nicht dazu erschaffen, um sich in Krankheiten selbst zu helfen, nicht, um eine nachahmungswürdige Heilkunst auszuüben -**Nein! wahre Heilkunst ist jenes nachdenkliche Geschäft, was dem höhern Menschen-Geiste, der freien Ueberlegung, und dem wählenden, nach Gründen entscheidenden Verstande obliegt, um jene instinktartige und verstand- und bewußtlose, aber automatisch energische Lebenskraft, wenn sie durch Krankheit zu innormaler Thätigkeit verstimmt worden, mittels einer, dieser ähnlichen Affection, von homöopathisch ausgewählter Arznei erzeugt, dergestalt arzneikrank, und zwar in einem**

etwas höhern Grade umzustimmen, daß die natürliche Krankheits-Affection nicht mehr auf sie wirken könne und sie so derselben quitt werde, einzig noch beschäftigt bleibend mit der so ähnlichen, etwas stärkern Arzneikrankheits-Affection, gegen welche sie nun ihre ganze Energie richtet, die aber bald von ihr überwältigt, sie aber dadurch frei und fähig wird, wieder zur Norm der Gesundheit und zu ihrer eigentlichen Bestimmung, „der Belebung und Gesund-Erhaltung des Organisms" zurückzukehren ohne bei dieser Umwandlung schmerzhafte oder schwächende Angriffe erlitten zu haben. Dieß zu bewirken, lehrt die homöopathische Heilkunst.

- - -

Bei den angeführten Cur-Methoden der alten Schule entrannen zwar allerdings nicht wenige Kranke ihren Krankheiten, doch nicht den chronischen (unvenerischen); nur den acuten, ungefährlichen, und doch nur auf beschwerlichen Umwegen, und oft so unvollkommen, daß man die Curen nicht durch milde Kunst vollführte Heilungen nennen konnte. Die acuten Krankheiten wurden von ihr in den nicht sehr gefährlichen Fällen mittels Blutentziehungen oder Unterdrückung eines der Hauptsymptome durch ein enantiopathisches Palliativmittel (contraria contrariis) so lange niedergehalten, oder mittels auf andern, als den kranken Punkten, gegenreizender und ableitender (antagonistischer und revellirender) Mittel bis zu dem Zeitpunkte suspendirt, wo die natürliche Verlaufs-Zeit des kurzen Uebels vorüber war – also auf Kräfte und Säfte raubenden Umwegen, und dergestalt, daß der eignen Natur des so Behandelten das Meiste und Beste zur vollständigen Beseitigung der Krankheit und Wiederersetzung der verlornen Kräfte und Säfte zu thun übrig blieb – der Lebens-Erhaltungs-Kraft, welche nächst der Beseitigung des natürlichen, acuten Uebels, auch die Folgen unzweckmäßiger Behandlung zu besiegen hatte und so in den ungefährlichen Fällen mittels ihrer eignen Energie, doch oft mühsam, unvollkommen und unter mancherlei Beschwerde die Functionen in ihr normales Verhältniß allmälig wieder einsetzen konnte.

Es bleibt sehr zweifelhaft, ob der Genesungs-Proceß der Natur durch dieses Eingreifen der bisherigen Arzneikunst bei acuten Krankheiten wirklich, auch nur in Etwas abgekürzt oder erleichtert werde, indem diese gleichfalls nicht anders, als indirect, wie jene (die Lebenskraft) zu Werke gehen konnte, ihr ableitendes und antagonistisches Verfahren aber noch viel angreifender ist und noch weit mehr Kräfte raubt.

- - -

Noch hat die alte Schule ein Cur-Verfahren, die sogenannte **erregende** und **stärkende** Cur-Methode (24) (durch excitantia, nervina, tonica, confortantia, roborantia). Es ist zu verwundern, wie sie sich derselben rühmen konnte.

(24) Sie ist recht eigentlich enantiopathisch, und ich werde ihrer noch im Texte des Organons (§ 59) gedenken.

Hat sie wohl je die so häufige, von einem chronischen Siechthum erzeugte und unterhaltene, oder vermehrte Schwäche des Körpers durch Verordnung ätherischen Rheinweins, oder feurigen Tokayers, wie sie unzählige Mal versuchte, heben können? Die Kräfte sanken dabei (weil die Erzeugerin der Schwäche, die chronische Krankheit von ihr nicht geheilt werden konnte) allmälig nur desto tiefer, je mehr des Weins dem Kranken aufgeredet worden war, weil künstlichen Aufregungen die Lebenskraft Erschlaffung in der Nachwirkung entgegensetzt.

Oder gaben die Chinarinde, oder ihre mißverstandenen, vieldeutigen und andersartig schädlichen Amara in diesen so häufigen Fällen Kräfte? Setzten diese unter allen Verhältnissen für tonisch und stärkend ausgegebenen Gewächs-Substanzen sammt den Eisenmitteln nicht oft noch neue Leiden aus ihren eigenthümlichen, krank machenden Wirkungen zu den alten hinzu, ohne die auf ungekannter, alter Krankheit beruhende Schwäche beseitigen zu können?

Hat man wohl die von einem chronischen Siechthume, wie so allgewöhnlich, entsprossene, anfangende Lähmung eines Armes oder Beines, ohne Heilung des Siechthums selbst, durch die sogenannten unguenta nervina oder die andern geistigen, balsamischen Einreibungen auf die Dauer jemals auch nur um Etwas mindern können? Oder haben in diesen Fällen electrische oder Voltaische Schläge je etwas Anderes in solchen Gliedern als nach und nach vollkommnere, ja vollkommne Lähmung und Ertödtung aller Muskel-Erregbarkeit und Nerven-Reizbarkeit zur Folge gehabt (25)?

(25) Die Schwachhörigen besserten sich von der Voltaischen Säule des Jeverschen Apothekers bei mäßigen Schlägen nur auf einige Stunden – bald thaten diese nichts mehr; er mußte, um ein Gleiches zu bewirken, mit den Schlägen steigen, bis auch diese nichts mehr halfen, da dann die stärksten zwar anfänglich das Gehör des Kranken noch auf kurze Zeit aufreizten, sie aber zuletzt stocktaub hinterließen.

Brachten die gerühmten excitantia und aphrodisiaca, die Ambra, der Meer-Stinz, die Canthariden-Tinktur, die Trüffeln, Cardemonen, Zimmt und Vanille das allmälig geschwächte Begattungs-Vermögen (wobei jederzeit ein unbeachtetes, chronisches Miasm zum Grunde lag) nicht stets zur völligen Impotenz herunter?

Wie kann man sich einer, etliche Stunden dauernden Aufregung und Bekräftigung rühmen, wenn der nachbleibende Erfolg das dauernde Gegentheil, Unheilbarmachung des Uebels – nach den Gesetzen der Natur aller Palliative – bewirken muß? Das wenige Gute, was die excitantia und roborantia bei der Erholung aus (auf alte Art behandelten) acuten Krankheiten hervorbrachten, ward tausendfach von dem Nachtheile derselben in chronischen Uebeln überwogen.

Wo die alte Medicin nicht weiß, was sie mit einer langwierigen Krankheit anzufangen habe, da curirt sie blindhin mit ihren sogenannten **verändernden** Mitteln (alterantia) los; und da sind die Mercurialia (Calomel, Aetzsublimat und Quecksilber-Salbe) ihr fürchterliches Hauptmittel, was sie (in unvenerischen Krankheiten!) verderblicher Weise, oft in so großer Masse und so lange, Zeit auf den kranken Körper wirken läßt, bis die ganze Gesundheit untergraben ist. Sie erzeugt so allerdings große Veränderungen, aber stets solche, die nicht gut sind, und stets verderbt sie vollends die Gesundheit mit diesem, am unrechten Orte gegeben, äußerst verderblichen Metalle.

Wenn sie die **Chinarinde**, welche als homöopathisches Fieber-Mittel bloß für wahre Sumpf-Wechselfieber, wenn Psora nicht hindert, specifisch ist, nun auch allen, oft über große Länder sich verbreitenden, epidemischen Wechselfiebern in großen Gaben entgegensetzt, so zeigt die alte Medicinschule ihre Unbesonnenheit handgreiflich, denn diese kommen in einem fast alljährig verschiedenen Charakter vor, und verlangen daher fast immer eine andere homöopathische Arznei zur Hülfe, von welcher sie denn auch immer mittels einer oder etlicher weniger, sehr kleiner Gaben gründlich geheilt werden in einigen Tagen. Da glaubt nun die alte Schule, weil diese epidemischen Fieber auch periodische Anfälle (typus) haben, sie aber in allen Wechselfiebern nichts als deren typus sieht, auch kein andres Fieber-Heilmittel kennt, als China, und auch kein andres kennen lernen will, da wähnt, sage ich, die alte Schlendrians-Schule, daß, wenn sie nur den typus der epidemischen Wechselfieber mit gehäuften Gaben China und ihres theuern Auszugs (Chinin) unterdrücken könne (was die zwar unverständige, hier aber doch gescheutere Lebenskraft oft Monate lang zu verhindern strebt), sie habe diese epidemischen Wechselfieber **geheilt**. Aber der betrogene Kranke wird **stets** elender nach solcher Unterdrückung der Anfallzeit (typus) seines Fiebers, als er im Fieber selbst war: erdfahlen Gesichts, engbrüstig, in den Hypochondern wie zusammen geschnürt, mit verdorbnen Eingeweiden, ohne gesunden Appetit, ohne ruhigen Schlaf; matt und muthlos, oft mit praller Geschwulst der Beine, des Bauchs, auch wohl des Gesichts und der Hände schleicht er, **als geheilt entlassen**, aus dem Krankenhause und nicht selten gehören Jahre mühsamer, homöopathischer Behandlung dazu, einen solchen in der Wurzel verdorbnen (geheilten?) künstlich kachektischen Kranken nur vom Tode zu erretten, geschweige gar zu heilen und gesund zu machen.

Die träge Unbesinnlichkeit in Nervenfiebern freut sich die alte Schule durch den hier antipathischen **Baldrian** auf Stunden zu einer Art Munterkeit umwandeln zu können; aber indem dieß nicht vorhält, und sie eine kurze Belebung durch immer größere Gaben Baldrians erzwingen muß, so kömmt es bald dahin, daß auch die größeren Gaben um nichts mehr beleben, in der Nachwirkung dieses, hier nur in der Erstwirkung aufreitzenden Palliativs aber die ganze Lebenskraft erlahmt und ein solcher Kranker seiner baldigen Ertödtung durch dieses **rationelle Cur-Verfahren** der alten Schule gewiß ist; keiner kann entrinnen. Und wie gewiß sie damit tödtet, sieht diese Schlendrians-Kunst doch nicht ein; sie schiebt den Tod nur auf die Bösartigkeit der Krankheit.

Ein für chronische Kranke fast noch schrecklicheres Palliativ ist die digitalis purpurea, auf die sich die bisherige Arzneischule so herrliches zu Gute thut, wenn sie den zu schnellen gereizten Puls in chronischen Krankheiten (ächt symptomatisch!) langsamer damit erzwingen will. Auffallend, es ist wahr, verlangsamert dieses ungeheure, hier enantiopathisch angewendete Mittel den schnellen, gereizten Puls und vermindert die Arterien-Schläge um Vieles **nach der ersten Gabe, auf etliche Stunden**; aber er wird bald wieder schleuniger. Die Gabe wird erhöhet, um ihn nur etwas wieder langsamer zu machen, und er wird es, doch auf noch kürzere Zeit, bis auch diese und noch viel höhere Palliations-Gaben dieß nicht mehr bewirken und der Puls in der endlich nicht mehr abzuhaltenden Nachwirkung des Fingerhuts nun weit schneller wird, als er vor dem Gebrauche dieses Krautes war – er wird nun **unzählbar**, unter Verschwindung alles Schlafs, alles Appetits, aller Kräfte – eine sichere Leiche – abgeschlachtet; **keiner von diesen entrinnt dann dem Tode**, wenn er nicht in unheilbaren Wahnsinn geräth (26).

(26) Und dennoch rühmt der Vorsteher dieser alten Schule, Hufeland (s. Homöopathie, S. 22), die digitalis zu dieser Absicht, sich viel darauf zu gute thuend, mit den Worten, „Niemand wird leugnen" (nur die stete Erfahrung thut's!) „daß zu heftige Circulation durch – digitalis **aufgehoben** (?) werden kann." Dauerhaft? Aufgehoben? Durch ein heroisches enanthiopathisches Mittel ? Armer Hufeland !

So curirte der Allöopathiker. Die Kranken aber **mußten** sich in diese traurige Nothwendigkeit fügen, weil sie keine bessere Hülfe bei den übrigen Aliöopathikern fanden, welche aus denselben trugvollen Büchern waren gelehrt worden.

Die Grund-Ursache der chronischen (nicht venerischen) Krankheiten blieb diesen, mit Causal-Curen und mit Erforschung (27) der Genesis bei ihrer Diagnose vergeblich sich brüstenden Praktikern, sammt den Heilmitteln derselben unbekannt; wie hätten sie wohl jene ungeheure Ueberzahl langwieriger Krankheiten mit ihren indirecten Curen heben wollen, welche von der, nicht zum Vorbilde im Heilen bestimmten Selbsthülfe der verstandlosen Lebenskraft nur verderbliche Nachahmungen waren?

(27) Die Hufeland in seinem Pamphlet: Die Homöopathie (S. 20) seiner alten Unkunst vergeblich vindicirt. Denn da, wie bekannt, vor Erscheinung meines Buchs (die chron. Kr.) die drittehalbtausendjährige Allöopathie nichts von der Quelle der meisten chronischen Krankheiten (der Psora) wußte, mußte sie da nicht den langwierigen Uebeln eine andere falsche Quelle (genesis) anlügen ?

Den vermeintlichen Charakter des Uebels hielten sie für die Krankheits-Ursache und richteten daher ihre angeblichen Causal-Curen gegen Krampf, Entzündung (Plethora), Fieber, allgemeine und partielle Schwäche, Schleim, Fäulniß, Infarkten, u.s.w. die sie durch ihre (ihnen nur oberflächlich bekannten) krampfstillenden, antiphlogistischen, stärkenden, erregenden, antiseptischen, auflösenden, zertheilenden, ableitenden, ausleerenden, antagonistischen Mittel hinwegzuräumen wähnten.

Nach so allgemeinen Indicationen aber lassen die Arzneien sich nicht zur Hülfe finden, am allerwenigsten in der alten Schule bisherigen Materia medica, die, wie ich anderswo (28) zeigte, meist nur auf Vermuthung beruhte und auf falschen Schlüssen ab usu in morbis, mit Lug und Trug vermischt.

(28) Vor dem dritten Theile der reinen Arzneimittellehre: Quellen d. bish. Materia Medica.

Und eben so gewagt gingen sie gegen die noch hypothetischeren, sogenannten Indicationen – gegen Mangel oder Uebermaß an Sauer-, Stick-, Kohlen- oder Wasserstoff in den Säften, gegen Steigerung oder Minderung der Irritabilität, Sensibilität, Reproduction, Arteriellität, Venosität, Capillarität, Asthenie u.s.w., zu Felde, ohne Hülfsmittel zur Erreichung so phantastischer Zwecke zu kennen. Es war Ostentation. Es waren Curen – nicht zum Wohle der Kranken.

Doch aller Anschein von zweckmäßiger Behandlung der Krankheiten verschwand jedoch vollends ganz durch die von den ältesten Zeiten her eingeführte, **und sogar zum Gesetz gemachte Vermischung** der in ihrer wahren Wirkung fast ohne Ausnahme ungekannten und stets und ganz ohne Ausnahme von einander so abweichenden Arznei-Substanzen **zum Recepte**. Man setzte darin eine (auch dem Umfange ihrer Arznei-Wirkungen nicht gekannte) Arznei zum Hauptmittel (basis) vorne an, welche den vom Arzte angenommenen Haupt-Charakter der Krankheit besiegen sollte, fügte noch dieses oder jenes (ebenfalls nach dem Umfange seiner arzneilichen Wirkungen nicht gekannte) Mittel zur Beseitigung dieser oder jener Neben-Indication oder als Verstärkungs-Mittel (adjuvantia) hinzu, auch wohl noch ein angebliches (ebenfalls nach dem Umfange seiner Arzneikräfte nicht gekanntes) Verbesserungs-Mittel (corrigens), ließ das alles (kochen, ausziehen) **mischen** – auch wohl mit einem, wieder anders arzneilichen Sirupe oder destillirten, arzneilichen Wasser in die Form bringen, und wähnte nun, jeder dieser Mischungs-Theile (Ingredienzen) werde die ihm in den Gedanken des Verschreibers zugetheilten Verrichtungen im kranken Körper zur Ausführung bringen, ohne sich von den übrigen, dazu gemischten Dingen stören, oder irre machen zu lassen, was doch verständiger Weise gar nicht zu erwarten ist. Eins hob ja das andre in seiner Wirkung ganz oder zum Theil auf, oder gab ihm und den übrigen eine andre, nicht geahnete, nicht zu vermuthende Thätigkeits-Beschaffenheit und Wirkungs-Richtung, so daß die erwartete Wirkung **unmöglich** erreicht werden konnte; es erfolgte, was man von dem unerklärlichen Räthsel von Mischung nicht erwartet hatte, noch erwarten konnte, **oft** eine im Tumulte der Krankheits-Symptome nicht bemerkbare, **neue Krankheits-Verstimmung**, welche bleibend ward bei langem Fortgebrauche des Recepts – also, eine hinzugesetzte, mit der ursprünglichen sich complicirende Kunst-Krankheit, eine Verschlimmerung der ursprünglichen Krankheit – oder, wenn das Recept nicht oft wiederholt, sondern von einem oder mehren, neu verschriebenen, aus andern Ingredienzen, bald nach einander, verdrängt ward, so entstand doch, **zum allerwenigsten, ein vermehrtes Sinken der Kräfte**, weil die in solchem Sinne verordneten Substanzen wenig oder gar keinen directen, pathischen Bezug auf das ursprüngliche Leiden weder hatten, noch haben sollten, sondern nur die von der Krankheit am wenigsten befallenen Punkte angriffen nutzloser und schädlicher Weise.

Mehrerlei Arzneien, selbst wenn man die Wirkungen jeder einzelnen auf den menschlichen Körper genau gekannt hätte (– der Receptschreiber kennt aber oft nicht den tausendsten Theil derselben –), mehrerlei solche Ingredienzen, sage ich, deren manche schon selbst vielfach componirt waren, und deren einzelner genaue Wirkung so gut als nicht bekannt, gleichwohl im Grunde doch immer sehr von der der übrigen verschieden ist, zusammen in eine Formel mischen zu lassen, damit dieß unbegreifliche Gemisch von dem Kranken in großen Gaben, oft wiederholt, eingenommen werde, und dennoch irgend eine beabsichtigte, gewisse Heilwirkung bei ihm damit erzielen zu wollen; diese Unverständigkeit empört jeden nachdenkenden Unbefangenen (29).

(29) Die Widersinnigkeit der Arzneigemische haben selbst Männer aus der gewöhnlichen Arzneischule eingesehen, ob sie gleich in der Praxis selbst diesem ewigen Schlendriane, wider ihre Einsicht, folgten. So drückt Marcus Herz (in Hufel. Journ. d. pr. A. II. S. 33) seine Gewissensregung durch folgende Worte aus: „Wollen wir den Entzündungszustand heben, so bedienen wir uns weder des Salpeters, noch des Salmiaks, noch der Pflanzensäure allein, sondern wir vermischen gewöhnlich mehrere, und öfters nur zu viele, sogenannte antiphlogistische Mittel zusammen, oder lassen sie zu gleicher Zeit neben einander gebrauchen. Haben wir der Fäulniß Widerstand zu thun, so genügt es uns nicht, von einer der bekannten antiseptischen Arzneien, von der Chinarinde, den Mineralsäuren, der Wohlverleih, der Schlangenwurz u.s.w. allein, in großer Menge gegeben, unsern Endzweck zu erwarten; wir setzen lieber mehrere derselben zusammen, und rechnen auf das Gemeinschaftliche ihrer Wirkung, oder werfen wohl gar, aus Unwissenheit, wessen Thätigkeit in dem vorhandenen Falle die angemessenste sey, mannigfaltige Dinge unter einander, und übergeben es gleichsam dem Zufalle, eins von ihnen die beabsichtigte Veränderung hervorbringen zu lassen. So erregen wir Schweiß, verbessern Blut (?), lösen Stockungen (?) befördern Auswurf und entleeren sogar die ersten Wege so selten durch einzelne Mittel; immer sind unsere Vorschriften zu diesem Endzwecke zusammengesetzt, fast nie einfach und rein, **folglich** (sind es) **auch nicht die Erfahrungen in Rücksicht auf die Wirkungen ihrer einzelnen, enthaltenen Stoffe**. Zwar stiften wir unter den Mitteln in unsern Formeln nach schulgerechter Weise eine Art von Rangordnung, und nennen dasjenige, dem wir eigentlich die Wirkung auftragen, die **Grundlage** (basis) und die übrigen die **Helfer, Unterstützer** (adjuvantia), **Verbesserer** (corrigentia) u.s.w. Allein offenbar liegt bei dieser Charakterisirung größtenteils bloße Willkür zum Grunde. Die **Helfer** und **Unterstützer** haben eben so gut Antheil an der ganzen Wirkung, als das **Hauptmittel**, wiewohl wir aus Mangel eines Maaßstabes den Grad desselben nicht bestimmen können. Gleichergestalt kann der Einfluß der **Verbesserer** auf die Kräfte der übrigen Mittel nicht ganz gleichgültig seyn, sie müssen sie erhöhen, herunterstimmen oder ihnen eine andre Richtung geben, und

> wir müssen daher die heilsame (?) Veränderung, die wir durch eine solche Formel bewirken, immer als das Resultat ihres ganzen, zusammengesetzten Inhalts ansehen, und **können nie daraus eine reine Erfahrung von der alleinigen Wirksamkeit eines einzigen Stücks desselben gewinnen. In der That ist doch unsere Einsicht in dasjenige, worauf eigentlich bei allen unsern Mitteln das Wesentliche ihrer Kenntniß beruht, so wie die Kenntniß der vielleicht noch hundertfaltigen Verwandschaften, in welche sie bei ihrer Vermischung unter einander treten, viel zu gebrechlich, als daß wir mit Gewißheit anzugeben Vermögen, wie groß und mannigfaltig die Thätigkeit eines an sich noch so unbedeutend scheinenden Stoffs seyn kann, wenn er, verbunden mit andern Stoffen, in den menschlichen Körper gebracht wird.“**

Der Erfolg widerspricht natürlich jeder bestimmten Erwartung. Es entstehen allerdings Veränderungen und Erfolge, aber keine zweckmäßigen, keine guten – schädliche, verderbliche!

Ich möchte den sehen, welcher dergleichen blindes Hineinarbeiten in den kranken menschlichen Körper **Heilung** nennen wollte!

Nur mittels des beim Kranken noch übrigen Vorraths von Lebensprincip, wenn es durch die angemessene Arznei zur richtigen Thätigkeit gestimmt wird, läßt sich Heilung erwarten, nicht aber von einer kunstgemäß bis zum Verscheiden getriebene Ausmergelung des Körpers, und doch weiß die alte Schule nichts Anders mit langwierig Kranken anzufangen, als hineinzuarbeiten auf die Leidenden mit lauter marternden, Kräfte und Säfte verschwendenden und Leben verkürzenden Mitteln! Kann sie retten, während sie zu Grunde richtet? Kann sie einen andern Namen als den einer **Unheilkunst** verdienen? Sie handelt, lege artis, möglichst zweckwidrig und sie thut (fast könnte es scheinen, **geflissentlich**) alloia, d.i. das Gegentheil von dem, was sie thun sollte. Kann man sie rühmen? Kann man sie ferner dulden?

In neuern Zeiten hat sie sich vollends an Grausamkeit gegen ihre kranken Nebenmenschen und an Zweckwidrigkeit in ihren Handlungen überboten, wie jeder unparteiischer Beobachter zugeben muß und wie selbst Aerzte ihrer eignen Schule, beim Erwachen ihres Gewissens (wie Krüger-Hansen) der Welt gestehen mußten.

Es war hohe Zeit, daß der weise und gütige Schöpfer und Erhalter der Menschen diesen Gräueln Einhalt that, Stillstand diesen Tortüren gebot und eine Heilkunst an den Tag brachte, die das Gegentheil von allem diesem, ohne die Lebenssäfte und Kräfte durch Brechmittel, jahrelanges Darmausfegen, warme Bäder und Schwitzmittel oder Speichelfluß zu vergeuden, oder das Lebensblut zu vergießen, ohne auch durch Schmerzmittel zu peinigen und zu schwächen, ohne den Kranken mittels langwierigen Aufdringens falscher, ihrer Wirkung nach ihnen unbekannter Arzneien angreifender Art, statt die an Krankheiten Leidenden zu heilen, ihnen neue, chronische Arzneikrankheiten bis zur Unheilbarkeit aufzuhängen, ohne selbst durch heftige Palliative, nach dem alten beliebten Wahlspruche: Contraria contrariis curentur, die Pferde hinter den Wagen zu spannen, kurz ohne die Kranken, wie der unbarmherzige Schlendrian thut, statt zur Hülfe, den Weg zum Tode zu führen,- im Gegentheile, die der kranken Kräfte möglichst schont, und sie auf eine gelinde Weise, mittels weniger, wohl erwogener und nach ihren ausgeprüften Wirkungen gewählter einfacher Arzneien in den feinsten Gaben, nach dem einzig naturgemäßen Heilgesetze: similia similibus curentur, unbeschwert, bald und dauerhaft zur Heilung und Gesundheit bringt; es war hohe Zeit, daß er die Homöopathie finden ließ.

Durch Beobachtung, Nachdenken und Erfahrung fand ich, daß im Gegentheile von der alten Allöopathie die wahre, richtige, beste Heilung zu finden sey in dem Satze: **Wähle, um sanft, schnell, gewiß und dauerhaft zu heilen, in jedem Krankheitsfalle eine Arznei, welche ein ähnliches Leiden** (Bmoion paJoV) **für sich erregen kann, als sie heilen soll**!

Diesen homöopathischen Heilweg **lehrte** bisher niemand, niemand **führte ihn aus.** Liegt aber die Wahrheit einzig in diesem Verfahren, wie man mit mir finden wird, so läßt sich erwarten, daß, gesetzt, sie wäre auch Jahrtausende hindurch nicht **anerkannt** worden, sich dennoch thätliche Spuren von ihr in allen Zeitaltern werden auffinden lassen (30).

(30) Denn Wahrheit ist gleich ewigen Ursprungs mit der allweisen, gütigen Gottheit. Menschen können sie lange unbeachtet lassen, bis der Zeitpunkt kommt, wo ihr Strahl, nach dem Beschlusse der Fürsehung, den Nebel der Vorurtheile unaufhaltbar durchbrechen soll, als Morgenröthe und anbrechender Tag, um dann dem Menschengeschlechte zu seinem Wohle zu leuchten hell und unauslöschlich.

Und so ist es auch. In allen Zeitaltern sind die Kranken, **welche wirklich, schnell, dauerhaft und sichtbar durch Arznei geheilt wurden,** und die nicht etwa durch ein anderes wohlthätiges Ereigniß, oder durch Selbstverlauf der acuten Krankheit, oder in der Länge der Zeit durch allmäliges Uebergewicht der Körperkräfte bei allöopathischen und antagonistischen Curen endlich **genasen** – denn das direct Geheiltwerden weicht gar sehr ab vom Genesen auf indirectem Wege -, bloß (obgleich ohne Wissen des Arztes) durch ein (homöopathisches) Arzneimittel geheilt worden, was für sich einen ähnlichen Krankheits-Zustand hervorzubringen die Kraft hatte.

Selbst bei den **wirklichen** Heilungen mit vielerlei zusammengesetzten Arzneien, – welche äußerst selten waren,- findet man, daß das vorwirkende Mittel jederzeit von homöopathischer Art war.

Doch noch auffallend überzeugender findet man dieß, wo Aerzte wider die Observanz, – die bisher bloß Arzneimischungen, in Recepte geformt, zuließ, – zuweilen mit einem einfachen Arzneistoffe die Heilung schnell zu Stande brachten. Da siehet man, zum Erstaunen, daß es stets durch eine Arznei geschah, die geeignet ist, ein ähnliches Leiden, als der Krankheitsfall enthielt, **selbst** zu erzeugen, ob diese Aerzte gleich, was sie da thaten, selbst nicht wußten, und es in einem Anfalle von Vergessenheit der gegentheiligen Lehren ihrer Schule thaten. Sie verordneten eine Arznei, wovon sie nach der hergebrachten Therapie gerade das Gegentheil hätten brauchen sollen, und **nur so** wurden die Kranken schnell geheilt (31).

(31) Beispiele hievon stehen in den vorigen Ausgaben des Organons der Heilkunst.

Wenn man die Fälle wegrechnet, wo den gewöhnlichen Aerzten (nicht ihre Erfindungs-Kunst, sondern) **die Empirie des gemeinen Mannes** das für eine sich gleichbleibende Krankheit specifische Mittel in die Hände gegeben hatte, womit sie daher direct heilen konnten, z. B. die venerische Schanker-Krankheit mit Quecksilber, die Quetschungs-Krankheit mit Arnica, die Sumpf-Wechselfieber mit Chinarinde, die frisch entstandene Krätze mit Schwefelpulver, u.s.w. – wenn man diese wegrechnet, finden wir, daß alle übrigen Curen der Aerzte alter Schule in langwierigen Krankheiten, fast ohne Ausnahme, Schwächungen, Quälereien und Peinigungen der ohnehin schon leidenden Kranken zu ihrer Verschlimmerung und zu ihrem Verderben sind, mit vornehmer Miene und Familien ruinirendem Aufwande.

Es führte sie zuweilen eine blinde Erfahrung auf homöopathische Krankheils-Behandlung (32), und dennoch gewahrten sie nicht das Naturgesetz, nach welchem diese Heilungen erfolgten und erfolgen mußten.

(32) So glaubten sie die nach Erkältung angeblich in der Haut stockende Ausdünstungs-Materie durch die Haut fortzutreiben, wenn sie im Froste des Erkältungs- Fiebers Holderblüthen-Aufguß trinken ließen, welcher durch eigenthümliche Wirkungs-Aehnlichkeit (homöopathisch) ein solches Fieber heben und den Kranken herstellen kann, am schnellsten und besten ohne Schweiß, wenn er dieses Trankes wenig und sonst nichts weiter zu sich nahm. – Die harten, acuten Geschwülste, deren überheftige Entzündung, unter unerträglichen Schmerzen, ihren Uebergang zur Eiterung hindert, belegen sie mit oft erneuertem, sehr warmem Brei, und, siehe! die Entzündung und die Schmerzen mindern sich schnell unter baldiger Bildung des Abscesses, wie sie an der gilblichen, glänzenden Erhabenheit und deren fühlbaren Weiche gewahr werden; da wähnen sie dann, sie hätten durch die **Nässe** des Breies die Härte erweicht, da sie doch vorzüglich durch die stärkere **Wärme** des Brei-Umschlages das Uebermaß der Entzündung homöopathisch gestillt und so die baldigste Bildung der Eiterung möglich gemacht haben. – Warum wenden sie das rothe Quecksilber-Oxyd, welches, wenn sonst irgend etwas, die Augen entzünden kann, in der St. Yves-Salbe mit Vortheil in manchen Augen-Entzündungen an? Ist es schwer einzusehen, daß sie hier homöopathisch verfahren? – Oder warum sollte bei dem (nicht selten) vergeblichen, ängstlichen Drängen auf den Urin bei kleinen Kindern und bei dem gemeinen, vorzüglich durch sehr schmerzhaftes, oftes und fast vergebliches Harndrängen kennbaren Tripper ein wenig Saft von Petersilie so augenscheinlich helfen, wenn dieser frische Satt bei Gesunden nicht schon für sich ein schmerzhaftes, fast vergebliches Nöthigen zum Uriniren zuwegbrächte, also homöopathisch hülfe. – Mit der Pimpinell-Wurzel, welche viel Schleim-Absonderung in den Bronchien und dem Rachen erregt, bestritten sie glücklich die sogenannte Schleim-Bräune – und stillten einige Mutter-Blutflüsse mit etwas von den Blättern des für sich Mutter-Blutsturz hervorbringenden

Sadebaums, ohne das homöopathische Heil-Gesetz zu erkennen. – Bei der Verstopfung von eingeklemmten Brüchen und im Ileus befanden mehre Aerzte den die Darm-Ausleerung zurückhaltenden Mohnsaft in kleiner Gabe als eins der vorzüglichsten und sichersten Hülfsmittel und ahneten dennoch das hier waltende homöopathische Heil-Gesetz nicht. – Sie heilten unvenerische Rachen-Geschwüre durch kleine Gaben des hier homöopathischen Quecksilbers – stillten mehre Durchfälle durch kleine Gaben der Darm ausleerenden Rhabarber – heilten die Hundswuth mit der ein ähnliches Uebel hervorbringenden Belladonne und entfernten den in hitzigen Fiebern nahe Gefahr drohenden comatösen Zustand mit einer kleinen Gabe des erhitzend betäubenden Mohnsaftes wie durch einen Zauberschlag und schimpfen dennoch auf die Homöopathie und verfolgen sie mit einer Wuth, die nur das Erwachen eines bösen Gewissens in einem der Besserung unfähigen Herzen erzeugen kann.

Es ist daher äußerst wichtig für das Wohl der Menschheit, zu untersuchen, wie diese so äußerst seltenen, als ausgezeichnet heilbringenden Curen eigentlich zugingen. Der Aufschluß, den wir hievon finden, ist von der höchsten Bedeutsamkeit. Sie erfolgten nämlich nie und auf keine Art anders, denn durch Arzneien von homöopathischer, das ist, ähnliche Krankheit erregender Kraft, als der zu heilende Krankheitszustand war; sie erfolgten schnell und dauerhaft durch Arzneien, deren ärztliche Verordner sie, selbst im Widerspruche mit den Lehren aller bisherigen Systeme und Therapien, wie durch ein Ungefähr ergriffen (oft ohne selbst recht zu wissen, was sie thaten und warum sie es thaten), und so, wider ihren Willen, die Nothwendigkeit des einzig naturgemäßen Heilgesetzes, der Homöopathie, thätlich bestätigen mußten, eines Heilgesetzes, welches kein **ärztliches** Zeitalter bisher, von medicinischen Vorurtheilen geblendet, aufzufinden sich bemühte, so viele Thatsachen und so unzählige Winke sie auch dazu hinleiteten.

Denn sogar die Hausmittel-Praxis der mit gesundem Beobachtungssinn begabten, unärztlichen Classe von Menschen hatte diese Heilart vielfältig als die sicherste, gründlichste und untrüglichste in der Erfahrung befunden.

Auf frisch erfrorne Glieder legt man gefrorenes Sauerkraut oder reibt sie mit Schnee (33).

(33) Auf diese Beispiele aus der Hausmittel-Praxis baut Hr. M. Lux seine sogenannte Heilart durch **Gleiches** und **Idem**, von ihm **Isopathie** genannt, welche auch schon einige excentrische Köpfe als das non plus ultra von Heilmethode angenommen haben, ohne zu wissen, wie sie es realisiren könnten.

Beurtheilt man aber diese Beispiele genau, so verhält sich die Sache ganz anders.

Die rein physischen Kräfte sind von andrer Natur als die dynamisch arzneilichen in ihrer Einwirkung auf den lebenden Organism.

Wärme oder Kälte der uns umgebenden Luft oder des Wassers, oder der Speisen und Getränke bedingen (**als Wärme oder Kälte**) **an sich** keine absolute Schädlichkeit für einen gesunden Körper; Wärme und Kälte gehören in ihren Abwechselungen zur Erhaltung des gesunden Lebens, folglich sind sie nicht Arznei an sich. Wärme und Kälte agiren daher als Heilmittel bei Körper-Beschwerden nicht vermöge ihres Wesens (also nicht als Wärme und Kälte an sich, nicht als an sich schädliche Dinge, wie etwa die Arzneien, Rhabarber, China u.s.w., selbst in den feinsten Gaben sind) – sondern bloß vermöge ihrer größern oder geringern **Menge**, d. i. nach ihren Temperatur-Graden, so wie (um ein andres Beispiel von bloß physischen Kräften zu geben) ein großes Bleigewicht meine Hand schmerzhaft quetscht, nicht vermöge seines Wesens als Blei, indem eine dünne Platte Blei mich nicht quetschen würde, sondern wegen seiner Menge und Schwere in einem Klumpen.

Werden also Kälte oder Wärme in Körper-Beschwerden, wie Erfrieren oder Verbrennen sind, hülfreich, so werden sie es bloß wegen ihres Temperatur-Grades, wie sie auch bloß wegen Extreme ihres Temperatur-Grades dem gesunden Körper Nachtheil zufügen.

Hienach finden wir in diesen Beispielen von Hülfe in der Hausmittel-Praxis, daß nicht der anhaltend angebrachte Frost-Grad, worin das Glied erfror, dasselbe isopathisch hergestellt (es würde davon ganz leblos und ertödtet werden), sondern eine Kälte, die ihr nur nahe kömmt (Homöopathie) und sich allmälig zur behaglichen Temperatur herabstimmt, wie gefrornes Sauerkraut auf die erfrorne Hand in Stubentemperatur aufgelegt bald zerschmilzt und vom Grade +1 zu 2 und so bis zur Temperatur des Zimmer, sey sie auch nur +10°, allmälig sich erwärmt und so das Glied physisch homöopathisch wieder herstellt. So wird auch eine mit siedendem Wasser verbrannte Hand mit Isopathie durch Auflegen siedenden Wassers nicht hergestellt, sondern nur durch eine etwas geringere Hitze, z. B. wenn man sie in ein Geschirr mit einer Flüssigkeit hält, die bis 60° erhitzt ist, mit jeder Minute etwas minder heiß wird und endlich die Temperatur des Zimmers annimmt, worauf der verbrannte Theil durch Homöopathie wieder hergestellt ist. Aus Kartoffeln und Aepfeln zieht nicht Wasser, was im fortgehenden Frieren zu Eis noch begriffen ist, **isopathisch** den Frost aus, sondern dem Frostpunkte nur nahes Wasser.

So, um ein andres Beispiel von physischer Einwirkung zu geben, wird der Nachtheil z.B. von einem Stoße der Stirne an einen harten Gegenstand (eine sehr schmerzhafte Brausche) in Schmerz und Geschwulst gar bald gemindert, wenn man die Stelle mit dem Daumen allen eine Weile heftig drückt, und zuletzt immer gelinder, homöopathisch, nicht aber durch einen gleichen Schlag mit einem gleich harten Körper, was isopathisch das Uebel ärger machen würde.

Was in jenem Buche ebenfalls als Heilung durch Isopathie angeführt wird, daß Contraktur bei Menschen und Kreuzlähmung bei einem Hunde, beide durch Erkältung entstanden, schnell durch kaltes Baden geheilt worden – dieß Ereigniß wird fälschlich durch Isopathie erklärt. Erkältungs-Beschwerden haben nur den Namen von Kälte, ereignen sich aber bei den hiezu geneigten Körpern oft sogar auf einen schnellen Windzug, der nicht einmal kalt war. Auch sind die mancherlei Wirkungen eines kalten Bades auf den lebenden Organism in gesundem und kranken Zustande gar nicht mit einem einzigen Begriffe zu umfassen, daß man gleich darauf ein System von solcher Keckheit gründen könnte! Daß Schlangenbisse, wie da steht, am sichersten durch Theile von Schlangen geheilt würden, gehört so lange noch unter die Fabeln der Vorzeit, bis eine so unwahrscheinliche Behauptung durch unzweifelhafte Beobachtungen und Erfahrungen bestätigt worden sind, wozu es wohl nie kommen wird. Daß endlich der, einem schon von Wasserscheu rasenden Menschen eingegebne Speichel von einem tollen Hunde ihm (in Rußland) geholfen haben **soll**- dieses **Soll** wird doch keinen gewissenhaften Arzt zur gefährlichen Nachahmung verleiten, oder zur Aufbauung eines eben so gefährlichen, als in seiner Ausdehnung höchst unwahrscheinlichen, sogenannten isopathischen Systems, wofür es (nicht der bescheidene Verfasser des Büchleins: Die Isopathik der Contagionen, Leipz. b. Kollmann, wohl aber) die excentrischen Nachbeter ausgeben, vorzüglich Hr. Dr. Groß (s. allg. hom. Z. H. S. 72.), der diese Isopathie (aequalia aequalibus) für den einzig richtigen Grundsatz zum Heilen ausschreit und in dem similia similibus nur einen Notbehelf sehen will; undankbar genug, nachdem er doch einzig nur dem similia similibus Ruf und Vermögen zu danken hat.

Eine mit kochender Brühe begossene Hand hält der erfahrne Koch dem Feuer in einiger Entfernung nahe und achtet den dadurch anfänglih vermehrten Schmerz nicht, da er aus Erfahrung weiß, daß er hiemit in kurzer Zeit, oft in wenigen Minuten, die verbrannte Stelle zur gesunden, sohmerzlosen Haut wieder herstellen kann (34).

(34) So hält auch schon Fernelius (Therap. lib. VI Cap. 20.) die Annäherung des verbrannten Theils ans Feuer für das geeignetste Hülfsmittel, wodurch der Schmerz aufhöre. John Hunter (on the blood, inflammation etc. S. 218.) führt die großen Nachtheile von Behandlung der Verbrennungen mit kaltem Wasser an, und zieht die Annäherung ans Feuer bei weitem vor,- nicht nach den hergebrachten medicinischen Lehren, welche (contraria contrariis) kältende Dinge für Entzündung gebieten, sondern durch Erfahrung belehrt, daß eine ähnliche Erhitzung (similia similibus) das heilsamste sey.

Andere verständige Nichtärzte, zum Beispiel die Lackirer, legen auf die verbrannte Stelle ein ähnliches, **Brennen** erregendes Mittel, starken, wohl erwärmten **Weingeist** (35) oder **Terbentin-Oel** (36) und stellen sich binnen wenigen Stunden damit wieder her, während die kühlenden Salben, wie sie wissen, dieß in eben so vielen Monaten nicht zulassen, kaltes Wasser (37) aber Uebel ärger macht.

(35) Sydenham (Opera, S. 271.) sagt: „**Weingeist** sey gegen Verbrennungen jedem andern Mittel vorzuziehen, wiederholentlich aufgelegt." Auch Benj. Bell (System of surgery, third. edit. 1789.) muß der Erfahrung die Ehre geben, welche nur homöopathische Mittel als die einzig heilbringenden zeigt. Er sagt: „Eins der besten Mittel für alle Verbrennungen ist **Weingeist.** Beim Auflegen scheint er auf einen Augenblick den Schmerz zu vermehren (m. s. unten § 164), aber dieß läßt bald nach und es erfolgt eine angenehme, beruhigende Empfindung darauf. Am kräftigsten ist es, wenn man die Theile in den Weingeist eintaucht; wo dieß aber nicht angeht, müssen

sie ununterbrochen bedeckt von leinenen Lappen, mit Weingeist angefeuchtet, erhalten werden." Ich aber setze hinzu: **der warme und zwar sehr warme Weingeist ist hier noch weit schneller und weit gewisser hülfreich, weil er noch weit homöopathischer ist, als der unerwärmte.** Und dies bestätigt jede Erfahrung zum Erstaunen.

(36) Edw. Kentish, welcher die in den Steinkohlengruben so oft gräßlich von dem entzündlichen Schwaden verbrannten Arbeiter zu behandeln hatte, „läßt **heiß** gemachtes Terbentinöl oder Weingeist auflegen, als das vorzüglichste Rettungsmittel bei den größten und schwersten Verbrennungen" (Essay on Burns, London 1798. Second Essay). Keine Behandlung kann homöopathischer sein, als diese, aber es giebt auch keine heilsamere.

Der ehrliche und hocherfahrene Heister (Institut. Chirurg. Tom. I. S. 333.) bestätigt dieß aus seiner Erfahrung und rühmt „die Auflegung des Terbentinöls, des Weingeistes und möglichst **heißer** Breie zu dieser Absicht, so heiß man sie nur erleiden könne."

Am unwiderleglichsten aber sieht man den erstaunlichen Vorzug dieser, Brenn-Empfindung und Hitze für sich erregenden (also hier homöopathischen) Mittel auf die durch Verbrennung entzündeten Theile gelegt, vor den palliativen, kühlenden und kältenden Mitteln, bei **reinen** Versuchen, wo beide entgegengesetzte Curmethoden an demselben Körper und bei gleichem Verbrennungsgrade zur Vergleichung angewendet wurden.

So ließ John Bell (in Kühńs phys. med. Journale, Leipz. 1801. Jun. S. 428.) einer verbrüheten Dame den einen Arm mit **Terbentinöl** benetzen, den andern aber in **kaltes Wasser** tauchen. Der erstere Arm befand sich schon in einer halben Stunde **wohl**, der andre aber fuhr sechs Stunden fort zu schmerzen; wenn er nur einen Augenblick aus dem Wasser gezogen ward, **empfand sie daran weit größere Schmerzen, und er bedurfte weit längere Zeit, als ersterer, zum Heilen.**

So behandelte auch John Anderson (bei Kentish, am angeführten Orte S. 43) ein Frauenzimmer, das sich Gesicht und Arm mit kochendem Fette verbrannt hatte. „Das Gesicht, welches sehr roth und verbrannt war, und ihr heftig schmerzte, ward nach einigen Minuten mit Terbentinöl belegt, den Arm aber hatte sie selbst schon in kaltes Wasser gesteckt und wünschte ihn einige Stunden damit zu behandeln. Nach sieben Stunden sah ihr Gesicht schon weit besser aus und war erleichtert. Das kalte Wasser für den Arm hatte sie oft erneuert; wenn sie ihn aber herausnahm, so klagte sie sehr über Schmerz, und in der That hatte die Entzündung daran **zugenommen**. Den Morgen darauf fand ich, daß sie die Nacht große Schmerzen am Arme gehabt hatte; die Entzündung ging über den Ellbogen herauf; verschiedne große Blasen waren aufgegangen und dicke Schorfe hatten sich auf Arm und Hand angesetzt, worauf nun warmer Brei gelegt ward. Das Gesicht aber war vollkomnen schmerzlos; der Arm hingegen mußte 14 Tage lang mit erweichenden Dingen verbunden werden, ehe er heilte."

Wer erkennt hier nicht den unendlichen Vorzug der (homöopathischen) Behandlung durch Mittel von ähnlicher Einwirkung vor dem elenden Verfahren durch Gegensatz (contraria contrariis) **nach der uralten, gemeinen Arzneikunst?**

(37) Nicht nur J. Hunter führt (am gedachten Orte) die großen Nachtheile von der Behandlung der Verbrennungen mit kaltem Wasser an, sondern auch W. Fabric. von Hilden (De combustionibus libellus, Basil. 1607. Cap. 5. S. 11.) versichert: „Kalte Umschläge sind bei Verbrennungen höchst nachtheilig und bringen die schlimmsten Zustände hervor; es erfolgt davon Entzündung, Eiterung und zuweilen Brand.“

Der alte, erfahrne Schnitter wird, wenn er auch sonst keinen Branntwein trinkt, doch in dem Falle, wenn er in der Sonnengluth sich bis zum hitzigen Fieber angestrengt hat, nie kaltes Wasser (contraria contrariis) trinken – er kennt das Verderbliche dieses Verfahrens – sondern er nimmt etwas Weniges einer, **Hitze** hervorbringenden Flüssigkeit, einen mäßigen Schluck Branntwein zu sich; die Lehrerin der Wahrheit, die Erfahrung, überzeugte ihn von dem großen Vorzuge und der Heilsamkeit dieses homöopathischen Verfahrens; seine Hitze wird schnell hinwegenommen, so wie seine Ermüdung (38).

(38) Zimmermann (Ueber die Erfahrung, II. S. 318.) lehrt, daß die Bewohner heißer Länder, mit dem besten Erfolge, eben so verfahren, und nach großen Erhitzungen etwas geistige Flüssigkeit zu sich nehmen.

Ja, es gab sogar von Zeit zu Zeit Aerzte, welche **ahneten**, daß die Arzneien durch ihre Kraft, analoge Krankheits-Symptome zu erregen, analoge Krankheits-Zustände heilen (39).

(39) Auch diese folgenden Stellen aus den die Homöopathie ahnenden Schriftstellern führe ich nicht als Erweise der Gegründetheit dieser Lehre an, die wohl durch sich selbst feststeht, sondern um dem Vorwurfe zu entgehen, als hälte ich diese Ahnungen verschwiegen, um mir die Priorität der Idee zu sichern.

So sagt der Verfasser des unter den Hippokratischen befindlichen Buches peri topwn tvn cat an Jxwpon (40) die merkwürdigen Worte: dia ta qmoia nousoV ginetai, cai dia ta qmoia prosjeromena ec noseuntwn ugiainontai, – dia to emeein epetoV pauetai.–

(40) Basil. Froben. 1538. S. 72.

Gleichfalls haben auch nachgängige Aerzte die Wahrheit der homöopathischen Heilart gefühlt und ausgesprochen. So sieht z.B. Boulduc (41) ein, daß die purgirende Eigenschaft der Rhabarber die Ursache ihrer Durchfall stilllenden Kraft sey.

(41) Memoires de l'academie royale, 1710 .

Detharding erräth (42), daß der Sensblätter-Aufguß Colik bei Erwachsenen stille, vermöge seiner analogen, Colik erregenden Wirkung bei Gesunden.

(42) Eph. Nat. Cur. Cent. X. obs. 76.

Bertholon (43) gesteht, daß die Elektrisität den höchst ähnlichen Schmerz, den sie selbst errege, in Krankheiten abstumpfe und vernichte.

(43) Medicin. Electrisität, II. S. 15 und 282.

Thoury (44) bezeugt, daß die positive Elektrisität an sich zwar den Puls beschleunige, aber wenn er krankhaft schon zu schnell sey, denselben langsamer mache.

(44) Memoire lu à l'acad. de Caen.

Von Stoerck (45) kommt auf den Gedanken: „Wenn der Stechapfel den Geist zerrüttet und bei Gesunden Wahnsinn hervorbringt, sollte man dann nicht versuchen dürfen, ob er bei Wahnsinnigen durch Umänderung der Ideen gesunden Verstand wiederbringen könne?"

(45) Libell. de stram. S. 8.

Am deutlichsten aber hat ein dänischer Regiments-Arzt, Stahl, seine Ueberzeugung hierüber ausgesprochen, da er (46) sagt: „Ganz falsch und verkehrt sey die in der Arzneikunst angenommene Regel, man müsse durch gegenseitige Mittel (contraria contrariis) curiren; er sey im Gegentheile überzeugt, daß durch ein ähnliches Leiden erzeugendes Mittel (similia similibus) die Krankheiten weichen und geheilt werden, -Verbrennungen durch Annäherung ans Feuer, erfrorne Glieder durch aufgelegten Schnee und das kälteste Wasser, Entzündung und Quetschungen durch abgezogene Geister, und so heile er die Neigung zu Magensäure durch eine sehr kleine Gabe Vitriolsäure, mit dem glücklichsten Erfolge, in den Fällen, wo man eine Menge absorbirender Pulver vergeblich gebraucht habe."

(46) In Jo. Hummelii Commentatio de Arthritide tam tartarea, quam scorbutica, seu podagra et scorbuto, Büdingae 1738. 8. S. 40 -42.

So nahe war man zuweilen der großen Wahrheit! Aber man ließ es bei einem flüchtigen Gedanken bewenden, und so blieb die so unentbehrliche Umänderung der uralten ärztlichen Krankheitsbehandlung, des bisherigen unzweckmäßigen Curirens in eine ächte, wahre und gewisse Heilkunst, bis auf unsere Zeiten unausgeführt.

Gliederungsübersicht ‚Organon'-Hauptteil

1 Theoretischer Teil .... §§ 1–71

1.1 Ziel und Grund .... §§ 1–4
1.1.1 Beruf, Heilungsideal, Gebiete .... §§ 1–4

1.2 Das homöopathische Prinzip .... §§ 5–71
1.2.1 Symptome als Sprache der Lebenskraft .... §§ 5–18
1.2.2 Befindensändernde Arzneikraft .... §§ 19–21
1.2.3 Das Ähnlichkeitsprinzip .... §§ 22–34
1.2.4 Natürliche Krankheiten zueinander .... §§ 35–50
1.2.5 Homöopathie versus Allopathie .... §§ 51–62
1.2.6 Wirkungsphasen – Heilung durch Nachwirkung .... §§ 63–71

2 Praktischer Teil .... §§ 72–291

2.1 Kenntnis der Krankheit .... §§ 72–104
2.1.1 Akute und chronische Miasmen (vgl. §§ 204ff.) .... §§ 72–82
2.1.2 Die Anamnese (vgl. §§ 206–211) .... §§ 83–104

2.2 Kenntnis der Arzneien .... §§ 105–145
2.2.1 Zur Erforschung der Arzneikräfte .... §§ 105–119
2.2.2 Anleitung zur Arzneimittelprüfung .... §§ 120–145

2.3 Kenntnis der Heilkunst .... §§ 146–291

2.3.1 Verschiedene Krankheits- und Behandlungssituationen .... §§ 146–244
2.3.1.1 Dynamische Heilung und Therapiedauer .... §§ 146–149
2.3.1.2 Gewichtung der Symptome .... §§ 150–153
2.3.1.3 Arzneireaktionen (zur Verlaufsbeurteilung vgl. §§ 246–56) .... §§ 154–161
2.3.1.4 Mittelwechsel nach mäßig ähnlicher Arznei .... §§ 162–171
2.3.1.5 Einseitige Krankheiten .... §§ 172–184
2.3.1.6 Lokale Beschwerden / Unterdrückungen .... §§ 185–203
2.3.1.7 Behandlung chronischer Miasmen (vgl. §§ 78 ff.) .... §§ 204–209
2.3.1.8 Geistes- und Gemütssymptome, Bedeutung derselben .... §§ 210–213
2.3.1.9 Psychische Erkrankungen, Therapie .... §§ 214–230
2.3.1.10 Wechsel- und alternierende Krankheiten .... §§ 231–244

2.3.2 Die Heilmittel, Anwendung von Q-Potenzen, Lebensordnung .... §§ 245–285
2.3.2.1 Gabenwiederholung / Verlaufsbeurteilung (vgl. §§ 154–184) .... §§ 246–258
2.3.2.2 Diät und Lebensweise (vgl. §§ 4,77,94; Anm. §§ 260+266) .... §§ 259–263
2.3.2.3 Arzneiherstellung .... §§ 264–271
2.3.2.4 Einnahme / Dosierung (vgl. § 161) .... §§ 272–285
2.3.2.5 Unerforschte Arzneikräfte .... §§ 286–287

2.3.3 Mögliche Begleitbehandlung .... §§ 288–291
2.3.3.1 Mesmerismus .... §§ 288–289
2.3.3.2 Massage .... § 290
2.3.3.3 Bäder .... § 291

Theoretischer Teil

§§ 1 – 71

§ 1

Des Arztes höchster und **einziger** Beruf ist, kranke Menschen gesund zu machen, was man Heilen nennt (1).

(1) Nicht aber (womit so viele Aerzte bisher Kräfte und Zeit ruhmsüchtig verschwendeten) das Zusammenspinnen leerer Einfälle und Hypothesen über das innere Wesen des Lebensvorgangs und der Krankheitsentstehungen im unsichtbaren Innern zu sogenannten Systemen, oder die unzähligen Erklärungsversuche über die Erscheinungen in Krankheiten und die, ihnen stets verborgen gebliebene, nächste Ursache derselben u.s.w. in unverständliche Worte und einen Schwulst abstracter Redensarten gehüllt, welche gelehrt klingen sollen, um den Unwissenden in Erstaunen zu setzen, während die kranke Welt vergebens nach Hülfe seufzte. Solcher gelehrter Schwärmereien (man nennt es **theoretische Arzneikunst** und hat sogar eigne Professuren dazu) haben wir nun gerade genug, und es wird hohe Zeit, daß, was sich Arzt nennt, endlich einmal aufhöre, die armen Menschen mit Geschwätze zu täuschen, und dagegen nun **anfange** zu **handeln**, das ist, wirklich zu helfen und zu heilen.

§ 2

Das höchste Ideal der Heilung ist schnelle, sanfte, dauerhafte Wiederherstellung der Gesundheit, oder Hebung und Vernichtung der Krankheit in ihrem ganzen Umfange auf dem kürzesten, zuverlässigsten, unnachtheiligsten Wege, nach deutlich einzusehenden Gründen.

§ 3

Sieht der Arzt deutlich ein, was an Krankheiten, das ist, was an jedem einzelnen Krankheitsfalle insbesondere zu heilen ist (**Krankheits-Erkenntniß, Indication**), sieht er deutlich ein, was an den Arzneien, das ist, an jeder Arznei insbesondere, das Heilende ist (**Kenntniß der Arzneikräfte**), und weiß er nach deutlichen Gründen das Heilende der Arzneien dem was er an dem Kranken unbezweifelt Krankhaftes erkannt hat, so anzupassen, daß Genesung erfolgen muß, anzupassen sowohl in Hinsicht der Angemessenheit der für den Fall nach ihrer Wirkungsart geeignetsten Arznei (**Wahl des Heilmittels, Indicat**), als auch in Hinsicht der genau erforderlichen Zubereitung und Menge derselben (rechte **Gabe**) und der gehörigen Wiederholungszeit der Gabe: – kennt er endlich die Hindernisse der Genesung in jedem Falle und weiß sie hinwegzuräumen, damit die Herstellung von Dauer sei: **so versteht er zweckmäßig und gründlich zu handeln und ist ein ächter Heilkünstler.**

§§ 1–27 Grundlagen ...

§ 1 Heilung des kranken Menschen ist einzige Aufgabe des Arztes.

§ 1, Anm.: nicht aber gelehrtes Theoretisieren.

Dazu: Heilen also nicht etwa der „Krankheit" im Sinne einer eigenständigen, vom kranken Menschen zu trennenden Sache (vgl. § 13; § 81 2. Anm.).

§ 2 **Ideal der Heilung**:

- schnell – kürzester Weg
- sanft – unnachteiligster Weg
- dauerhaft – zuverlässigster Weg
- deutlich einzusehende Gründe

Dazu: „schnell" und „sanft" – sich scheinbar widersprechende Anforderungen – sind in der Homöopathie zu vereinen durch die dem menschlichen Organismus und Wesen angemessene Richtung der Heilung, von innen nach außen. Ebenso durch maximale Ähnlichkeitsentsprechung und kleinstmögliche Gabe des Mittels in geeigneter Potenz.

„Dauerhaft und zuverlässig" sei die Heilung durch Tilgung der chronischen Miasmen und Ordnung der Lebensweise.

„Deutlich einzusehende Gründe": Nachvollziehbar erkennbare und damit auch lehrbare Heilungsgesetze, ‚rationelle Heilkunde'. Arzneimittelprüfung als wissenschaftliches Experiment.

§ 3 **Fähigkeiten des Heilkünstlers** (vgl. §71)

(a) Erkenntnis des unbezweifelt Krankhaften
– *SIMILIA, das Ähnliche* (§§ 72–104)

(b) Kenntnis der Arzneikräfte
– *SIMILIBUS, durch das Ähnliche* (§§ 105–45)

(c) Anpassung der Arzneigabe hinsichtlich der Mittelwahl, Zubereitung, Gabenmenge und -Wiederholung. Ausräumen von Heilungshindernissen
– *CURENTUR, ist zu heilen* (§§ 146–291)

§ 4

Er ist zugleich ein Gesundheit-Erhalter, wenn er die Gesundheit störenden und Krankheit erzeugenden und unterhaltenden Dinge kennt und sie von den gesunden Menschen zu entfernen weiß.

§ 5

Als Beihülfe der Heilung dienen dem Arzte die Data der wahrscheinlichsten **Veranlassung** der acuten Krankheit, so wie die bedeutungsvollsten Momente aus der ganzen Krankheits-Geschichte des langwierigen Siechthums, um dessen **Grundursache**, die meist auf einem chronischen Miasm beruht, ausfindig zu machen, wobei die erkennbare Leibes-Beschaffenheit des (vorzüglich des langwierig) Kranken, sein gemüthlicher und geistiger Charakter, seine Beschäftigungen, seine Lebensweise und (Gewohnheiten, seine bürgerlichen und häuslichen Verhältnisse, sein Alter und seine geschlechtliche Function, u.s.w. in Rücksicht zu nehmen sind.

§ 6

Der vorurtheillose Beobachter, – die Nichtigkeit übersinnlicher Ergrübelungen kennend, die sich in der Erfahrung nicht nachweisen lassen, – nimmt, auch wenn er der scharfsinnigste ist, an jeder einzelnen Krankheit nichts, als äußerlich durch die Sinne erkennbare Veränderungen im Befinden des Leibes und der Seele, **Krankheitszeichen, Zufälle, Symptome** wahr, das ist, Abweichungen vom gesunden, ehemaligen Zustande des jetzt Kranken, die dieser selbst fühlt, die die Umstehenden an ihm wahrnehmen, und die der Arzt an ihm beobachtet. Alle diese wahrnehmbaren Zeichen repräsentiren die Krankheit in ihrem ganzen Umfange, das ist, sie bilden zusammen die wahre und einzig denkbare Gestalt der Krankheit (1).

(1) Ich weiß daher nicht, wie es möglich war, daß man am Krankenbette, ohne auf die Symptome sorgfältigst zu achten und sich nach ihnen bei der Heilung genau zu richten, das an der Krankheit zu Heilende bloß im verborgnen und unerkennbaren Innern suchen zu müssen und finden zu können sich einfallen ließ, mit dem prahlerischen und lächerlichen Vorgeben, daß man das im unsichtbaren Innern Veränderte, ohne sonderlich auf die Symptome zu achten, erkennen und mit (ungekannten!) Arzneien wieder in Ordnung bringen könne und daß so Etwas einzig gründlich und rationell kuriren heiße?

Ist denn das, durch Zeichen an Krankheiten sinnlich Erkennbare nicht für den Heilkünstler die Krankheit selbst – da er das die Krankheit schaffende, geistige Wesen, die Lebenskraft, doch nie sehen kann und sie selbst auch nie, sondern bloß ihre krankhaften Wirkungen zu sehen und zu erfahren braucht, um hienach die Krankheit heilen zu können? Was will nun noch außerdem die alte Schule für eine prima causa morbi im verborgnen Innern aufsuchen, dagegen aber die sinnlich und deutlich wahrnehmbare Dar-

§ 4 Der Arzt als „**Gesunderhalter**":

Kenntnis der die Gesundheit störenden Faktoren und Lebensumstände. (vgl. §§ 77, 94, 208, 244, 252; *Diät*: 260ff.+ Anm. 263+266)

§ 5 **Data der Anamnese** (vgl. §§ 83 ff.)

insbesondere:

- Veranlassung, auslösendes Moment (bes. bei akuten Krankheiten...)
- Krankheitsgeschichte (chronische Leiden...)
- Miasma (zugrundeliegendes...)
- Leibes-Beschaffenheit (Konstitution und objektive Symptome)
- Gemüt, Charakter (vgl. §§ 211, 213) ...
- Lebensweise, Gewohnheiten, Umfeld...
- Alter; geschlechtliche Funktion...
- u.s.w. ...

§ 6 Statt „übersinnlicher Ergrübelungen": Die **Gesamtheit** aller sinnlich erfassbaren Veränderungen im Befinden des Leibes und der Seele,

- die der Kranke selbst fühlt, und
- die der Arzt oder Umstehende beobachten können:

diese bilden eine (zusammenhängende) Gestalt und repräsentieren die Krankheit im ganzen Umfange.

§ 6, Anm.: Unsinnigkeit, eine innere Ursache suchen zu wollen, ohne die äußeren Zeichen zu betrachten.

stellung der Krankheit, die vornehmlich zu uns sprechenden Symptome, als Heilgegenstand verwerfen und vornehm verachten? Was will sie denn sonst an Krankheiten heilen als diese?

§ 7

Da man nun an einer Krankheit, von welcher keine sie offenbar veranlassende oder unterhaltende Ursache (causa occasionalis) zu entfernen ist (1) sonst nichts wahrnehmen kann, als die Krankheits-Zeichen, so müssen, unter Mithinsicht auf etwaiges Miasm und unter Beachtung der Nebenumstände (§ 5), es auch einzig die Symptome sein, durch welche die Krankheit die, zu ihrer Hülfe geeignete Arznei fordert und auf dieselbe hinweisen kann – so muß die Gesammtheit dieser ihrer Symptome, **dieses nach außen reflectirende Bild des innern Wesens der Krankheit, d.i. des Leidens der Lebenskraft**, das Hauptsächlichste oder Einzige sein, wodurch die Krankheit zu erkennen geben kann, welches Heilmittel sie bedürfe, – das Einzige, was die Wahl des angemessensten Hilfsmittels bestimmen kann – so muß, mit einem Worte, die Gesammtheit (2) der Symptome für den Heilkünstler das Hauptsächlichste, ja Einzige sein, was er an jedem Krankheitsfalle zu erkennen und durch seine Kunst **hinwegzunehmen** hat, damit die Krankheit geheilt und in Gesundheit verwandelt werde.

(1) Daß jeder verständige Arzt diese zuerst hinwegräumen wird, versteht sich; dann läßt das Uebelbefinden gewöhnlich von selbst nach. Er wird die, Ohnmacht und hysterische Zustande erregenden, stark duftenden Blumen aus dem Zimmer entfernen, den Augen-Entzündung erregenden Splitter aus der Hornhaut ziehen, den Brand drohenden, allzufesten Verband eines verwundeten Gliedes lösen und passender anlegen, die Ohnmacht herbeiführende, verletzte Arterie bloßlegen und unterbinden, verschluckte Belladonne-Beeren u.s.w. durch Erbrechen fortzuschaffen suchen, die in Oeffnungen des Körpers (Nase, Schlund, Ohren, Harnröhre, Mastdarm, Scham) gerathenen fremden Substanzen ausziehen, den Blasenstein zermalmen, den verwachsenen After des neugebornen Kindes öffnen u.s.w.

(2) Von jeher suchte die alte Schule, da man sich oft nicht anders zu helfen wußte, in Krankheiten ein **einzelnes** der mehrern Symptome durch Arzneien zu bekämpfen und wo möglich zu unterdrücken – eine **Einseitigkeit**, welche, unter dem Namen: **Symptomatische Curart**, mit Recht allgemeine Verachtung erregt hat, weil durch sie nicht nur nichts gewonnen, sondern auch viel verdorben wird. Ein einzelnes der gegenwärtigen Symptome ist so wenig die Krankheit selbst, als ein einzelner Fuß der Mensch selbst ist. Dieses Verfahren war um desto verwerflicher da man ein solches einzelnes Symptom nur durch ein entgegengesetztes Mittel (also bloß enantiopathisch und palliativ) behandelte, wodurch es nach kurz dauernder Linderung sich nachgängig nur um desto mehr verschlimmert.

§ 7 Die **Symptomengesamtheit** ist das nach außen reflektierte Bild des inneren Wesens der Krankheit, durch das diese sich zu erkennen gibt.

Dazu: Eine Gesamtheit ist stets mehr als Summe ihrer Teile und als solche hier nicht zu trennen vom Wesen der Krankheit.

§ 7, 1. Anm.: Selbstverständlich sind offenbare, krankheitsunterhaltende oder veranlassende Schädlichkeiten (Causa occasionalis) zuerst zu entfernen.

§ 7, 2. Anm.: Abgrenzung zur symptomatischen Behandlung.

§ 8

Es läßt sich nicht denken, auch durch keine Erfahrung in der Welt nachweisen, daß, nach Hebung aller Krankheitssymptome und des ganzen Inbegriffs der wahrnehmbaren Zufälle, etwas anders, als Gesundheit, übrig bliebe oder übrig bleiben könne, so daß die krankhafte Veränderung im Innern ungetilgt geblieben wäre (1).

(1) Wenn jemand dergestalt von seiner Krankheit durch einen wahren Heilkünstler hergestellt worden, daß kein Zeichen von Krankheit, kein Krankheits-Symptom mehr übrig und alle Zeichen von Gesundheit dauernd wiedergekehrt sind, kann man bei einem solchen, ohne dem Menschenverstande Hohn zu sprechen, die ganze leibhafte Krankheit doch noch im Innern wohnend voraussetzen? Und dennoch behauptete der ehemalige Vorsteher der alten Schule, Hufeland, dergleichen mit den Worten (s. d. Homöopathie S. 27. Z. 19.): „Die Homöopathik kann die Symptome heben, aber die Krankheit bleibt„ – behauptete es theils aus Gram über die Fortschritte der Homöopathik zum Heile der Menschen, theils weil er noch ganz materielle Begriffe von Krankheit hatte, die er noch nicht als ein, dynamisch von der krankhaft verstimmten Lebenskraft verändertes Sein des Organisms, nicht als abgeändertes Befinden sich zu denken vermochte, sondern sie für **ein materielles Ding** ansah, was nach geschehener Heilung noch in irgend einem Winkel im Innern des Körpers liegen geblieben sein könnte, um dereinst einmal bei schönster Gesundheit, nach Belieben, mit seiner materiellen Gegenwart hervorzubrechen! So kraß ist noch die Verblendung der alten Pathologie! Kein Wunder, daß eine solche nur eine Therapie erzeugen konnte, die auf bloßes Ausfegen des armen Kranken losging.

§ 9

Im gesunden Zustande des Menschen waltet die geistartige, als Dynamis den materiellen Körper (Organism) belebende Lebenskraft (Autocratie) unumschränkt und hält alle seine Theile in bewundernswürdig harmonischem Lebensgange in Gefühlen und Thätigkeiten, so daß unser inwohnende, vernünftige Geist sich dieses lebendigen, gesunden Werkzeugs frei zu dem höhern Zwecke unsers Daseins bedienen kann.

§ 10

Der materielle Organism, ohne Lebenskraft gedacht, ist keiner Empfindung, keiner Thätigkeit, keiner Selbsterhaltung fähig (1); nur das immaterielle, den materiellen Organism im gesunden und kranken Zustande belebende Wesen (das Lebensprincip, die Lebenskraft) verleiht ihm alle Empfindung und bewirkt seine Lebensverrichtungen.

(1) Er ist todt und, nun bloß der Macht der physischen Außenwelt unterworfen, fault er und wird wieder in seine chemischen Bestandtheile aufgelöst.

§ 8 Da Symptomengesamtheit und „inneres Wesen“ der Krankheit eine Einheit bilden, bedeutet die Hebung der Symptomen-**Gesamtheit** zugleich Heilung der inneren krankhaften Veränderung.

§ 8, Anm.: Welch Missverständnis, dass diese Kurart nur die Symptome, nicht aber das „Innere“ der Krankheit heile! (vgl. §§ 12–15,17)

Dazu: So musste sich ausgerechnet Hahnemann gegen den Vorwurf einer nur symptomatischen Behandlungsweise zur Wehr setzen.

§ 9 **„Gesunder Zustand“:** (S c h e m a)

(Aspekt, oder Anteil des Menschen)	*(herrschendes **Prinzip**; Funktion)*

- *Geist (der uns inwohnende, vernünftige, = vernehmende, vernunft-fähige)*

→ ***Freiheit***; kann sich ‚frei bedienen‘ des ‚lebendigen, gesunden Werkzeugs‘ (= Dynamis & materieller Körper)

- *Dynamis (Lebenskraft: nicht Geist, sondern geistartig)*

→ ***Harmonie***; hält alle Teile in ‚bewundernswürdig harmonischem Lebensgange, in Gefühlen und Tätigkeiten‘.

- *Materieller Körper* (Organismus)

→ ***Dienen***; ...zu dem ‚höheren Zwecke unsres Daseins‘ (den näher zu definieren Hahnemann lieber dem Einzelnen überlässt..)

§ 10 Die **Dynamis** (Lebenskraft):

- befähigt den Organismus zur Selbsterhaltung
- bewirkt alle Lebensverrichtungen und Lebenstätigkeiten
- verleiht Empfindungsvermögen.

§ 10, Anm.: Ohne die Dynamis wäre der materielle Organismus tot und nur den chemisch-physikalischen Gesetzen der Außenwelt unterworfen.

§ 11

Wenn der Mensch erkrankt, so ist ursprünglich nur diese geistartige, in seinem Organism überall anwesende, selbstthätige Lebenskraft (Lebensprincip) durch den, dem Leben feindlichen, dynamischen (1) Einfluß eines krankmachenden Agens verstimmt; nur das zu einer solchen Innormalität verstimmte Lebensprincip, kann dem Organism die widrigen Empfindungen verleihen und ihn so zu regelwidrigen Thätigkeiten bestimmen, die wir **Krankheit** nennen, denn dieses, an sich unsichtbare und bloß an seinen Wirkungen im Organism erkennbare Kraftwesen, giebt seine krankhafte Verstimmung nur durch Aeußerung von Krankheit in Gefühlen und Thätigkeiten, (die einzige, den Sinnen des Beobachters und Heilkünstlers zugekehrte Seite des Organisms), das ist, durch **Krankheits-Symptomen** zu erkennen und kann sie nicht anders zu erkennen geben.

(1) Was ist dynamischer Einfluß, dynamische Kraft? Wir nehmen wahr, daß unsere Erde durch eine heimliche, unsichtbare Kraft ihren Mond in 28 Tagen und etlichen Stunden um sich herumführt und wie dagegen der Mond unsere nördlichen Meere abwechselnd in festgesetzten Stunden zur **Fluth** erhebet und in gleichen Stunden wieder zur **Ebbe** sinken läßt (einige Verschiedenheit beim Voll- und Neumonde abgerechnet).

Wir sehen dieß und erstaunen, weil unsere Sinne nicht wahrnehmen, auf welche Weise dieß geschieht. Offenbar geschieht es nicht durch materielle Werkzeuge, nicht durch mechanische Veranstaltungen, wie menschliche Werke. Und so sehen wir noch viele andere Ereignisse um uns her, als Erfolge von der Wirkung der einen Substanz auf die andere, ohne daß ein sinnlich wahrnehmbarer Zusammenhang zwischen Ursache und Erfolg zu erkennen wäre. Der kultivirte, im Vergleichen und Abstrahiren geübte Mensch, vermag allein, sich dabei eine Art übersinnliche Idee zu bilden, welche hinreicht, um, beim Auffassen solcher Begriffe, alles Materielle oder Mechanische in seinen Gedanken davon entfernt zu halten; er nennt solche Wirkungen **dynamische, virtuelle**, das ist, solche, die durch absolute, spezifische, reine Macht und Wirkung des Einen auf das Andere, erfolgen. So ist z. B. die dynamische Wirkung der krankmachenden Einflüsse auf den gesunden Menschen, sowie die **dynamische** Kraft der Arzneien auf das Lebensprincip, um den Menschen wieder gesund zu machen, nichts als Ansteckung und so ganz und gar nicht materiell, so ganz und gar nicht mechanisch, als es die Kraft eines Magnetstabes ist, wenn er ein, in seiner Nähe liegendes Stück Eisen oder Stahl mit Gewalt an sich zieht. Man sieht, daß das Stück Eisen von einem Ende (Pole) des Magnetstabes angezogen wird; aber **wie** es geschieht, sieht man **nicht.** Diese unsichtbare Kraft des Magnets bedarf, um das Eisen an sich zu ziehen, keines mechanischen (materiellen) Hülfsmittels, keines Hakens oder Hebels; sie zieht es an sich und wirkt so auf das Stück Eisen, oder auf eine Nadel von Stahl mittels einer reinen immateriellen, unsichtbaren, geistartigen, eignen Kraft, das ist **dynamisch**, theilt auch der Stahl-Nadel die magnetische Kraft eben so unsichtbar (dynamisch) mit; die Stahl-Nadel wird, auch wenn der Magnet sie nicht berührt, auch schon in einiger Entfernung von ihm, selbst magnetisch und steckt wieder andere Stahl-Nadeln mit derselben magneti-

§ 11 Erkrankungsprozess:

→ *(Verborgene Seite...)*

- schädlicher „dynamischer Einfluss" bewirkt
- „widrige Empfindung" des Organismus, dadurch kommt es zu
- „regelwidrigen Tätigkeiten" (also gestörten Organfunktionen)

→ *(Offenbare Seite...)*

- somit gibt sich die verstimmte Dynamis nach außen hin stets zu erkennen, durch „Äußerung von Krankheit in Gefühlen und Tätigkeiten".

§ 11, Anm.: Vergleich dynamischer Kräfte mit anderen, damals unbekannteren Naturkräften wie Magnetismus etc.

schen Eigenschaft (dynamisch) an, womit sie vom Magnetstabe vorher angesteckt worden war, so wie ein Kind mit Menschen-Pocken oder Masern behaftet, dem nahen, von ihm nicht berührten, gesunden Kinde, auf unsichtbare Weise (dynamisch) die Menschen-Pocken oder die Masern mittheilt, das ist, es in der Entfernung ansteckt, ohne daß etwas Materielles von dem ansteckenden Kinde in das anzusteckende gekommen war, oder gekommen sein konnte, so wenig als aus dem Pole des Magnetstabes etwas Materielles in die nahe Stahl-Nadel. Eine bloß spezifische, geistartige Einwirkung theilte dem nahen Kinde dieselbe Pocken- oder Masern-Krankheit mit, wie der Magnetstab der ihm nahen Nadel, die magnetische Eigenschaft.

Und auf ähnliche Weise ist die Wirkung der Arzneien auf den lebenden Menschen zu beurtheilen. Die Natur-Substanzen, die sich uns als Arzneien beweisen, sind nur Arzneien in sofern sie (jede eine eigne spezifische) Kraft besitzen, das menschliche Befinden zu ändern durch dynamische, geistartige Einwirkung (mittels der lebenden, empfindlichen Faser) auf das geistartige, das Lehen verwaltende Lebensprincip.

Das Arzneiliche jener Natur-Substanzen, die wir im engern Sinne Arzneien nennen, bezieht sich bloß auf ihre Kraft, Veränderungen im Befinden des thierischen Lebens hervor zu bringen; bloß auf dieses, auf das geistartige Lebensprincip, erstreckt sich dessen, Befinden ändernder, geistartiger (dynamischer) Einfluß; so wie die Nähe eines Magnet-Poles dem Stahle **nur** magnetische Kraft mittheilen kann, (und zwar durch eine Art Ansteckung) aber nicht andere Eigenschaften, (nicht z. B. mehr Härte oder Dehnbarkeit, u.s.w.)

Und so verändert auch jede besondere Arznei-Substanz, durch eine Art von Ansteckung, das Menschen-Befinden auf eine, ihr ausschließlich eigenthümliche Weise, und nicht auf die einer andern Arznei eigne, so gewiß die Nähe eines Pocken kranken Kindes einem gesunden Kinde nur die Menschen-Pocken-Krankheit mittheilen wird und nicht die Masern.

Dynamisch, wie durch Ansteckung, geschieht diese Einwirkung der Arzneien auf unser Befinden, ganz ohne Mittheilung materieller Theile der Arznei-Substanz.

Auf die beste Art dynamisirter Arzneien kleinste Gabe, – worin sich nach angestellter Berechnung nur so wenig Materielles befinden kann, daß dessen Kleinheit vom besten arithmetischen Kopfe nicht mehr gedacht und begriffen werden kann, äußert im geeigneten Krankheits-Falle **bei weitem mehr** Heilkraft als große Gaben derselben Arznei in Substanz. Jene feinste Gabe kann daher fast einzig nur die reine, frei enthüllte, geistartige Arznei-Kraft enthalten, und nur **dynamisch** so große Wirkungen vollführen, als von der eingenommenen rohen Arznei-Substanz selbst in großer Gabe, nie erreicht werden konnte.

Es sind nicht die körperlichen Atome dieser hoch dynamisirten Arzneien noch ihre physische oder mathematische Oberfläche (womit man die höhern Kräfte der dynamisirten Arzneien, immer noch materiell genug, aber vergeblich deuteln will), vielmehr liegt unsichtbarer Weise in dem so befeuchteten Kügelchen oder in seiner Auflösung eine aus der Arznei-

Für Notizen

Substanz möglichst enthüllte und freigewordene, spezifische Arzneikraft, welche schon durch Berührung der lebenden Thierfaser auf den ganzen Organism dynamisch einwirkt (ohne ihm jedoch irgend eine, auch noch so fein gedachte Materie mitzutheilen) und zwar desto stärker, je freier und immaterieller sie durch die Dynamisation (§ 270) geworden war.

Ist es denn unserm, als so reich an aufgeklärten und denkenden Köpfen gerühmten Zeitalter so ganz unmöglich, dynamische Kraft als etwas Unkörperliches zu denken, da man doch täglich Erscheinungen sieht, die sich nicht auf andere Weise erklären lassen!

Wenn Du etwas ekelhaftes ansiehst und es hebt sich in Dir zum Erbrechen, war da etwa ein materielles Brechmittel in Deinen Magen gekommen, was ihn zu dieser antiperistaltischen Bewegung zwang? War es nicht einzig die dynamische Wirkung des ekeln Anblicks auf Deine Einbildungskraft allein? Und, wenn Du Deinen Arm aufhebst, geschieht es etwa durch ein materielles, sichtbares Werkzeug? einen Hebel? Ist es nicht einzig die geistartige, dynamische Kraft Deines Willens, die ihn hebt?

§ 12

Einzig die krankhaft gestimmte Lebenskraft bringt die Krankheiten hervor (1), so daß die, unsern Sinnen wahrnehmbare Krankheits-Aeußerung zugleich alle innere Veränderung, das ist, die ganze krankhafte Verstimmung der innern Dynamis ausdrückt und die ganze Krankheit zu Tage legt. Hinwiederum bedingt aber auch das Verschwinden aller Krankheits-Aeußerungen, das ist, aller vom gesunden Lebens-Vorgange abweichenden, merkbaren Veränderungen mittels Heilung, eben so gewiß die Wiederherstellung der Integrität des Lebens-Princips und setzt folglich die Wiederkehr der Gesundheit des ganzen Organism nothwendig voraus.

(1) Wie die Lebenskraft den Organism zu den krankhaften Aeußerungen bringt, d.i. wie sie Krankheit schafft; von diesem **Wie** und Warum kann der Heilkünstler keinen Nutzen ziehen und sie wird ihm ewig verborgen bleiben; nur was ihm von der Krankheit zu wissen nöthig und völlig hinreichend zum Heilbehufe war, legte der Herr des Lebens vor seine Sinne.

§ 13

Daher ist Krankheit (die nicht der manuellen Chirurgie anheimfällt), keinesweges wie von den Allöopathen geschieht, als ein vom lebenden Ganzen, vom Organism und von der ihn belebenden Dynamis gesondertes, innerlich verborgnes, obgleich noch so fein gedachtes Wesen (ein Unding (1), was bloß in materiellen Köpfen entstehen konnte und der bisherigen Medicin seit Jahrtausenden alle die verderblichen Richtungen gegeben hat die sie zu einer wahren Unheilkunst schufen) zu betrachten.

(1) Materia peccans!

§ 12 Die dynamische Störung und ihr Ausdruck in den sinnlich fassbaren Krankheitssymptomen sind **eines**. Krankhafte Veränderungen verschwinden nie in ihrer Gesamtheit, ohne dass zugleich auch innerliche Heilung erfolgt wäre (vgl. §§ 7–8+17).

§ 12, Anm.: Fragen nach dem ‚Wie' und ‚Warum' führen hier nicht weiter.

§ 13 **Krankheit** ist **kein gesondertes,** vom lebenden Ganzen trennbares Ding und nicht materiell zu denken (vgl. § 148). Solche Vorstellungen sind Quelle unzähliger Fehlentwicklungen.

§ 13, Anm.: ‚Materia peccans', wörtlich: verdorbene, sündige Materie.

§ 14

Es giebt nichts krankhaftes Heilbare und nichts unsichtbarer Weise krankhaft verändertes Heilbare im Innern des Menschen, was sich nicht durch Krankheits-Zeichen und Symptome dem genau beobachtenden Arzte zu erkennen gäbe, – ganz der unendlichen Güte des allweisen Lebenserhalters der Menschen gemäß.

§ 15

Das Leiden der krankhaft verstimmten, geistartigen, unsern Körper belebenden Dynamis (Lebenskraft) im unsichtbaren Innern und der Inbegriff der von ihr im Organism veranstalteten, äußerlich wahrnehmbaren, das vorhandene Uebel darstellenden Symptome, bilden nämlich ein Ganzes, sind Eins und Dasselbe. Wohl ist der Organism materielles Werkzeug zum Leben, aber ohne Belebung von der instinktartig fühlenden und ordnenden Dynamis so wenig denkbar, als Lebenskraft ohne Organism; folglich machen beide eine Einheit aus, obgleich wir in Gedanken diese Einheit, der leichtern Begreiflichkeit wegen in zwei Begriffe spalten.

§ 16

Von schädlichen Einwirkungen auf den gesunden Organism, durch die feindlichen Potenzen, welche von der Außenwelt her das harmonische Lebensspiel stören, kann unsere Lebenskraft als geistartige Dynamis nicht anders denn auf geistartige (dynamische) Weise ergriffen und afficirt werden und alle solche krankhafte Verstimmungen (die Krankheiten) können auch durch den Heilkünstler nicht anders von ihr entfernt werden, als durch geistartige (dynamische (56), virtuelle) Umstimmungskräfte der dienlichen Arzneien auf unsere geistartige Lebenskraft, percipirt durch den, im Organism allgegenwärtigen Fühlsinn der Nerven. Demnach können Heil-Arzneien, nur durch dynamische Wirkung auf das Lebensprincip Gesundheit und Lebens-Harmonie wieder herstellen und stellen sie wirklich her, nachdem die unsern Sinnen merkbaren Veränderungen in dem Befinden des Kranken (der Symptomen-Inbegriff) dem aufmerksam beobachtenden und forschenden Heilkünstler, die Krankheit so vollkommen dargestellt hatten, als es um sie heilen zu können, nöthig wahr.

§ 17

Da nun jedesmal in der Heilung, durch Hinwegnahme des ganzen Inbegriffs der wahrnehmbaren Zeichen und Zufälle der Krankheit, zugleich die ihr zum Grunde liegende, innere Veränderung der Lebenskraft – also das Total der Krankheit – gehoben wird (1), so folgt, daß der Heilkünstler bloß den Inbegriff der Symptome hinweg zu nehmen hat, um mit ihm zugleich die innere Veränderung, das ist, die krankhafte Verstimmung des Lebensprincips

§ 14 Nichts Heilbares, das sich nicht durch entsprechende Zeichen dem genau beobachtendem Arzte **nach außen hin zu erkennen** gäbe.

§ 15 **Einheit** von Lebenskraft und Organismus, von unsichtbarer Störung und deren wahrnehmbarem Ausdruck in Symptomen.

§ 16 Die Lebenskraft wird auf dynamische Art gestört; darum kann sie zur Heilung auch **nur dynamisch** angeregt werden (vgl. § 148).

§ 17 Ist der **‚Inbegriff'** aller wahrnehmbaren Krankheitszeichen hinweggenommen, so ist zugleich auch die innere Störung der Lebenskraft behoben und die Krankheit geheilt (vgl. § 12).

Dazu: ‚Inbegriff' könnte man modern auch mit Essenz übersetzen, wenn da nicht die Gefahr des Psychologisierens wäre. Ein Wesensganzes ist da qualitativ zu erfassen.

§ 17, 1. Anm.: Vergleich der dynamischen Heilung mit krankmachenden oder heilenden psychischen Einwirkungen.

§ 17, 2. Anm.: So ist Gottes Weisheit dem Heilkünstler offenbar und nicht in mystischem Dunkel verborgen.

– also das Total der Krankheit, die **Krankheit selbst**, aufzuheben und zu vernichten (2). Die vernichtete Krankheit aber ist hergestellte Gesundheit, das höchste und einzige Ziel des Arztes, der die Bedeutung seines Berufes kennt, welcher nicht in gelehrt klingendem Schwatzen, sondern im Helfen besteht.

(1) So wie auch die höchste Krankheit durch hinreichende Verstimmung des Lebensprincips mittels der Einbildungskraft zuwege gebracht und so auf gleiche Art wieder hinweg genommen werden kann. Ein ahnungartiger Traum, eine abergläubige Einbildung, oder eine feierliche Schicksal-Prophezeiung des, an einem gewissen Tage oder zu einer gewissen Stunde unfehlbar zu erwartenden Todes, brachte nicht selten alle Zeichen entstehender und zunehmender Krankheit des herannahenden Todes und den Tod selbst zur angedeuteten Stunde zuwege, welches ohne gleichzeitige Bewirkung der (dem von außen wahrnehmbaren Zustande entsprechenden) innern Veränderung nicht möglich war; daher wurden in solchen Fällen, aus gleicher Ursache, durch eine künstliche Täuschung oder Gegenüberredung nicht selten wiederum alle den nahen Tod ankündigenden Krankheitsmerkmale verscheucht und plötzlich Gesundheit wieder hergestellt, welches ohne Wegnahme der Tod bereitenden, innern und äußern krankhaften Veränderungen, mittels dieser bloß moralischen Heilmittel nicht möglich gewesen wäre.

(2) Nur so konnte Gott, der Erhalter der Menschen, seine Weisheit und Güte bei Heilung der sie hienieden befallenden Krankheiten an den Tag legen, daß er dem Heilkünstler offen darthat, was derselbe bei Krankheiten hinweg zu nehmen habe, um sie zu vernichten und so die Gesundheit herzustellen. Was müßten wir aber von seiner Weisheit und Güte denken, wenn er das an Krankheiten zu Heilende (wie die, ein divinatorisches Einschauen in das innere Wesen der Dinge affektirende, bisherige Arzneischule vorgab) in ein mystisches Dunkel gehüllt, im Innern verschlossen, und es so dem Menschen unmöglich gemacht hätte, das Uebel deutlich zu erkennen, folglich unmöglich, es zu heilen?

§ 18

Von dieser nicht zu bezweifelnden Wahrheit, daß, außer der Gesammtheit der Symptome, unter Hinsicht auf die begleitenden Umstände (§ 5) an Krankheiten auf keine Weise etwas auszufinden ist, wodurch sie ihr Hülfe-Bedürfniß ausdrücken könnten, geht unwidersprechlich hervor, daß der Inbegriff aller, in jedem einzelnen Krankheitsfalle wahrgenommenen Symptome und Umstände die **einzige Indication**, die einzige Hinweisung auf ein zu wählendes Heilmittel sei.

§ 19

Indem nun die **Krankheiten** nichts als **Befindens- Veränderungen des Gesunden** sind, die sich durch Krankheits-Zeichen ausdrücken, und die **Heilung** ebenfalls nur durch **Befindensveränderung des Kranken** in den **gesunden**

§ 18 Diese Gesamtheit, dieser Inbegriff bildet die einzige **Indikation** zur Arzneiwahl.

§§ 19–70 Arzneiwirkungen
(vgl. u.a. § 155 ff.; § 245 ff.)

§ 19 Die **Heilkraft der Arznei** beruht einzig auf ihrer Fähigkeit, das (auf Gefühlen und Tätigkeiten beruhende) Menschenbefinden umzustimmen.

Zustand möglich ist, so sieht man leicht, daß die **Arzneien** auf keine Weise Krankheiten würden heilen können, wenn sie nicht die Kraft besäßen, das auf Gefühlen und Thätigkeiten beruhende Menschenbefinden umzustimmen, ja, daß **einzig** auf dieser ihrer Kraft, Menschenbefinden umzuändern, ihre Heilkraft beruhen müsse.

§ 20

Diese im innern Wesen der Arzneien verborgene, geistartige Kraft, Menschenbefinden umzuändern und daher Krankheiten zu heilen, ist an sich auf keinéWeise mit bloßer Verstandes-Anstrengung erkennbar; bloß durch ihre Aeußerungen beim Einwirken auf das Befinden der Menschen, läßt sie sich in der Erfahrung, und zwar deutlich wahrnehmen.

§ 21

Da nun, was niemand läugnen kann, das heilende Wesen in Arzneien nicht an sich erkennbar ist und bei reinen Versuchen, selbst vom scharfsinnigsten Beobachter, an Arzneien sonst nichts, was sie zu Arzneien oder Heilmitteln machen könnte, wahrgenommen werden kann, als jene Kraft, im menschlichen Körper deutliche Veränderungen seines Befindens hervorzubringen, besonders aber den **gesunden Menschen** in seinem Befinden umzustimmen und mehre, bestimmte Krankheitssymptome in und an demselben zu erregen, so folgt: daß wenn die Arzneien als Heilmittel wirken, sie ebenfalls nur durch diese ihre Kraft Menschenbefinden mittels Erzeugung eigenthümlicher Symptome umzustimmen, ihr Heilvermögen in Ausübung bringen können, und daß wir uns daher nur an die krankhaften Zufälle, die die Arzneien im gesunden Körper erzeugen, als an die einzig mögliche Offenbarung ihrer inwohnenden Heilkraft, zu halten haben, um zu erfahren, welche Krankheits-Erzeugungskraft jede einzelne Arznei, das ist zugleich, welche Krankheits-Heilungskraft jede besitze.

§ 22

Indem aber an Krankheiten nichts aufzuweisen ist, was an ihnen hinwegzunehmen wäre, um sie in Gesundheit zu verwandeln, als der Inbegriff ihrer Zeichen und Symptome, und auch die Arzneien nichts Heilkräftiges aufweisen können, als ihre Neigung, Krankheits-Symptome bei Gesunden zu erzeugen und am Kranken hinwegzunehmen, so folgt auf der einen Seite, daß Arzneien nur dadurch zu Heilmitteln werden und Krankheiten zu vernichten im Stande sind, daß das Arzneimittel durch Erregung gewisser Zufälle und Symptome, das ist, durch Erzeugung eines gewissen künstlichen Krankheits-Zustandes die schon vorhandnen Symptome, nämlich den zu heilenden, natürlichen Krankheitszustand, aufhebt und vertilgt, – auf der andern Seite hingegen folgt, daß für den Inbegriff der Symptome der zu heilenden Krank-

§ 20 Die Arzneiwirkung ist **nicht auf theoretischem Weg zu erfassen**. Nur ihre Einwirkung auf das menschliche Befinden kann erforscht werden.

§ 21 Klar erkennbar offenbart sich die Arzneikraft durch ihre Fähigkeit, im gesunden Menschen das Befinden umzustimmen und Krankheitssymptome hervorzurufen. Eben hieran wird zugleich ihre Heilungskraft erkennbar.

Dazu: Paradoxerweise begründet Hahnemann die Heilwirkung der Arzneien also auf ihrer Fähigkeit, krank zu machen. Befindensänderungen sind nicht Nebeneffekt, sondern Wesen der Arzneiwirkung und systematisch zu erforschen (vgl. §§ 105–45, Arzneimittelprüfung).

§§ 22–27 Das Simile

§ 22 **Krankheiten** finden ihre Heilung, sobald der „Inbegriff der Symptome" hinweggenommen ist (vgl. §§ 7, 8, 12, 17. Inbegriff: die gesamte umfassende, wesenhaft darstellbare Idee).

Arzneien haben nichts Heilkräftiges außer ihrer Neigung, bei Gesunden Symptome hervorzurufen und bei Kranken Symptome hinweg zu nehmen. Sie heben den vorhandenen natürlichen Krankheitszustand durch eine künstliche Arzneikrankheit. Die Erfahrung allein soll zeigen, ob eine *ähnliche* oder eine *entgegengesetzte* Arznei dies leicht, sicher und dauerhaft bewerkstelligen kann.
Dazu: Tatsächlich lassen sich bis heute alle Arzneianwendungen auf diese beiden Prinzipien zurückführen; auch die Substitution ist im weiteren Sinne ein Contraria contraribus.

§ 22, Anm.: Unverantwortlich ist die Anwendung hetero- oder allöopathischer Arzneien und Verfahrensweisen ohne Beziehung zum Krankheitszu-

heit diejenige Arznei gesucht werden müsse, welche (je nachdem die Erfahrung zeigt, ob die Krankheitssymptome durch **ähnliche** oder durch **entgegengesetzte** Arznei-Symptome (1) am leichtesten, gewissesten und dauerhaftesten aufzuheben und in Gesundheit zu verwandeln sind) **ähnliche** oder **entgegengesetzte** Symptome zu erzeugen, die meiste Neigung bewiesen hat.

(1) Die außer diesen beiden noch mögliche Anwendungsart der Arzneien gegen Krankheiten ist die **allöopathische Methode**, wo Arzneien, deren Symptome keine direkte, pathische Beziehung auf den Krankheitszustand haben, also den Krankheitssymptomen weder ähnlich noch opponirt, sondern ganz heterogen sind, verordnet werden. Diese Verfahrungsweise treibt, wie ich schon anderswo gezeigt, ein unverantwortliches, mörderisches Spiel mit dem Leben des Kranken, mittels gefährlich heftiger, nach ihren Wirkungen ungekannter Arzneien, auf leere Vermuthungen hin, in großen, öfteren Gaben gereicht; sodann mittels schmerzhafter, die Krankheit auf andere Stellen hinleiten sollender Operationen, mittels Minderung der Kräfte und Säfte des Kranken durch Ausleerungen von Oben und Unten, Schweiß oder Speichelfluß; besonders aber durch Verschwendung des unersetzlichen Blutes, wie es die eben herrschende Routine haben will, blindhin und schonungslos angewendet, gewöhnlich unter dem Vorwande, als müsse der Arzt die kranke Natur in ihren Bestrebungen sich zu helfen, nachahmen und sie befördern, ohne zu bedenken, wie unverständig es sei, diese höchst unvollkommnen, meist zweckwidrigen Bestrebungen der bloß instinktartigen, verstandlosen Lebenskraft nachahmen und sie befördern zu wollen, welche unserm Organism nur anerschaffen ward, um, solange dieser gesund ist, unser Leben in harmonischem Gange fortzuführen, nicht aber, um in Krankheiten sich selbst zu heilen. Denn besäße sie hiezu eine musterhafte Fähigkeit, so würde sie den Organism gar nicht haben krank werden lassen.

Von Schädlichkeiten erkrankt, vermag unsere Lebenskraft nichts anderes, als ihre Verstimmung durch Störung des guten Lebens-Ganges des Organism's und durch Leidens-Gefühle auszudrücken, womit sie den verständigen Arzt um Hülfe anruft, und wenn diese nicht erscheint, so strebt sie durch Erhöhung der Leiden, vorzüglich aber durch heftige Ausleerungen sich zu retten, es koste, was es wolle, oft mit den größten Aufopferungen, oder unter Zerstörung des Lebens selbst. Zum Heilen besitzt die krankhafte verstimmte Lebenskraft so wenig nachahmenswerte Fähigkeit, daß alle von ihr im Organism erzeugten Befindens-Veränderungen und Symptome ja eben die Krankheit selbst sind! Welcher verständige Arzt wollte sie wohl im Heilen nachahmen, wenn er nicht seinen Kranken aufopfern will?

§ 23

Es überzeugt uns aber jede reine Erfahrung und jeder genaue Versuch, daß von **entgegengesetzten** Symptomen der Arznei (in der **antipathischen, enantiopathischen** oder **palliativen** Methode) anhaltende Krankheitssymptome so wenig aufgehoben und vernichtet werden, daß sie vielmehr, nach kurzdauernder, scheinbarer Linderung, dann nur in desto verstärkterem

stand. Auch die Nachahmung der Lebenstätigkeit taugt nicht, daraus eine Behandlung herzuleiten. Denn gerade die Lebenskraft ist ja gestört und ruft mit ihren Symptomen nach dem Arzt.

§ 23 Die Erfahrung zeigt, dass die **antipathische** (allopathische) Medizin nur vorübergehende Linderung und nachfolgende Verschlimmerung bewirkt (vgl. §§ 58–62 + 69).

Grade wieder hervorbrechen und sich offenbar verschlimmern (siehe §§ 58 – 62 und § 69).

§ 24

Es bleibt daher keine andere, Hülfe versprechende Anwendungsart der Arzneien gegen Krankheiten übrig, als die homöopathische, vermöge deren gegen die Gesammtheit der Symptome des Krankheitsfalles unter Hinsicht auf die Entstehungs-Ursache, wenn sie bekannt ist, und auf die Neben-Umstände, eine Arznei gesucht wird, welche unter allen (durch ihre, in gesunden Menschen bewiesenen, Befindensveränderungen gekannten) Arzneien den, dem Krankheitsfalle ähnlichsten, künstlichen Krankheits-Zustand zu erzeugen Kraft und Neigung hat.

§ 25

Nun lehrt aber das einzige und untrügliche Orakel der Heilkunst, die reine Erfahrung (1), in allen sorgfältigen Versuchen, daß wirklich diejenige Arznei, welche in ihrer Einwirkung auf gesunde menschliche Körper die meisten Symptome in **Aehnlichkeit** erzeugen zu können bewiesen hat, welche an dem zu heilenden Krankheitsfalle zu finden sind, in gehörig potenzirten und verkleinerten Gaben auch die Gesammtheit der Symptome dieses Krankheitszustandes, das ist (s. §§ 6-16), die ganze gegenwärtige Krankheit schnell, gründlich und dauerhaft aufhebe und in Gesundheit verwandle, und daß alle Arzneien, die ihnen an ähnlichen Svmptomen möglichst nahe kommenden Krankheiten, ohne Ausnahme heilen und keine derselben ungeheilt lassen.

(1) Ich meine nicht eine solche Erfahrung, deren unsere gewöhnlichen Practiker alter Schule sich rühmen, nachdem sie Jahre lang mit einem Haufen vielfach zusammengesetzter Recepte gegen eine Menge Krankheiten gewirthschaftet haben, die sie genau untersuchten, sondern sie schulmäßig für schon in der Pathologie benannte hielten, und in ihnen einen (eingebildeten) Krankheitsstoff zu erblicken wähnten, oder eine andere hypothetische, innere Abnormität ihnen andichteten. Da sahen sie immer etwas, wußten aber nicht, was sie sahen; Erfolge, die nur ein Gott und kein Mensch aus den vielfachen, auf den unbekannten Gegenstand einwirkenden Kräften hätte enträthseln können, Erfolge, aus denen nichts zu lernen, nichts zu erfahren ist. Eine fünfzigjährige Erfahrung dieser Art ist einem fünfzig Jahre langen Schauen in ein Kaleidoscop gleich, was, mit bunten, unbekannten Dingen angefüllt, in steter Umdrehung sich bewegt; tausenderlei sich immerdar verwandelnde Gestalten und keine Rechenschaft dafür!

§ 24 Diejenige Arznei ist homöopathisch, die die Gesamtheit der Symptome des Krankheitsfalles unter Berücksichtung möglicher auslösender Momente und Begleitumstände zu erzeugen imstande ist.

§ 25 „Einzigstes Orakel" der Heilkunst ist die **reine Erfahrung** in sorgfältigen Versuchen. Diese lehrt, dass die ähnlichste Arznei in gehörig potenzierter *und* verkleinerter Gabe die ganze Krankheit schnell, gründlich, dauerhaft (§ 2) aufhebe.

Dazu: Potenzierung und Verkleinerung sind **nicht** gleichzusetzen!

§ 25, Anm.: Erfahrung ohne Systematik, selbst 50-jährige Erfahrung, gleicht buntem Kaleidoskop.

§ 26 **Eine schwächere dynamische Affektion wird von einer stärkeren, sehr ähnlichen Einwirkung dauerhaft ausgelöscht.**

§ 26, Anm.: Beispiele dieses Prozesses außerhalb homöopathischer Arzneianwendung.

§ 26

Dieß beruht auf jenem zwar hie und da geahneten, aber bisher nicht anerkannten, aller wahren Heilung von jeher zum Grunde liegenden homöopathischen Naturgesetze:

Eine schwächere dynamische Affection wird im lebenden Organism von einer stärkern dauerhaft ausgelöscht, wenn diese (der Art nach von ihr abweichend) jener sehr ähnlich in ihrer Aeußerung ist (1).

(1) So werden auch physische Affectionen und moralische Uebel geheilt. – Wie kann in der Frühdämmerung der hell-leuchtende Jupiter dem Sehnerven des ihn Betrachtenden verschwinden? Durch eine stärkere, sehr ähnlich auf den Sehnerven einwirkende Potenz, die Helle des anbrechenden Tages! – Womit pflegt man in, von übeln Gerüchen angefüllten Oertern, die beleidigten Nasennerven wirksam zufrieden zu stellen? Durch Schnupftabak, der den Geruchssinn ähnlich, aber stärker ergreift! Keine Musik, kein Zuckerbrod, die auf die Nerven andrer Sinne Bezug haben, würde diesen Geruchs-Ekel heilen. – Wie schlau wußte der Krieger das Gewinsel des Spitzruthen-Läufers aus den mitleidigen Ohren der Umstehenden zu verdrängen? Durch die quikende, feine Pfeife mit der lärmenden Trommel gepaart! Und den in seinem Heere Furcht erregenden, ferne Donner der feindlichen Kanonen? Durch das tief erbebende Brummen der großen Trommel! Für beides würde weder die Austheilung eines glänzenden Montirungsstücks, noch irgend ein dem Regimente ertheilter Verweis geholfen haben. – So wird auch Trauer und Gram durch einen neuen, stärkeren, jemand Anderm begegneten Trauerfall, sey er auch nur erdichtet, im Gemüthe ausgelöscht.

Der Nachtheil von einer allzu lebhaften Freude wird durch den Ueberfreudigkeit erzeugenden Kaffeetrank gehoben.

Völker, wie die Deutschen, Jahrhunderte hindurch allmälig mehr und mehr in willenlose Apathie und unterwürfigen Sklavensinn herabgesunken, mußten erst von dem Eroberer aus Westen noch tiefer in den Staub getreten werden, bis zum Unerträglichen, und hiedurch erst ward ihre Selbst-Nichtachtung überstimmt und aufgehoben, es ward ihnen ihre Menschenwürde wieder fühlbar, und sie erhoben ihr Haupt zum ersten Male wieder als deutsche Männer.

§ 27

Das Heilvermögen der Arzneien beruht daher (§§ 12 -26) auf ihren der Krankheit ähnlichen und dieselben an Kraft überwiegenden Symptomen, so daß jeder einzelne Krankheitsfall nur durch eine, die Gesammtheit seiner Symptome am ähnlichsten und vollständigsten im menschlichen Befinden selbst zu erzeugen fähigen Arznei, welche zugleich die Krankheit an Stärke übertrifft, am gewissesten, gründlichsten, schnellsten und dauerhaftesten vernichtet und aufgehoben wird.

§ 27 Die im Krankheitsfalle gewiss, rasch und dauerhaft heilende Arznei muss:

- der Gesamtheit der Symptome des einzelnen Falles möglichst umfassend entsprechen
- die natürliche Krankheit an ‚Stärke' (qualitativ) übertreffen.

§§ 28–34 Erklärungsmodelle (vgl. § 148)

§ 28 Wissenschaftliche Erklärung, wie dies zugeht, zweitrangig, doch folgendes scheint am wahrscheinlichsten...

§ 28

Da dieses Naturheilgesetz sich in allen reinen Versuchen und allen ächten Erfahrungen der Welt beurkundet, die Thatsache also besteht, so kommt auf die scientifische Erklärung, **wie dieß zugehe**, wenig an und ich setze wenig Werth darauf, dergleichen zu versuchen. Doch bewährt sich folgende Ansicht als die wahrscheinlichste, da sich auf lauter Erfahrungs-Prämissen gründet.

§ 29

Indem jede (nicht einzig der Chirurgie anheim fallende) Krankheit nur in einer besondern, krankhaften, dynamischen Verstimmung unserer Lebenskraft (Lebensprincips) in Gefühlen und Thätigkeiten besteht, so wird bei homöopathischer Heilung dieß, von natürlicher Krankheit dynamisch verstimmte Lebensprincip, durch Eingabe einer, genau nach Symptomen-Aehnlichkeit gewählten Arznei-Potenz, von einer etwas stärkern, ähnlichen, künstlichen Krankheits-Affection **ergriffen**; es erlischt und entschwindet ihm dadurch das Gefühl der natürlichen (schwächern) dynamischen Krankheits-Affection, die von da an nicht mehr für das Lebensprincip existirt, welches nun bloß von der stärkern, künstlichen Krankheits-Affection beschäftigt und beherrscht wird, die aber bald ausgewirkt hat und den Kranken frei und genesen zurückläßt (1). Die so befreite Dynamis kann nun das Leben wieder in Gesundheit fortführen. Dieser höchst wahrscheinliche Vorgang beruht auf den folgenden Sätzen:

(1) Die kurze Wirkungsdauer der künstlich krankmachenden Potenzen, die wir Arzneien nennen, macht es möglich, daß, obgleich stärker als die natürlichen Krankheiten, sie doch von der Lebenskraft weit leichter überwunden werden, als die schwächern natürlichen Krankheiten, die bloß wegen ihrer längern, meist lebenswierigen Wirkungsdauer (Psora, Syphilis, Sykosis) nie von dem Lebensprincip allein besiegt und ausgelöscht werden können, bis der Heilkünstler die Lebenskraft stärker afficirt mit einer sehr ähnlich krankmachenden, aber stärkern Potenz (homöopathischer Arznei). Die vieljährigen Krankheiten, welche (nach § 46) von den ausgebrochenen Menschenpocken und Masern (die auch beide nur eine Verlaufszeit von etlichen Wochen haben) geheilt werden, sind ähnliche Vorgänge.

§ 30

Der menschliche Körper scheint sich in seinem Befinden durch Arzneien (auch deßhalb, weil die Einrichtung der Gabe derselben in unserer Macht steht) wirksamer umstimmen zu lassen, als durch natürliche Krankheits-Reize – denn natürliche Krankheiten werden durch angemessene Arznei geheilt und überwunden.

§ 29 Die Lebenskraft ist in „Gefühlen und Tätigkeiten" (Empfindungen und Funktionen...) verstimmt. Die künstliche Krankheitspotenz tritt für die Lebenskraft an Stelle der natürlichen Krankheit und nimmt ihr damit das „Gefühl" für dieselbe. Das folgende Auswirken der Arznei lässt den Patienten gesund zurück. (vgl. §§ 34, 148)

§ 29, Anm.: Maßgeblich hierbei ist, dass die dynamische Arzneipotenz zwar ‚stärker', jedoch kurzwirkender ist.

§ 30 Der menschliche Organismus scheint für die Arzneikrankheit empfänglicher zu sein, als für natürliche krankmachende Einflüsse.

§ 31

Auch besitzen die feindlichen, theils psychischen, theils physischen Potenzen im Erdenleben, welche man krankhafte Schädlichkeiten nennt, nicht unbedingt die Kraft, das menschliche Befinden krankhaft zu stimmen (63); wir erkranken durch sie nur dann, wenn unser Organism so eben dazu disponirt und aufgelegt genug ist, von der gegenwärtigen Krankheits-Ursache angegriffen und in seinem Befinden verändert, verstimmt und in innormale Gefühle und Thätigkeiten versetzt zu werden – sie machen daher nicht Jeden und nicht zu jeder Zeit krank.

(1) Wenn ich Krankheit eine Stimmung oder **Verstimmung** des menschlichen Befindens nenne, so bin ich weit entfernt, dadurch einen **hyperphysischen** Aufschluß über die innere Natur der Krankheiten überhaupt, oder eines einzelnen Krankheitsfalles insbesondere geben zu wollen. Es soll mit diesem Ausdrucke nur angedeutet werden, was die Krankheiten erwiesenermaßen **nicht** sind, und **nicht** sein können, nicht mechanische oder chemische Veränderungen der materiellen Körpersubstanz und nicht von einem materiellen Krankheits-Stoffe abhängig – sondern bloß geistartige, dynamische Verstimmung des Lebens.

§ 32

Ganz anders verhält sich's aber mit den künstlichen Krankheitspotenzen, die wir Arzneien nennen.

Jede wahre Arznei wirkt nämlich zu **jeder** Zeit, unter **allen** Umständen auf **jeden** lebenden Menschen und erregt in ihm die ihr eigenthümlichen Symptome (selbst deutlich in die Sinne fallend, wenn die Gabe groß genug war), so daß offenbar jeder lebende menschliche Organism jederzeit und durchaus (**unbedingt**) von der Arzneikrankheit behaftet und gleichsam angesteckt werden muß, welches, wie gesagt, mit den natürlichen Krankheiten gar nicht der Fall ist.

§ 33

Aus allen Erfahrungen (1) geht diesemnach unleugbar hervor, daß der lebende menschliche Organism bei weitem aufgelegter und geneigter ist, sich von den arzneilichen Kräften erregen und sein Befinden umstimmen zu lassen, als von gewöhnlichen, krankhaften Schädlichkeiten und Ansteckungsmiasmen, oder, was dasselbe sagt, **dass die krankhaften Schädlichkeiten nur eine untergeordnete und bedingte, oft sehr bedingte, die Arzneikräfte aber eine absolute, unbedingte, jene weit überwiegende Macht besitzen, das menschliche Befinden krankhaft umzustimmen.**

(1) Ein auffallendes Beispiel dieser Art ist: daß, als vor dem Jahre 1801 noch das glatte, Sydenhamische Scharlachfieber unter den Kindern von Zeit zu Zeit epidemisch herrschte, und alle Kinder ohne Ausnahme befiel,

§ 31 Äußere Schädlichkeiten wirken nur bei entsprechender **Disposition**.

§ 31, Anm.: Das Konzept von Krankheit als dynamischer Verstimmung beinhaltet keinerlei Versuch einer übernatürlichen Erklärung.

§ 32 Unbedingte **Überlegenheit der Arzneikraft**.

Dazu: Nach Auffassung und Beobachtung praktisch aller Homöopathen wirken auch Arzneipotenzen abhängig von individiueller Disposition und Empfänglichkeit – vgl. Org. § 281. ‚Überlegen' ist nur die bestähnliche Arznei.

§ 33 Für arzneiliche Einwirkungen ist der Organismus erfahrungsgemäß empfänglicher als für andere, schädliche Einflüsse.

§ 33, Anm.: Beispiel anhand der Scharlachprophylaxe, damals mit Belladonna möglich.

die es in einer vorigen Epidemie noch nicht überstanden hatten, **alle** Kinder jedoch, in einer solchen, dergleichen ich in Königslutter erlebte, wenn sie zeitig genug eine sehr kleine Gabe Belladonna eingenommen, frei von dieser höchst ansteckenden Kinderkrankheit blieben. Wenn Arzneien vor Ansteckung von einer grassirenden Krankheit schützen können, so müssen sie eine überwiegende Macht besitzen, unsere Lebenskraft umzustimmen.

§ 34

Die größere Stärke der durch Arzneien zu bewirkenden Kunst-Krankheiten ist jedoch nicht die einzige Bedingung ihres Vermögens, die natürlichen Krankheiten zu heilen. Es wird vor Allem zur Heilung erfordert, daß sie eine der zu heilenden Krankheit **möglichst ähnliche Kunst-Krankheit sei, die, mitetwas stärkerer Kraft, das instinktartige, keiner Ueberlegung und keiner Rückerinnerung fähige Lebensprincip in eine der natürlichen Krankheit sehr ähnliche, krankhafte Stimmung versetze, um in ihm das Gefühl von der natürlichen Krankheits-Verstimmung nicht nur zu verdunkeln, sondern ganz zu verlöschen, und so zu vernichten.**

Dieß ist so wahr, daß sogar eine ältere Krankheit durch eine neu hinzutretende **unähnliche** Krankheit, sei diese auch noch so stark, von der Natur selbst nicht geheilt werden kann, und eben so wenig durch ärztliche Curen mit Arzneien, welche **keinen ähnlichen** Krankheitszustand im gesunden Körper zu erzeugen vermögend sind, wie die allöopathischen.

§ 35

Dieß zu erläutern, werden wir in drei verschiedenen Fällen, sowohl den Vorgang in der Natur bei zweien im Menschen zusammentreffenden, natürlichen, einander unähnlichen Krankheiten, als auch den Erfolg von der gemeinen ärztlichen Behandlung der Krankheiten mit allöopathischen, unpassenden Arzneien betrachten, welche keinen, der zu heilenden Krankheit ähnlichen, künstlichen Krankheitszustand hervorzubringen fähig sind, woraus erhellen wird, daß selbst die Natur nicht vermögend ist, durch eine unhomöopathische, selbst stärkere Krankheit eine schon vorhandne unähnliche aufzuheben, so wenig unhomöopathische Anwendung auch noch so starker Arzneien irgend eine Krankheit zu heilen jemals im Stande ist.

§ 36

I. Entweder sind beide, sich **unähnliche**, im Menschen zusammentreffende Krankheiten von gleicher Stärke, oder ist etwa die **ältere stärker**, so wird die neue durch die alte vom Körper abgehalten. Ein schon an einer schweren chronischen Krankheit Leidender wird von einer Herbstruhr oder einer andern mäßigen Seuche nicht angesteckt. – Die levantische Pest kommt, nach Larrey (1), nicht dahin, wo der Scharbock herrscht, und an Flechten

§ 34 Die arzneiliche Kunstkrankheit versetzt die Lebenskraft in eine der natürlichen Krankheit ähnlichen Stimmung und nimmt dieser damit das Gefühl ihrer natürlichen, krankhaften *Ver*stimmung, wodurch Heilung folgt. Dies können unähnliche natürliche Krankheiten ebenso wenig bewirken wie unähnliche Arzneien. (vgl. §§ 29, 148)

§§ 35–50 Gegenseitige Beeinflussung natürlicher Krankheiten

§ 36 **Relative Immunität**, wenn die neue Krankheit auf eine gleich starke oder stärkere, unähnliche alte Krankheit trifft.

leidende Personen werden von ihr auch nicht angesteckt. Rhachitis läßt, nach Jenner, die Schutzpockenimpfung nicht haften. Geschwürig Lungensüchtige werden von nicht allzu heftigen epidemischen Fiebern nicht angesteckt, nach von Hildenbrand.

(1) Memoires et observations, in der Description de l'Egypte, Tom. I.

§ 37

Und so bleibt auch **bei einer gewöhnlichen ärztlichen Cur** ein altes chronisches Uebel ungeheilt und wie es war, wenn es nach gemeiner Cur-Art **allöopathisch**, das ist, mit Arzneien, die an sich keinen der Krankheit ähnlichen Befindenszustand in gesunden Menschen erzeugen können, gelind behandelt wird, selbst wenn die Cur Jahre lang dauerte (1). Dieß sieht man in der Praxis täglich und es bedarf keiner bestätigenden Beispiele.

(1) Wird es aber mit heftigen, allöopathischen Mitteln behandelt, so werden an seiner Stelle andersartige Uebel gebildet, die noch beschwerlicher und lebensgefährlicher sind.

§ 38

II. Oder die **neue unähnliche Krankheit ist stärker**.

Hier wird die, woran der Kranke bisher litt, als die schwächere, von der stärkern hinzutretenden Krankheit so lange aufgeschoben und suspendirt, bis die neue wieder verflossen oder geheilt ist, dann kommt die alte **ungeheilt** wieder hervor. Zwei mit einer Art Fallsucht behandelte Kinder blieben nach Ansteckung mit dem Grindkopfe (tinea) von epileptischen Anfällen frei; sobald aber der Kopfausschlag wieder verging, war die Fallsucht eben so wieder da, wie zuvor, nach Tulpius (1) Beobachtung. Die Krätze, wie Schöpf sah (2), verschwand, als der Scharbock eintrat, kam aber nach Heilung desselben wieder zum Vorscheine. So stand die geschwürige Lungensucht still, wie der Kranke von einem heftigem Typhus ergriffen ward, ging aber nach dessen Verlaufe wieder ihren Gang fort (3). – Tritt eine Manie zur Lungensucht, so wird diese mit allen ihren Symptomen von ersterer hinweg genommen; vergeht aber der Wahnsinn, so kehrt die Lungensucht gleich zurück und tödtet (4). – Wenn die Masern und Menschenpocken zugleich herrschen und beide dasselbe Kind angesteckt haben, so werden gewöhnlich die ausgebrochenen Masern von den etwas später hervorbrechenden Menschenpocken in ihrem Verlaufe aufgehalten, den sie nicht eher wieder fortsetzen, bis die Kindblattern abgeheilt sind; – doch wurden nicht selten auch die nach der Einimpfung ausgebrochenen Menschenpocken von den indeß hervorkommenden Masern vier Tage lang suspendirt, wie Manget (5) bemerkte, nach deren Abschuppung die Pocken dann ihren Lauf bis zu Ende fortsetzten. Auch wenn der Impfstich von Menschenpocken schon sechs Tage gehaftet hatte, und die Masern nun ausbrachen, stand die Impf-Entzündung

§ 37 In ähnlicher Weise sind chronische Krankheiten resistent gegen minde wirkende allopathische Kuren.

§ 37, Anm.: Heftige Allopathika hingehen ersetzen das alte Übel durch ein andersartiges, beschwerlicheres (vgl. § 38).

§ 38 **Suspendierung**, d.h. vorübergehende Verdrängung der ersten Krankheit, wenn die neue, unähnliche Krankheit stärker ist.

§ 38, 1.–7. Anm.: Quellenhinweise.

§ 38, 8. Anm.: Unterscheidung von Purpurfriesel und Sydenham'schem Scharlachfieber (vgl. 2. Anm. zu § 73).

still, und die Pocken brachen nicht eher aus, bis die Masern ihren siebentägigen Verlauf vollendet hatten (6). Den vierten oder fünften Tag nach eingeimpften Menschenpocken brachen bei einer Maser-Epidemie bei Vielen die Masern aus, und verhinderten den Pockenausbruch, bis sie selbst vollkommen verlaufen waren, dann kamen erst die Pocken hervor und verliefen gut (7). Das wahre, glatte, rothlaufartige, Sydenhamische (8) Scharlachfieber mit Hals-Bräune ward am vierten Tage durch den Ausbruch der Kuhpocke gehemmt, welche völlig bis zu Ende verlief, wonach dann erst das Scharlachfieber sich wieder einstellte; so ward aber auch, da beide von gleicher Stärke zu sein scheinen, die Kuhpocke am achten Tage von dem ausbrechenden wahren, glatten, Sydenhamischen Scharlachfieber suspendirt, und der rothe Hof jener verschwand, bis das Scharlachfieber vorüber war, worauf die Kuhpocke sogleich ihren Weg bis zu Ende fortsetzte (9). Die Masern suspendirten die Kuhpocke; am achten Tage, da die Kuhpocken ihrer Vollkommenheit nahe waren, brachen die Masern aus, die Kuhpocken standen nun still, und erst als die Masern sich abschuppten, gingen die Kuhpocken wieder ihren Gang bis zur Vollendung, so daß sie den sechszehnten Tag aussahen, wie sonst am zehnten, wie Kortum beobachtete (10). Auch bei schon ausgebrochenen Masern schlug die Kuhpockenimpfuog noch an, machte aber ihren Verlauf erst, da die Masern vorbei waren, wie ebenfalls Kortun bezeugt (11) .

Ich selbst sah einen Bauerwezel (angina parotidea, **Mumps**, Ziegenpeter, Tölpel) sogleich verschwinden, als die Schutzpockenimpfung gehaftet hatte und sich ihrer Vollkommenheit näherte; erst nach völligem Verlaufe der Kuhpocke und der Verschwindung ihres rothen Hofs trat diese fieberhafte Ohr- und Unterkiefer-Drüsengeschwulst von eignem Miasm (der Bauerwezel) wieder hervor und durchging ihre siebentägige Verlaufzeit.

Und so suspendiren sich alle, einander unähnliche Krankheiten, die stärkere die schwächere (wo sie sich nicht, wie bei acuten selten geschieht, compliciren), **heilen einander aber nie.**

(1) Obs. lib. I. obs. 8.

(2) In Hufeland's Journal, XV. II

(3) Chevalier in Hufeland's neuesten Annalen der französischen Heilkunde. II. S. 192.

(4) Mania phthisi superveniens eam cum omnibus suis phaenomenis aufert, verum mox redit phthisis et occidit, abeunte mania. Reil, Memorab. Fasc. III. v. S. 171.

(5) In Edinb. med. Comment. Th. I. I.

(6) John Hunter, über die vener. Krankheiten. S. 5.

(7) Rainay in med. Comment. of Edinb. III S. 480.

(8) Auch von Withering und Plenciz sehr richtig beschrieben, vom Purpurfriesel aber (oder dem Roodvonk), was man fälschlich auch Scharlachfieber

Für Notizen

zu nennen beliebte, höchst verschieden. Nur in den letzten Jahren haben beide, ursprünglich sehr verschiedene Krankheiten einander in ihren Symptomen genähert.

(9) Jenner in Medicinische Annalen, 1800. August. S. 747.

(10) In Hufelands Journal der practischen Arzneikunde. XX. III. S. 50.

(11) A. a. O.

§ 39

Dieß sah nun die gewöhnliche Arzneischule so viele Jahrhunderte mit an, sah, daß die Natur selbst nicht einmal irgend eine Krankheit durch Hinzutritt einer andern, auch noch so starken, heilen kann, wenn die hinzutretende der schon im Körper wohnenden **unähnlich** ist. Was soll man von ihr denken, daß sie dennoch fortfuhr, die chronischen Krankheiten mit allöopathischen Curen zu behandeln, nämlich mit Arzneien und Recepten, die, Gott weiß, welchen, doch stets einen dem zu heilenden Uebel nur **unähnlichen** Krankheitszustand selbst zu erzeugen vermögend waren!

Auch wenn die Aerzte bisher die Natur nicht genau beobachteten, so hätten sie doch aus den elenden Folgen ihres Verfahrens inne werden sollen, daß sie auf zweckwidrigem, falschem Wege waren.

Sahen sie denn nicht, wenn sie gegen eine langwierige Krankheit eine (wie allgewöhnlich) angreifende, allöopathische Cur brauchten, daß sie damit nur eine, der ursprünglichen **unähnliche** Kunstkrankheit erschufen, welche, so lange sie unterhalten ward, das ursprüngliche Uebel zum Schweigen brachte, es bloß unterdrückte und suspendirte jedoch allemal wieder zum Vorschein kam und kommen mußte, sobald die Kraft-Abnahme des Kranken nicht mehr gestattete, die allöopathischen Angriffe auf das Leben fortzusetzen? So verschwindet freilich durch oft wiederholte, heftige Purganzen, der Krätz-Ausschlag gar bald von der Haut, aber wenn der Kranke die erzwungene (**unähnliche**) Darmkrankheit nicht mehr aushalten und die Purgir-Mittel nicht mehr einnehmen kann, dann blüht entweder der Haut-Ausschlag, nach wie vor, wieder auf, oder die innere Psora entwickelt sich zu irgend einem bösen Symptome, da dann der Kranke, außer seinem unverminderten, ursprünglichen Uebel, als Zugabe noch eine schmerzhafte, zerrüttete Verdauung und Kräfte-Verlust, zu erdulden hat.

So, wenn die gewöhnlichen Aerzte künstliche Hautgeschwüre und Fontanellen äußerlich am Körper unterhalten, um dadurch eine chronische Krankheit zu tilgen, so können sie nie damit ihre Absicht erreichen, können dieselbe nie damit heilen, da solche künstliche Hautgeschwüre dem innern Leiden ganz fremd und allöopathisch sind; aber indem der, durch mehre Fontanellen erregte Reiz ein, wenigstens zuweilen, stärkeres (**unähnliches**) Uebel ist, als die inwohnende Krankheit, so wird diese anfänglich dadurch zuweilen auf ein paar Wochen zum Schweigen gebracht und suspendirt, aber letzteres

§ 39 **Scheinbare Heilerfolge** der gewöhnlichen Arzneikunst aufgrund Suspendierung.

Dazu: An die Möglichkeit der Suspendierung sollten wir auch in der Homöopathie denken, wenn wir mit einem nur scheinbar ähnlichem Mittel eine vorübergehende Linderung einiger Symptome erreicht haben, während zugleich andere, bisher nicht da gewesene Beschwerden auftreten: Verdrängung der ursprünglichen Beschwerden durch eine unähnliche Arzneikrankheit.

auch **nur** auf sehr kurze Zeit, und zwar unter allmähliger Abmergelung des Kranken. Viele Jahre hindurch durch Fontanellen unterdrückte Fallsucht, kam stets und schlimmer wieder zum Vorscheine, sobald man dieselben zuheilen ließ wie Pechlin (1) und Andere bezeugen. Purganzen können aber für die Krätze und Fontanelle für eine Fallsucht nicht fremdartigere, nicht unähnlichere Umstimmungs-Potenzen, nicht allöopathischere, angreifendere Cur-Mittel sein, als es die, allgewöhnlich, aus ungekannten Ingredienzen gemischten Recepte für die übrigen namenlosen, unzählbaren Krankheits-Formen in der bisherigen Praxis sind. Auch diese schwächen bloß, unterdrücken und suspendiren die Uebel nur auf kurze Zeit, ohne sie heilen zu können, und fügen dann immer, durch langwierigen Gebrauch, einen neuen Krankheitszustand zu dem alten Uebel hinzu.

(1) Obs. phys. med. lib. 2. obs. 30.

§ 40

III. Oder **die neue Krankheit tritt**, nach langer Einwirkung auf den Organism, endlich **zu der alten, ihr unähnlichen**, und bildet mit dieser eine **complicirte** Krankheit, so daß jede von ihnen eine eigne Gegend im Organism, d.i. die ihr besonders angemessenen Organe und gleichsam nur den ihr eigenthümlich gehörigen Platz einnimmt, den übrigen aber, der ihr unähnlichen Krankheit überläßt. So kann ein Venerischer auch noch krätzig werden und umgekehrt. **Als zwei sich unähnliche Krankheiten, können sie aber einander nicht aufheben, nicht heilen**. Anfangs schweigen die venerischen Symptome, während der Krätz-Ausschlag anfängt zu erscheinen und werden suspendirt; mit der Zeit aber, (da die venerische Krankheit wenigstens eben so stark, als die Krätze ist), gesellen sich beide zu einander (1), das ist, jede nimmt bloß die, für sie geeigneten Theile des Organism's ein und der Kranke ist dadurch kränker geworden und schwieriger zu heilen.

Beim Zusammentreffen einander unähnlicher acuter Ansteckungskrankheiten, z.B. der Menschenpocken und Masern, suspendirt gewöhnlich, wie vorhin angeführt worden, eine die andere; doch gab es auch heftige Epidemien, wo sich in seltnen Fällen zwei sich unähnliche acute Krankheiten dieser Art in einem und demselben Körper einfanden und so gleichsam auf kurze Zeit complicirten.

In einer Epidemie, wo Menschenpocken und Masern zugleich herrschten, gab es unter 300 Fällen, wo sich diese Krankheiten einander mieden oder suspendirten, und wo die Masern erst 20 Tage nach dem Pockenausbruche, die Pocken aber 17-18 Tage nach dem Masernausbruche den Menschen befielen, so daß die erstere Krankheit vorher bereits völlig verlaufen war, dennoch einen einzigen Fall, wo P. Russel (2) beide unähnliche Krankheiten zugleich an derselben Person antraf. Rainey (3) sah bei zwei Mädchen Menschenpocken und Masern zusammen. J. Maurice (4) will in seiner ganzen Praxis nur

§ 40 Die **Komplizierung** zweier unähnlicher natürlicher Krankheiten ist möglich, jedoch sehr selten.

§ 40, 1. Anm.: Die Komplizierung ist keine Verschmelzung, die Krankheiten bestehen nebeneinander.

zwei solche Fälle beobachtet haben. Dergleichen findet man auch bei Ettmüller (5) und noch einigen wenigen Andern. -

Kuhpocken sah Zencker (6) ihren regelmäßigen Verlauf neben Masern und neben Purpurfriesel beibehalten.

Kuhpocken gingen bei einer Mercurial-Cur gegen Lustseuche ihren Weg ungestört, wie Jenner sah.

(1) Nach genauen Versuchen und Heilungen dieser Art complicirter Krankheiten, bin ich nun fest überzeugt, daß sie keine Zusammenschmelzung sind, sondern daß in solchen Fällen die eine nur **neben** der andern im Organism besteht, jede in den Theilen, die für sie geeignet sind, denn ihre Heilung wird vollständig bewirkt durch eine zeitgemäße Abwechselung der besten antisyphilitischen mit den die Krätze heilenden Mitteln, jedes derselben in der angemessensten Gabe und Zubereitung.

(2) S. Transactions of a soc. for the improvem. of med. and chir. knowl. II.

(3) In den med. Commentarien von Edinb. III. S. 480.

(4) In med. and phys. Journal 1805.94

(5) Opera, II. P. I. Cap 10.

(6) In Hufeland's Journal, XVII.

§ 41

Ungleich häufiger, als die natürlichen, sich in demselben Körper zu einander gesellenden und so complicirenden, unähnlichen Krankheiten, sind jene Krankheits-Complicationen, welche das zweckwidrige, ärztliche Verfahren (die allöopathische Curart) durch langwierigen Gebrauch unangemessener Arzneien zuwege zu bringen pflegt. Zu der natürlichen Krankheit, die geheilt werden sollte, gesellen sich dann durch anhaltende Wiederholung des unpassenden Arzneimittels die, der Natur dieses letztern entsprechenden neuen, oft sehr langwierigen Krankheitszustände, welche mit dem, ihnen unähnlichen chronischen Uebel (was sie nicht durch Aehnlichkeits-Wirkung, das ist, nicht homöopathisch heilen konnten) sich allmälig zusammenpaaren und compliciren, zu der alten eine neue, unähnliche, künstliche Krankheit chronischer Art hinzusetzen, und so den bisher einfach Kranken, doppelt krank, das heißt, um vieles kränker und unheilbarer, bisweilen ganz unheilbar machen, ja selbst oft, tödten. Mehre in ärztlichen Journalen zur Consultation aufgestellte Krankheitsfälle, so wie andere in medicinischen Schriften erzählte Krankengeschichten geben Belege hiezu.

Von gleicher Art sind die häufigen Fälle, wo die venerische Schankerkrankheit, vorzüglich mit Krätz-Krankheit, auch wohl mit dem Siechthume des Feigwarzentrippers complicirt, unter langwieriger, oder oft wiederholter Behandlung mit großen Gaben unpassender Quecksilberpräparate nicht geheilt wird, sondern neben dem indeß allmälig erzeugten chronischen

§ 41 Viel häufiger und gefährlich sind Komplizierungen durch allopathische Behandlung.

§ 41, Anm.: Komplizierung der Psora durch Quecksilbervergiftung.

Quecksilber-Siechthume (1) im Organismus Platz nimmt, und so mit diesem ein oft grausames Ungeheuer von complicirter Krankheit bildet (unter dem allgemeinen Namen: verlarvte venerische Krankheit), die, wenn nicht ganz unheilbar, doch nur mit größter Schwierigkeit wieder herzustellen ist.

(1) Denn, außer denjenigen Krankheitssymptomen, welche, als das Aehnliche, die venerische Krankheit homöopathisch heilen können, hat Quecksilber in seiner Wirkungsart, noch viele andere, der Lustseuche unähnliche, z. B. Knochen-Geschwulst, Knochenfraß, u.s.w. welche bei Anwendung großer Gaben, vorzüglich, in der so häufigen Complication mit Psora, neue Uebel und große Zerstörungen im Körper anrichten.

§ 42

Die Natur selbst erlaubt, wie gesagt, in einigen Fällen den Zusammentritt zweier (ja dreier) natürlichen Krankheiten in einem und demselben Körper. Diese Complicirung ereignet sich aber, wie man wohl zu bemerken hat, nur bei einander **unähnlichen** Krankheiten, die nach ewigen Naturgesetzen einander nicht aufheben, nicht vernichten und nicht heilen können, und zwar wie es scheint, so, daß sich beide, (oder die drei), gleichsam in den Organism theilen und jede die, für sie eigenthümlich gehörigen Theile und Systeme einnimmt, was, wegen Unähnlichkeit dieser Uebel untereinander, der Einheit des Lebens unbeschadet, geschehen kann.

§ 43

Aber ganz anders ist der Erfolg, wenn **zwei ähnliche** Krankheiten im Organism zusammentreffen, d.i. wenn zu der schon vorhandenen Krankheit, eine stärkere, ähnliche hinzutritt. Hier zeigt sich, **wie** im Laufe der Natur Heilung erfolgen kann, und **wie** von Menschen geheilt werden sollte.

§ 44

Zwei so **ähnliche** Krankheiten können, (wie von den unähnlichen in I. gesagt ist) einander weder **abhalten**, noch (wie bei der Bedingung II. von den unähnlichen gezeigt ward) einander **suspendiren**, so daß die alte nach Verlauf der neuen wiederkäme, und eben so wenig können die beiden **ähnlichen** (wie bei III. von den unähnlichen gezeigt worden), in demselben Organism **neben einander bestehen**, oder eine **doppelte**, complicirte Krankheit bilden.

§ 45

Nein, stets und überall vernichten sich zwei, der Art nach (1) zwar verschiedene, aber in ihren Aeußerungen und Wirkungen wie durch die, von jeder derselben verursachten Leiden und Symptomen einander sehr ähnliche Krankheiten, sobald sie in Organism zusammentreffen, nämlich die stärkere

§ 42 Im Falle der Komplizierung teilen sich zwei oder drei Krankheiten verschiedene Bereiche des Organismus, doch ohne dass eines das andere heilen könnte.

§ 43 **Naturheilung** bei Zusammentreffen ähnlicher Krankheiten als Vorbild der Kunstheilung.

§ 44 Ähnliche Krankheiten erzeugen weder relative Immunität, noch suspendieren, noch komplizieren sie sich.

§ 45 Die stärkere von zwei verschiedenen, doch in ihren Äußerungen und Wirkungen sehr ähnliche Krankheit vernichtet die schwächere, indem sie dynamisch den Platz der ersten einnimmt.

§ 45, 1. Anm.: vgl. Anm. § 26.

§ 45, 2. Anm.: so wie das Licht einer Lampe in der Sonne nicht mehr zu sehen ist.

Krankheit die schwächere, und zwar aus der nicht schwer zu errathenden Ursache, weil die stärkere hinzukommende Krankheitspotenz, ihrer Wirkungs-Aehnlichkeit wegen, **dieselben** Theile im Organism, und zwar **vorzugsweise** in Anspruch nimmt, die von dem schwächern Krankheits-Reize bisher afficirt waren, welcher folglich nun nicht mehr einwirken kann, sondern erlischt (2), oder mit andern Worten, weil, sobald die neue ähnliche, aber stärkere Krankheitspotenz sich des Gefühls des Kranken bemeistert, das Lebensprincip, seiner Einheit wegen, die schwächere ähnliche nicht mehr fühlen kann; sie ist erloschen, sie existirt nicht mehr, denn sie ist nie etwas Materielles, sondern nur eine dynamische, (geistartige) Affection. Nur von der neuen, ähnlichen aber stärkeren Krankheitspotenz des Arzneimittels bleibt nun das Lebensprincip afficirt, doch nur überhingehend.

(1) Siehe oben § 26, in der Anmerkung

(2) Gleichwie von dem stärkeren, in unseren Augen fallenden Sonnenstrahle, das Bild einer Lampenflamme im Sehnerven schnell überstimmt und verwischt wird.

§ 46

Es würden sich sehr viele Beispiele von Krankheiten anführen lassen, die im Laufe der Natur durch Krankheiten von ähnlichen Symptomen homöopathisch geheilt wurden, wenn wir uns nicht einzig an jene wenigen, sich stets gleichbleibenden, aus einem feststehenden Miasm entspringenden und daher eines bestimmten Namens werthen Krankheiten halten müßten, um von etwas Bestimmtem und Unzweifelhaftem reden zu können.

Unter ihnen ragt die, wegen der großen Zahl ihrer heftigen Symptome so berüchtigte Menschenpockenkrankheit hervor, welche schon zahlreiche Uebel mit ähnlichen Symptomen aufgehoben und geheilt hat.

Wie allgemein sind nicht die heftigen, bis zur Erblindung steigenden Augenentzündungen bei der Menschenpocke, und siehe! eingeimpft heilte diese eine langwierige Augenentzündung vollständig und auf immer bei Dezoteux (1) und eine andere bei Leroy (2).

Eine, von unterdrücktem Kopfgrinde entstandene, zweijährige Blindheit, wich ihr nach Klein (3), gänzlich.

Wie oft erzeugte die Menschenblatter-Krankheit nicht Taubhörigkeit und Schweräthmigkeit! und beide langwierige Uebel hob sie, als sie zu ihrer größten Höhe gestiegen war, wie J. Fr. Closs (4) beobachtete. Hodengeschwulst, auch sehr heftige, ist ein häufiges Symptom der Menschenpocke und deßhalb konnte sie, durch Aehnlichkeit eine von Quetschung entstandene große, harte Geschwulst des linken Hodens heilen, wie Klein (5) beobachtete. Und eine ähnliche Hodengeschwulst ward von ihr unter den Augen eines andern Beobachters (6) geheilt.

§ 46 Naturheilungen durch Pocken oder Masern. Schutzwirkung der Kuhpockenimpfung durch ihre Ähnlichkeit.

§ 46, 8. Anm.: Schreckliche Epidemien vor der Impfung.

Dazu: Negative Auswirkungen der Pockenschutzimpfung wurden erstmals von Bönninghausen beschrieben.

So gehört auch unter die beschwerlichen Zufälle der Menschenpocke, ein ruhrartiger Stuhlgang und sie besiegte daher als ähnliche Krankheitspotenz eine Ruhr nach Fr. Wendt's (7) Beobachtung.

Die zu Kuhpocken kommende Menschenpockenkrankheit hebt wie bekannt, eben sowohl ihrer größern Stärke, als ihrer großen Aehnlichkeit wegen, erstere sogleich gänzlich (homöopathisch) auf und läßt sie nicht zur Vollendung kommen; doch wird hinwiederum, durch die ihrer Reife schon nahe gekommene Kuhpocke, ihrer großen Aehnlichkeit wegen, die darauf ausbrechende Menschenpocke (homöopathisch) wenigstens um vieles gemindert und gutartiger (8) gemacht, wie Mühry (9) und viele Andre bezeugen.

Die eingeimpfte **Kuhpocke**, deren Lymphe, außer Schutzpockenstoff, auch noch den Zunder zu einem allgemeinen Hautausschlage andrer Natur enthält, welcher aus selten größern, eiternden, gewöhnlich kleinen, trocknen, auf rothen Fleckchen sitzenden, spitzigen Blüthen (pimples) besteht; oft mit untermischten, rothen, runden Hautfleckchen, nicht selten von dem heftigsten Jucken begleitet, welcher Ausschlag bei nicht wenigen Kindern auch wirklich mehre Tage **vor**, öfterer jedoch **nach** dem rothen Hofe der Kuhpocke erscheint und, mit Hinterlassung kleiner, rother, harter Hautfleckchen, in ein paar Tagen vergeht; – die geimpfte Kuhpocke, sage ich, heilt durch Aehnlichkeit dieses Neben-Miasms ähnliche, oft sehr alte und beschwerliche Hautausschläge der Kinder, nachdem die Kuhpockenimpfung bei ihnen gehaftet hat, homöopathisch vollkommen und dauerhaft, wie eine Menge Beobachter (10) bezeugen.

Die Kuhpocken, deren eigenthümliches Symptom es ist, Armgeschwulst (11) zu verursachen, heilten nach ihrem Ausbruche, einen **geschwollenen**, halbgelähmten Arm (12).

Das Fieber bei der Kuhpocke, welches sich zur Zeit der Entstehung des rothen Hofs einfindet, heilte (homöopathisch) ein Wechselfieber bei zwei Personen, wie Hardege der jüngere (13) berichtet, zur Bestätigung dessen, was schon J. Hunter (14) bemerkt hatte, daß nicht zwei Fieber (ähnliche Krankheilen) in einem Körper zugleich bestehen können.

(an dieser Stelle weitere Anmerkung Hahnemanns in textkritischer Ausgabe, J. M. Schmidt, Haug-Verlag)

In Fieber und in Hustenbeschaffenheit haben die **Masern** viel Aehnlichkeit mit dem Keichhusten und deßhalb sah Bosquillon (15), daß bei einer Epidemie, wo beide herrschten, viele Kinder, welche die Masern bereits überstanden hatten, vom Keichhusten frei blieben. Sie würden alle und auch in der Folge, vom Keichhusten frei und durch die Masern unansteckbar geworden sein, wenn der Keichhusten nicht eine, den Masern nur zum Theil ähnliche Krankheit wäre, das ist, wenn er auch einen ähnlichen Hautausschlag, wie die letztern bei sich führte. So aber konnten die Masern nur Viele, und nur in der gegenwärtigen Epidemie von Keichhusten, frei erhalten.

Für Notizen

Wenn aber die **Masern** eine, im Ausschlage, ihrem Hauptsymptome, ähnliche Krankheit vor sich haben, können sie dieselbe ohne Widerrede aufheben und homöopathisch heilen. So ward eine langwierige Flechte, durch den Ausbruch der Masern, sogleich gänzlich und dauerhaft (homöopathisch) geheilt (16), wie Kortum (17) beobachtete. Ein äußerst brennender, sechsjähriger frieselartiger Ausschlag im Gesichte, am Halse und an den Armen, von jedem Wetter-Wechsel erneuert, ward von hinzu kommenden Masern zu einer aufgeschwollenen Haut-Fläche; nach dem Verlauf der Masern war das Friesel geheilt und kam nicht wieder (18).

(1) Traité de ĺinoculation, S. 189.

(2) Heilkunde für Mütter, S. 384.

(3) Interpres clinicus, S. 293.

(4) Neue Heilart der Kinderpocken, Ulm 1769. S. 68. und specim. Obs. No. 18.

(5) Ebendaselbst.

(6) Nov. Act. Nat. Cur. Vol. I. Obs. 22.

(7) Nachricht von dem Krankeninstitut zu Erlangen 1783 .

(8) Dieß scheint der Grund des so wohlthätigen, merkwürdigen Ereignisses zu sein, daß, seit der allgemeinen Verbreitung der Jennerschen Kuhpockenimpfung, die Menschenpocken nie wieder unter uns weder so epidemisch noch so bösartig erscheinen, wie vor 40-50 Jahren, wo eine davon ergriffene Stadt, wenigstens die Hälfte und oft drei Viertel ihrer Kinder durch den jämmerlichsten Pest-Tod, verlor.

(9) Bei Robert Willan, über die Kuhpockenimpfung.

(10) Vorzüglich Clavier, Hurel und Desormeaux, im Bulletin des sc. medicales, publié par les membres du comité central de la soc. de médecine du département de l'Eure, 1808. So auch im Journal de Médecine continué, Vol. XV. S. 206.

(11) Balhorn, in Hufeland's Journal. X. II.

(12) Stevenson in Duncans Annals of medicine, Lustr. II. Vol. I. Abth. 2. No. 9.

(13) In Hufelandś Journ. der pr. Arzneik. XXIII.

(14) Ueber die vener. Krankheit. S. 4.

(15) Elements de médec. prat de M. Cullen, traduits P. II. I. 3. Ch. 7.

(16) Oder wenigstens dieß Symptom hinweggenommen.

(17) In Hufeland's Journal XX. III. S. 50.

(18) Rau, über d. Werth des homöop. Heilverfahrens, Heidelb. 1824. S. 85.

Für Notizen

§ 47

Unmöglich kann es für den Arzt eine deutlichere und überzeugendere Belehrung, als diese geben, welche Art von künstlicher Krankheitspotenz (Arznei) er zu wählen habe, um nach dem Vorgange der Natur, gewiß, schnell und dauerhaft zu heilen.

§ 48

Im Laufe der Natur kann, wie wir aus allen diesen Beispielen ersehen, eben so wenig als mittels Arztes Kunst, ein vorhandnes Leiden und Uebelsein, von einer unähnlichen, auch noch so starken Krankheits-Potenz aufgehoben und geheilt werden, wohl aber bloß **von einer an Symptomen ähnlichen, etwas stärkern;** nach ewigen, unwiderruflichen, bisher jedoch verkannten Natur-Gesetzen.

§ 49

Wir würden von dieser Art ächter, homöopatischer Natur-Heilungen, noch weit mehrere finden, wenn theils die Beobachter mehr Aufmerksamkeit auf sie gerichtet hätten, und es anderntheils der Natur nicht an homöopathischen Hülfskrankheiten gebräche.

§ 50

Die große Natur selbst, hat zu homöopathischen Heilwerkzeugen, wie wir sehen, fast nur die wenigen miasmatischen, festständigen Krankheiten als Hülfe, die Krätze, die Masern und die Menschenpocken (1), Krankheitspotenzen, die (2) theils als Heilmittel lebensgefährlicher und schrecklicher, als das damit zu heilende Uebel sind, theils (wie die Krätze) nach vollführter Heilung ähnlicher Krankheiten, selbst Heilung bedürfen, um hinwiederum vertilgt zu werden; beides Umstände, die ihre Anwendung als homöopathische Mittel schwierig, unsicher und gefährlich machen. Und wie wenig Krankheits-Zustände giebt es unter den Menschen, die an Pocken, Masern und Krätze, ihr ähnliches, (homöopathisches) Heilmittel fanden! Im Laufe der Natur können deßhalb auch nur wenige Uebel sich mit diesen bedenklichen und mißlichen, homöopathischen Mitteln heilen und der Erfolg zeigt sich nur mit Gefahr und großer Beschwerde, schon deßhalb, weil die Gaben dieser Krankheitspotenzen sich nicht, wie wir es doch mit Arzneigaben können, nach den Umständen selbst verkleinern lassen; dagegen wird im andern Falle, der mit einem alten, ähnlichen Uebel Behaftete, mit dem ganzen gefährlichen und beschwerlichen Leiden der ganzen Menschenpocken-, Maser- und Krätz-Krankheit überzogen, um von letzterem zu genesen. Und dennoch haben wir von diesem glücklichen Zusammentreffen, wie man sieht, schöne homöopathische Heilungen aufzuweisen, als eben so viel

§ 47 Die Natur gibt uns damit das beste Vorbild.

§ 48 Die Heilung durch eine an Symptomen ähnliche, doch etwas stärkere Krankheitspotenz beruht auf einem ewigen, unwiderruflichen, bisher verkanntem **Naturgesetz**.

§ 49 Der Natur alleine mangelt es jedoch an ausreichenden ‚Hilfskrankheiten'.

§ 50 Naturheilungen belegen das Heilgesetz, sind jedoch ungeeignet und zu gefährlich zur therapeutischen Anwendung.

sprechende Belege von dem in ihnen waltenden, großen, einzigen Natur-Heilgesetze: **Heile durch Symptomen-Aehnlichkeit**.

(1) Und den obgenannten Hautausschlags-Zunder, der nebenbei in der Kuhpocken-Lymphe befindlich ist.

(2) Nämlich die Menschenpocken und Masern.

§ 51

Aus solchen Thatsachen wird dem fähigen Geiste des Menschen dieses Heilgesetz kund, und hiezu waren sie hinreichend. Dagegen, siehe! welchen Vorzug hat der Mensch nicht vor der rohen Natur ungefähren Ereignissen! Wie viel tausend homöopathische Krankheitspotenzen mehr, zur Hülfe für die leidenden Mitbrüder, hat nicht der Mensch an den, überall in der Schöpfung verbreiteten Arzneisubstanzen! Krankheits-Erzeugerinnen hat er an ihnen von allen möglichen Wirkungs-Verschiedenheiten, für alle die unzähligen, nur erdenklichen und unerdenklichen natürlichen Krankheiten, gegen welche sie homöopathische Hülfe leisten können – Krankheitspotenzen, (Arzneisubstanzen), deren Kraft nach vollendeter Heil-Anwendung, durch die Lebenskraft besiegt, von selbst verschwindet, ohne einer abermaligen Hülfe zur Wieder-Vertreibung, wie die Krätze, zu bedürfen – künstliche Krankheitspotenzen, die der Arzt bis an die Gränzen der Unendlichkeit verdünnen, zertheilen, potenziren und in ihrer Gabe bis dahin vermindern kann, daß sie nur um ein kleines stärker bleiben, als die damit zu heilende, ähnliche, natürliche Krankheit, so daß es bei dieser unübertrefflichen Heilart, keines heftigen Angriffs auf den Organism bedarf, um selbst ein altes, hartnäckiges Uebel auszurotten, ja daß dieselbe gleichsam nur einen sanften, unmerklichen und doch oft geschwinden Uebergang aus den quälenden, natürlichen Leiden in die erwünschte, dauerhafte Gesundheit bildet.

§ 52

Es giebt nur zwei Haupt-Curarten: diejenige welche all ihr Thun nur auf genaue Beobachtung der Natur, auf sorgfältige Versuche und reine Erfahrung gründet, die (vor mir **nie** geflissentlich angewendete) **homöopathische**, und eine zweite, welche dieses nicht thut, die (**heteropathische**, oder) **allöopathische**. Jede steht der andern gerade entgegen und nur wer beide **nicht** kennt, kann sich dem Wahne hingeben, daß sie sich je einander nähern könnten oder wohl gar sich vereinigen ließen, kann sich gar so lächerlich machen, nach Gefallen der Kranken, bald homöopathisch, bald allöopathisch in seinen Curen zu verfahren; dieß ist verbrecherischer Verrath an der göttlichen Homöopathie zu nennen!

§ 51 **Überlegenheit** intelligenter Heilkunst gegenüber dem rohen Walten der Natur.

§§ 52– 62 Wider die Allopathie

§ 52 Es gibt **nur zwei hauptsächliche Arten der Kur, homöopathisch oder allopathisch** – diese sind weder vereinbar noch zu vermischen.

§ 53

Die wahren, sanften Heilungen geschehen bloß auf homöopathischem Wege, einem Wege, der, da wir ihn auch oben (§§ 7-25) auf eine andere Weise, durch Erfahrungen und Schlüsse fanden, auch der unbestreitbar richtige ist, auf welchem man am gewissesten, schnellsten und dauerhaftesten zur Heilung der Krankheiten durch die Kunst gelangt, weil diese Heilart auf einem ewigen, untrüglichen Naturgesetze beruht. Die **reine homöopathische** Heilart ist der einzig richtige, der einzig durch Menschenkunst mögliche, geradeste Heilweg, so gewiß zwischen zwei gegebenen Punkten, nur eine einzige gerade Linie möglich ist.

§ 54

Die **allöopathische** Curart, welche mancherlei gegen die Krankheiten unternahm, doch stets nur das Ungehörige (alloia), war die, seit Menschen Gedenken, unter sehr verschiedenen Formen, die man Systeme nannte, herrschende. Jedes dieser, von Zeit zu Zeit auf einander folgenden, gar sehr von einander abweichenden Systeme, beehrte sich mit dem Namen: **rationelle Heilkunde** (1). Jeder Erbauer eines dieser Systeme, hatte die hochmüthige Meinung von sich, er sei fähig, das innere Wesen des Lebens, wie des gesunden, so auch des kranken Menschen zu durchschauen und klar zu erkennen und ertheilte hienach die Verordnung, **welche** schädliche Materie (2) aus dem kranken Menschen und **wie** sie hinweg zu nehmen sei um ihn gesund zu machen; – alles nach leeren Vermuthungen und beliebigen Voraussetzungen, ohne die Natur redlich zu befragen und die Erfahrung vorurtheillos anzuhören. Man gab die Krankheiten für Zustände aus, die immer auf ziemlich gleiche Art wieder erschienen. Die meisten Systeme ertheilten daher ihren erdichteten Krankheits-Bildern Namen, und klassificirten sie, jedes System, anders. Den Arzneien wurden nach Vermuthungen Wirkungen zugeschrieben (s. die vielen Arzneimittellehren!) welche diese innormalen Zustände aufheben, d.i. heilen sollten (3).

(1) Gleich als ob eine, bloß auf Beobachtung der Natur beruhende und einzig auf reine Versuche und Erfahrung zu gründende Wissenschaft, durch müßiges Grübeln und scholastisches Raisonniren gefunden werden könnte!

(2) Denn bis auf die neuesten Zeiten suchte man das in Krankheiten zu Heilende in einer wegzuschaffenden **Materie**, da man sich nicht zum Begriffe von einer dynamischen (Anm. zu § 11) Wirkung der krankhaften Potenzen, so wie der Arzneien auf das Leben des thierischen Organisms zu erheben vermochte.

(3) Um das Maaß der Selbst-Verblendung zu überfüllen, wurden (recht gelehrt) stets mehrere, ja viele, verschiedene Arzneien in so genannten Recepten zusammen gemischt, auch oft, und in großen Gaben eingegeben, und so das theuere, leicht zerstörbare Menschen-Leben, vielfach unter den Händen dieser Verkehrten gefährdet, vorzüglich, da man auch Aderlaß,

§ 53 Die reine Homöopathie ist der einzig richtige, gewisse, schnellste, dauerhafte, naturgesetzliche Weg.

§ 54 Kritik bisheriger ‚rationeller Heilkunde' – diese gründet auf wechselnde Vermutungen.

§ 54, 1. Anm.: Die Wissenschaft ist auf Beobachtung und reine Versuche zu gründen, nicht auf Theorien.

§ 54, 2. Anm.: Materialistische Konzepte, vgl. Anm. zu § 11.

§ 54, 3. Anm.: Undurchschaubarkeit bunt gemischter Arzneien und Therapien.

Brech- und Purgirmittel zur Hülfe nahm, so wie Ziehpflaster, Fontanelle, Haarseile, Beitzen und Brennen.

§ 55

Da aber bald nach Einführung eines jeden dieser Systeme und bei jeder dieser Cur-Methoden das Publicum sich überzeugte, wie bei deren genauer Befolgung die Leiden der Kranken sich nur noch vermehrten und erhöheten, so würde man schon längst diese allöopathischen Aerzte ganz verlassen haben, wenn nicht die **palliative Erleichterung**, die sie von Zeit zu Zeit durch einige empirisch aufgefundene Mittel (deren oft fast augenblickliche, schmeichelhafte Wirkung in die Augen fällt) dem Kranken zu verschaffen wußten, ihren Credit noch einigermaßen aufrecht erhalten hätte.

§ 56

Mit dieser **palliativen (antipathischen, enantiopathischen)** Methode, seit 17 Jahrhunderten, nach **Galen's** Lehre: contraria contrariis eingeführt, konnten die bisherigen Aerzte das Vertrauen des Kanken noch am gewissesten zu gewinnen hoffen, indem sie ihn mit fast augenblicklicher Besserung täuschten. Wie unhülfreich aber im Grunde und wie schädlich diese Behandlungs-Art (in nicht sehr schnell verlaufenden Krankheiten) ist, werden wir aus Folgendem ersehen. Zwar ist sie noch das Einzige in der Cur-Art der Allöopathen, was offenbaren Bezug auf einen Theil der Symptome der natürlichen Krankheit hat – aber, welchen Bezug! Wahrlich nur einen umgekehrten, welcher, wenn man den chronisch Kranken nicht täuschen, seiner nicht spotten will, sorgfältig vermieden werden sollte (1).

(1) Man möchte gern ein dritte Kurart durch **Isopathie**, wie man sie nennt, erschaffen, nämlich mit gleichem Miasm eine gleiche vorhandne Krankheit heilen. Aber, gesetzt auch, man vermöchte dieß, so würde, da sie das Miasm nur hoch potenzirt, und folglich, verändert dem Kranken reicht, sie dennoch nur durch ein, dem Simillimo entgegen gesetztes Simillimum die Heilung bewirken. Dieses **Heilen Wollen** aber durch eine **ganz gleiche** Krankheits-Potenz (per idem) widerspricht allem gesunden Menschen-Verstande und daher auch aller Erfahrung. Denen, welche zuerst die sogenannte Isopathie zur Sprache brachten, schwebte vermuthtlich die Wohlthat vor Augen, welche die Menschheit durch Anwendung der Kuhpocken-Einimpfung erfuhr, daß dadurch der Eingeimpfte von aller künftigen Menschenpocken-Ansteckung frei erhalten, und gleichsam schon im voraus von letzterer geheilt ward. Aber beide, die Kuhpocken wie die Menschenpocke, sind nur sehr ähnliche, auf keine Weise ganz dieselbe Krankheit; sie sind in vieler Hinsicht von einander abweichend, namentlich auch durch den schnellern Verlauf und die Gelindigkeit der Kuhpocken, vorzüglich aber dadurch, daß diese nie durch ihre Nähe den Menschen anstecken, und so durch die allgemeine Verbreitung ihrer Einimpfung allen Epidemien jener tödlichen, fürchterlichen Menschenpocken dergestalt ein Ende gemacht haben, daß die jetzige Generation gar keine anschauliche

§ 55 Nur durch **Palliation** konnte die Allopathie ihren Kredit einigermaßen aufrecht erhalten.

§ 56 Die palliative, antipathische Methode, nach Galen's Lehre ‚contraria contrariis' täuscht durch rasche Besserung; nachfolgend bewirkt sie Verschlimmerung.

§ 56, Anm.: Die so genannte Isopathie ist keine dritte Kurart. Wirkt sie, so ist sie in Wahrheit Homöopathie. Ablehnung einer pauschal isopathischen Behandlung mittels Nosoden.

Vorstellung von jener ehemaligen scheußlichen Menschenpocken-Pest mehr hat. So werden allerdings auch ferner einige, den Thieren eigne Krankheiten uns Arznei- und Heil-Potenzen für **sehr ähnliche**, wichtige Menschen-Krankheiten darreichen, und demnach unsern homöopathischen Arznei-Vorrath glücklich ergänzen. Aber mit einem menschlichen Krankheitsstoffe (z. B. einem Psorikum von Menschen-Krätze genomnen, gleiche menschliche Krankheit, Menschen-Krätze oder davon entstandene Uebel) heilen wollen – das sei fern! Es erfolgt nichts davon als Unheil und Verschlimmerung der Krankheit.

§ 57

Um so antipathisch zu verfahren, giebt ein solcher gewöhnlicher Arzt, gegen ein einzelnes, beschwerliches Symptom unter den vielen übrigen, von ihm nicht geachteten Symptomen der Krankheit, eine Arznei, von welcher es bekannt ist, daß sie das gerade Gegentheil des zu beschwichtigenden Krankheits-Symptoms hervorbringt, wovon er demnach, zufolge der ihm seit mehr als fünfzehn Hundert Jahren vorgeschriebenen Regel der uralten medicinischen Schule (contraria contrariis) die schleunigste (palliative) Hülfe erwarten kann. Er giebt starke Gaben Mohnsaft gegen Schmerzen aller Art, weil diese Arznei die Empfindung schnell betäubt, giebt eben dieses Mittel gegen Durchfälle, weil es schnell die wurmförmige Bewegung des Darmkanals hemmt und denselben alsbald unempfindlich macht, und so auch gegen Schlaflosigkeit, weil Mohnsaft schnell einen betäubenden, stupiden Schlaf zuwege bringt; er giebt Purganzen, wo der Kranke schon lange an Leibesverstopfung und Hartleibigkeit leidet; er läßt die verbrannte Hand in kaltes Wasser tauchen, was durch die Kälte den Brennschmerz augenblicklich wie wegzuzaubern scheint; setzt den Kranken, der über Frostigkeit und Mangel an Lebenswärme klagt, in warme Bäder, die ihn doch nur augenblicklich erwärmen, und läßt den langwierig Geschwächten Wein trinken, wodurch er augenblicklich belebt und erquickt wird, und wendet so noch einige andre antipathische Hülfs-Veranstaltungen an, doch außer diesen nur noch wenige, da der gewöhnlichen Arzneikunst nur von wenigen Mitteln einige eigenthümliche (Erst-)Wirkung bekannt ist.

§ 58

Wenn ich auch bei Beurtheilung dieser Arznei-Anwendung den Umstand übergehen wollte, daß hiebei **sehr fehlerhaft**, bloß **symptomatisch** verfahren (s. Anm. zu § 7) d.i. nur **einseitig für ein einzelnes Symptom**, also nur für einen kleinen Theil des Ganzen gesorgt wird, wovon offenbar nicht Hülfe für das Total der Krankheit, die allein der Kranke wünschen kann, zu erwarten ist, – so muß man doch auf der andern Seite die Erfahrung fragen, ob in einem einzigen Falle solchen antipathiscben Arzneigebrauchs, gegen eine langwierige oder anhaltende Beschwerde, nach erfolgter, kurz dauernder Erleichterung, nicht eine größere Verschlimmerung der so palliativ Anfangs

§ 57 Beispiele solcher Palliativkuren.

§ 58 Solche antipathischen Arzneien wirken symptomatisch-einseitig; es folgt ausnahmslos Verschlimmerung.

§ 58, Anm. : Beispiele dazu aus der Literatur.

beschwichtigten Beschwerde, ja Verschlimmerung der ganzen Krankheit erfolgte? Und da wird jeder aufmerksame Beobachter übereinstimmen, daß auf eine solche antipathische, kurze Erleichterung **jederzeit und ohne Ausnahme** Verschlimmerung erfolgt, obgleich der gemeine Arzt diese nachgängige Verschlimmerung dem Kranken anders zu 1 und sie auf eine sich jetzt erst offenbarende Bösartigkeit der ursprünglichen, oder auf die Entstehung einer neuen Krankheit zu schieben pflegt (1).

(1) So wenig auch bisher die Aerzte zu beobachten pflegten, so konnte ihnen doch die, auf solche Palliative gewiß erfolgende Verschlimmerung nicht entgehen. Ein starkes Beispiel dieser Art findet man in J. H. Schulze, Diss. qua corporis humani momentanearum alterationum specimina quaedam expenduntur, Halae 1741. § 28. Etwas Aehnliches bezeugt Willis, Pharm. rat. Sect. 7. Cap. I. S. 298. Opiata dolores atrocissimos plerumque sedant atque indolentiam procurant, eamque aliquamdiu et pro stato quodam tempore continuant, quo spatio elapso dolores mox recrudescunt et brevi ad solitam ferociam augentur. Und so S. 295: Exactis opii viribus illico redeunt tormina, nec atrocitatem suam remittunt, nisi dum ab eodem pharmaco rursus incantatur. So sagt J. Hunter (über die vener. Krankh. S. 13.), daß Wein bei Schwachen die Wirkungskraft vermehre, ohne ihnen jedoch eine wahre Stärke mitzutheilen und daß die Kräfte hintennach in demselben Verhältnisse wieder sinken, als sie zuvor erregt worden waren, wodurch man keinen Vortheil erhalte, sondern die Kräfte größtentheils verloren gingen.

§ 59

Noch nie in der Welt wurden bedeutende Symptome anhaltender Krankheiten durch solche palliative Gegensätze behandelt, ohne daß nach wenigen Stunden das Gegentheil, die Rückkehr, ja offenbare Verschlimmerung eines solchen Uebels erfolgt wäre. Gegen langwierige Neigung zu Tagesschläfrigkeit verordnete man den, in seiner Erstwirkung ermunternden Kaffee, und als er ausgewirkt hatte, nahm die Tagesschläfrigkeit zu; – gegen öfteres nächtliches Aufwachen gab man, ohne auf die übrigen Symptome der Krankheit zu sehen, Abends Mohnsaft, der seiner Erstwirkung zufolge, für diese Nacht einen betäubenden, dummen Schlaf zuwege brachte, aber die folgenden Nächte wurden dann noch schlafloser; – den chronischen Durchfällen setzte man, ohne auf die übrigen Krankheits-Zeichen Rücksicht zu nehmen, eben diesen, in seiner Erstwirkung Leib verstopfenden Mohnsaft entgegen, aber nach kurzer Hemmung des Durchfalls ward derselbe hinterdrein nur desto ärger; – heftige, oft wiederkehrende Schmerzen aller Art konnte man mit dem Gefühl betäubenden Mohnsaft nur auf kurze Zeit unterdrücken, dann kamen sie stets erhöhet, oft unerträglich erhöhet, wieder zurück, oder andere, weit schlimmere Uebel dafür – Gegen alten Nachthusten weiß der gemeine Arzt nichts Besseres, als den, jeden Reiz in seiner Erstwirkung unterdrückenden Mohnsaft zu geben, welcher danach die erste Nacht vielleicht schweigt, aber die folgenden Nächte nur desto angreifender wiederkehrt, und wenn er dann nochmals und abermals mit diesem Palliative in

§ 59 Anfänglicher Palliation durch antipathische Arzneien folgt Verschlimmerung in der Nachwirkung. Beispiele dazu.

hochgesteigerter Gabe unterdrückt wird, so kommt Fieber und Nachtschweiß hinzu; – eine geschwächte Harnblase und daher rührende Harnverhaltung, suchte man durch den antipathischen Gegensatz der, die Harnwege aufreizenden CanthLaridentinctur zu besiegen, wodurch zwar Anfangs Ausleerung des Urins erzwungen, hinterdrein aber die Blase noch unreizbarer und unvermögender wird, sich zusammenzuziehen, und die Harnblasen-Lähmung ist vor der Thüre; – mit den, in starker Gabe, die Därme zu häufiger Ausleerung reizenden Purgir-Arzneien und Laxir-Salzen wollte man alte Neigung zu Leibverstopfung aufheben, aber in der Nachwirkung ward der Leib nur desto verstopfter; – langwierige Schwäche will der gemeine Arzt durch Weintrinken heben, was doch nur in der Erstwirkung aufreizt, daher sinken die Kräfte nur desto tiefer in der Nachwirkung; – durch bittere Dinge und hitzige Gewürze will er langwierig schwache und kalte Magen stärken und erwärmen, aber der Magen wird von diesen, nur in der Erstwirkung aufregenden Palliativen, in der Nachwirkung nur desto unthätiger; – lang anhaltender Mangel an Lebenswärme so wie Frostigkeit, soll auf verordnete warme Bäder weichen, aber desto matter, kälter und frostiger werden die Kranken hinterdrein; – stark verbrannte Theile fühlen auf Behandlung mit kaltem Wasser zwar augenblickliche Erleichterung, aber der Brennschmerz vermehrt sich hinterdrein unglaublich; die Entzündung greift um sich und steigt zu einem desto höhern Grade; – durch Schleim erregende Niesemittel will man alten Stockschnupfen heben, merkt aber nicht, daß er durch dies Entgegengesetzte immer mehr (in der Nachwirkung) sich verschlimmert und die Nase nur noch verstopfter wird; – mit den, in der Erstwirkung die Muskelbewegung stark aufreizenden Potenzen der Electricität und des Galvanismus, setzte man langwierig schwache, fast lähmige Glieder schnell in thätigere Bewegung; die Folge aber (die Nachwirkung) war gänzliche Ertödtung aller Muskel-Reizbarkeit und vollendete Lähmung; – mit Aderlässen wollte man langwierigen Blutandrang nach dem Kopfe und nach andern Theilen hin, z. B. bei Herzklopfen, wegnehmen, aber es erfolgte darauf stets größere Blut-Anhäufung in diesen Organen, stärkeres, häufigeres Herzklopfen u.s.w. – die lähmige Trägheit der Körper- und Geistesorgane, mit Besinnungslosigkeit gepaart, welche in vielen Typhus-Arten vorherrschen, weiß die gemeine Arzneikunst mit nichts Besserm zu behandeln als mit großen Gaben Baldrian, weil dieser eins der kräftigsten, ermunternden und beweglich machenden Arzneimittel sei; ihrer Unwissenheit war aber nicht bekannt, daß diese Wirkung bloß Erstwirkung ist und daß der Organism nach derselben, jedesmal in der Nachwirkung (Gegenwirkung) in eine desto größere Betäubung und Bewegungslosigkeit, das ist, in Lähmung der Geistes- und Körper-Organe (selbst Tod) mit Gewißheit verfällt; sie sahen nicht, daß gerade diejenigen Kranken, die sie am meisten mit dem hier opponirten, anthipathischen Baldrian fütterten, am unfehlbarsten starben. – Der Arzt alter Schule (1) frohlockt den kleinen, schnellen Puls in Kachexien schon mit der ersten Gabe von dem in seiner **Erstwirkung** den Puls verlangsamernden Purpur-Fingerhut, auf mehrere Stunden langsamer erzwungen zu haben, aber bald kehrt dessen Geschwindigkeit verdoppelt zurück; wiederholte,

Für Notizen

nun verstärkte Gaben bewirken immer weniger und endlich gar nicht mehr Minderung seiner Schnelligkeit, vielmehr wird er in der **Nachwirkung** nun unzählbar; Schlaf, Eßlust und Kraft weichen und der baldige Tod ist unausbleiblich, wenn nicht Wahnsinn entsteht. Wie oft man, mit einem Worte, durch solche entgegengesetzte (antipathische) Mittel, in der Nachwirkung die Krankheit verstärkte, ja oft noch etwas Schlimmeres damit herbeiführte, sieht die falsche Theorie nicht ein, aber die Erfahrung lehrt es mit Schrecken.

(1) M. S. Hufeland in seinem Pamphlet: die Homöopathie S. 20.

§ 60

Entstehen nun diese, vom antipathischen Gebrauche der Arzneien sehr natürlich zu erwartenden, übeln Folgen, so glaubt der gewöhnliche Arzt sich dadurch zu helfen, daß er, bei jeder erneueten Verschlimmerung, eine verstärktere Gabe des Mittels reicht, wovon dann ebenfalls nur kurz dauernde Beschwichtigung (1) und bei dann noch nöthiger werdenden, immer höherer Steigerung des Palliativs, entweder ein anderes, größeres Uebel, oder oft gar Unheilbarkeit, Lebensgefahr und Tod erfolgt, **nie aber Heilung** eines etwas älteren oder alten Uebels.

(1) Alle gewöhnlichen Palliative für die Leiden des Kranken haben (wie man hier sieht) zur Nachwirkung eine Erhöhung derselben Leiden und die ältern Aerzte mußten daher die Gaben verstärkt wiederholen, um eine ähnliche Minderung hervorzubringen, die dennoch nie von Dauer war, nie hinreichte, um eine verstärkte Rückkehr des Leidens zu verhindern.

Aber Broussais, während er vor 25 Jahren die unsinnige Mischerei mehrerer Droguen in den Recepten der Aerzte bestritt und ihr in Frankreich ein Ende machte (was ihm die Menschheit billig verdankt), führte durch sein sogenanntes physiologisches System (ohne der schon damals verbreiteten, homöopathischen Heilkunst zu achten) eine, die Leiden der Kranken **wirksam** mindernde und (was die bis dahin üblichen Palliative nicht vermocht hatten) **die verstärkte Rückkehr aller ihrer Leiden dauerhaft hindernde** Curart ein, die sich auf **alle** Krankheiten der Menschen erstreckte. Unfähig, die Krankheiten mit milden, unschuldigen Arzneien wirklich zu **heilen** und Gesundheit herzustellen, fand Broussais den **leichtern Weg**, die Leiden der Kranken auf Kosten ihres Lebens nach und nach immer mehr und mehr zu stillen und endlich mit dem Leben ganz auszulöschen; eine Curart, die leider seinen kurzsichtigen Zeitgenossen genügte. – Je mehr der Kranke noch Kräfte hat, desto auffallender sind seine Beschwerden, desto lebhafter fühlt er seine Schmerzen. Er wimmert, er stöhnt, er schreit, er ruft um Hülfe, stärker und stärker, so daß die Umstehenden nicht schnell genug zum Arzt eilen können, um ihm Ruhe zu verschaffen. Broussais hatte nur nöthig, die Lebenskraft des Kranken herabzustimmen, immer mehr und mehr zu mindern und siehe! je öfterer er ihm zur Ader ließ und durch jemehr Blutegel und Schröpfköpfe er ihm den Lebenssaft aussaugen ließ (denn fast an allen Leiden sollte, nach ihm, das unschuldige, unersetzliche Blut, schuld sein!) desto mehr verlor der Kranke die Kraft Schmerzen zu empfinden, oder durch heftige Klagen und

§ 60 Schädliche Dosissteigerungen als Konsequenz antipathischer (entgegenwirkender) Palliativbehandlung.

§ 60, Anm. : Polemik gegen den damals von Broussais propagierten Aderlass (vgl. 1. Anm. zu § 74).

Gebehrden seinen verschlimmerten Zustand auszudrücken. Der Kranke scheint nun um desto ruhiger, je schwächer er geworden ist; die Umstehenden freuen sich seiner scheinbaren Besserung und eilen, wenn die Krämpfe, die Erstickung, die Angst-Anfälle, oder die Schmerzen sich erneuern wollen, wieder zu den Mitteln, welche schon so schön beruhigt hatten und Aussicht auf abermalige Beruhigung geben; (in langwierigen Krankheiten und wenn der Kranke noch etwas kräftig war, hatte er sich schon die Nahrung entziehen und Hunger-Diät halten müssen, um das Leben desto erfolgreicher herabzustimmen und den beunruhigenden Zuständen ein Ziel zu setzen). Der schon so sehr geschwächte Kranke fühlt sich unfähig, gegen die fernere Schwächung durch Aderlaß, Blutegel, Blasenpflaster, warme Bäder u.s.w. zu protestiren oder sie zu verwehren. – Daß auf solche, **oft wiederholte** Minderung und Erschöpfung der Lebenskraft, Tod erfolgen müsse, merkt der seines Bewußtseins immer weniger und weniger mächtige Kranke schon nicht mehr und die Anverwandten werden durch einige Minderung, auch der letzten Leiden des Kranken, mittels Blutabzapfens und lauer Bäder so eingeschläfert, daß sie sich verwundern, wie der Kranke unvermuthet ihnen so eben unter den Händen wegsterben konnte. „Da man jedoch, weiß Gott! den Kranken auf seinem Krankenlager anscheinend nicht mit Heftigkeit behandelte, da der kleine Lanzet-Stich bei jedem Aderlaß nicht eben schmerzhaft und die Gummi-Auflösung in Wasser, (eau de gomme, fast die einzige Arznei, die Broussais erlaubte) nur milde von Geschmack und ohne sichtbare Wirkung ist, auch die Blutegel nur etwas beißen und die vom Arzte verordnete Menge Blut ganz in der Stille abziehen und so die lauen Wasserbäder doch auch nur besänftigen können, so muß die Krankheit wohl gleich von vorne herein tödtlich gewesen sein, so daß der Kranke, trotz aller Bemühungen des Arztes die Erde verlassen mußte." So trösteten sich die Anverwandten und vorzüglich die Erben des selig Verstorbnen.

Die Aerzte in Europa und anderwärts ließen sich diese so **bequeme Behandlung aller Krankheiten über Einen Leisten** gar wohl gefallen, da sie ihnen alles Nachdenken (die mühsamste Arbeit unter der Sonne!) ersparte und sie dabei bloß zu sorgen hatten, „die Erinnerungen des Gewissens zu besänftigen und sich etwa damit zu trösten, daß sie nicht Urheber dieses Systems und dieser Curart wären, daß alle übrigen Tausende von Broussaisten eben so thäten und daß vielleicht auch mit dem Tode Alles vorbei sei, wie es ihnen ihr Meister öffentlich gelehrt hatte." So wurden viele Tausend Aerzte jämmerlich verführt (uneingedenk der Donnerworte des ältesten unserer Gesetzgeber: „Du sollst kein Blut vergießen, denn das Leben ist im Blute") mit kaltem Herzen das warme Blut ihrer heilungsfähigen Kranken in Strömen zu vergießen und so mehr Millionen Menschen (Broussaisch) **allmälig** ihres Lebens zu berauben, als stürmisch in Napoleons Schlachten fielen -. Mußte vielleicht, nach der Fügung Gottes, jenes System Broussaiss', **das Leben der heilbaren Kranken medicinisch zu vernichten**, vorausgehen, um der Welt die Augen zu öffnen für die einzig wahre Heilkunst, die Homöopathie, worin alle heilbaren Kranken Genesung und Wiederbelebung finden, wenn diese schwerste aller Künste, von einem unermüdeten, scharfsinnigen Arzte, rein und gewissenhaft ausgeübt wird ?

Für Notizen

§ 61

Wären die Aerzte fähig gewesen, über solche traurige Erfolge von opponirter Arzneianwendung nachzudenken, so würden sie schon längst die große Wahrheit gefunden haben, dass im geraden Gegentheile von solcher antipathischen Behandlung der Krankheitssymptome, die wahre, dauerhafte Heilart zu finden sein müsse; sie würden inne geworden sein, daß, so wie eine den Krankheitssymptomen entgegengesetzte Arznei-Wirkung (antipathisch angewendete Arznei) nur kurzdauernde Erleichterung und nach ihrer Verfließung stets Verschlimmerung zur Folge hat, nothwendig das umgekehrte Verfahren, die **homöopathische Anwendung der Arzneien** nach ihrer Symptomen-Aehnlichkeit eine dauernde, vollständige Heilung zuwege bringen müsse, wenn dabei das Gegentheil ihrer großen Gaben, die allerkleinsten gegeben würden. Aber weder hiedurch, noch dadurch, daß kein Arzt je eine dauerhafte Heilung in ältern oder alten Uebeln bewirkte, wenn sich in seiner Verordnung nicht von ungefähr ein vorwirkendes homöopathisches Arzneimittel befand, auch nicht dadurch, daß alle schnelle, vollkommne Heilung, die je von der Natur zu Stande gebracht worden (§ 46), stets nur durch eine **ähnliche**, zu der alten hinzugekommene Krankheit bewirkt ward, kamen sie in einer so großen Reihe von Jahrhunderten, auf diese einzig heilbringende Wahrheit

§ 62

Woher aber dieser verderbliche Erfolg des palliativen, antipathischen Verfahrens und die Heilsamkeit des umgekehrten, homöopathischen rühre, erklären folgende, aus vielfältigen Beobachtungen abgezogene Erfahrungen, die niemandem vor mir in die Augen fielen, so nahe sie auch lagen, so einleuchtend und unendlich wichtig sie auch zum Heilbehufe sind.

§ 63

Jede auf das Leben einwirkende Potenz, jede Arznei, stimmt die Lebenskraft mehr oder weniger um, und erregt eine gewisse Befindens-Veränderung im Menschen auf längere oder kürzere Zeit. Man benennt sie mit dem Namen: **Erstwirkung**. Sie gehört, obgleich ein Product aus Arznei- und Lebenskraft, doch **mehr** der einwirkenden Potenz an. Dieser Einwirkung bestrebt sich unsere Lebenskraft ihre Energie entgegen zu setzen. Diese Rückwirkung gehört unserer Lebens-Erhaltungs-Kraft an und ist eine automatische Thätigkeit derselben, **Nachwirkung** oder **Gegenwirkung** genannt.

§ 64

Bei der Erstwirkung der künstlichen Krankheits-Potenzen (Arzneien) auf unsern gesunden Körper, scheint sich (wie man aus folgenden Beispielen ersieht) diese unsere Lebenskraft bloß empfänglich (receptiv, gleichsam

§ 61 Bloßes Nachdenken hätte auf den umgekehrten Weg führen können, nämliche das Gegenteil der antipathischen Behandlung mit großen Arzneigaben.

§ 62 Woran dies läge, fiel vor S.H. niemandem auf.

Dazu: die Erklärung folgt mit Hahnemanns Ausführungen zu den Wirkungsphasen.

§§ 63–65 (ff.) Wirkungsphasen

(Wirkungsphasen in Arzneimittelprüfungen: s. §§ 112–15)

§ 63 Die **Erstwirkung** einer Arznei ist, wenn auch Produkt aus Arzneiwirkung *und* Lebenskraft, überwiegend durch die Arznei bedingt.

Die **Nachwirkung** oder Gegenwirkung ist dagegen eine Tätigkeit unserer Lebenskraft, die sich diesem (äußeren) Einfluss entgegenstellen möchte.

§ 64 **Heilungsprozess**: in der Erstwirkung erleidet der Organismus die Arzneiwirkung; in der Nachwirkung veranlasst die Lebenskraft eine Gegenreaktion.

leidend) zu verhalten und so, wie gezwungen, die Eindrücke der von außen einwirkenden, künstlichen Potenz in sich geschehen und dadurch ihr Befinden umändern zu lassen, dann aber sich gleichsam wieder zu ermannen, und dieser in sich aufgenommenen Einwirkung (**Erstwirkung**) (a) den gerade entgegengesetzten Befindens-Zustand (**Gegenwirkung, Nachwirkung**) wo es einen solchen giebt, in gleichem Grade hervorzubringen als die Einwirkung (**Erstwirkung**) der künstlich krank machenden, oder arzneilichen Potenz auf sie gewesen war und zwar nach dem Maße ihrer eignen Energie – oder, (b) wo es einen der Erstwirkung gerade entgegengesetzten Zustand in der Natur nicht giebt, scheint sie sich zu bestreben, ihr Uebergewicht geltend zu machen durch Auslöschen der von außen (durch die Arznei) in ihr bewirkten Veränderung, an deren Stelle sie ihre Norm wieder einsetzt (**Nachwirkung, Heilwirkung**).

§ 65

Beispiele von a) liegen jedermann vor Augen. Eine in heißem Wasser gebadete Hand ist zwar anfänglich viel wärmer als die andere, ungebadete Hand (Erstwirkung), aber von dem heißen Wasser entfernt und gänzlich wieder abgetrocknet, wird sie nach einiger Zeit kalt und bald viel kälter, als die andere (Nachwirkung). Den von heftiger Leibesbewegung Erhitzten (Erstwirkung) befällt hinterher Frost und Schauder (Nachwirkung). Dem gestern durch viel Wein Erhitzten (Erstwirkung) ist heute jedes Lüftchen zu kalt (Gegenwirkung des Organisms, Nachwirkung). Ein in das kälteste Wasser lange getauchter Arm ist zwar anfänglich weit blässer und kälter (Erstwirkung) als der andere, aber vom kalten Wasser entfernt und abgetrocknet, wird er nachgehends nicht nur wärmer, als der andere, sondern sogar heiß, roth und entzündet (Nachwirkung, Gegenwirkung der Lebenskraft). Auf starken Kaffee erfolgt Uebermunterkeit (Erstwirkung), aber hintennach bleibt lange Trägheit und Schläfrigkeit zurück (Gegenwirkung, Nachwirkung), wenn diese nicht immer wieder durch neues Kaffeetrinken (palliativ, auf kurze Zeit) hinweggenommen wird. Auf von Mohnsaft erzeugten, tiefen Betäubungs-Schlaf (Erstwirkung) wird die nachfolgende Nacht desto schlafloser (Gegenwirkung, Nachwirkung). Nach der durch Mohnsaft erzeugten Leibesverstopfung (Erstwirkung) erfolgt Durchfälligkeit (Nachwirkung) und nach dem mit Darm erregenden Arzneien bewirkten Purgiren (Erstwirkung) erfolgt mehrtägige Leibverstopfung und Hartleibigkeit (Nachwirkung). Und so wird überall auf jede Erstwirkung einer, das Befinden des gesunden Körpers stark umändernden Potenz in großer Gabe, stets das gerade Gegentheil (wo, wie gesagt, es wirklich ein Solches giebt) durch unsere Lebenskraft in der Nachwirkung zu Wege gebracht.

§ 66

Eine auffallende, entgegengesetzte Nachwirkung ist aber begreiflicher Weise nicht bei Einwirkung ganz kleiner homöopathischer Gaben der umstimmen-

§ 65 Beispiele zu o.g. Wirkungsphasen.

§ 66 Verschlimmernde Nachwirkungen wie bei palliativen antipathischen Mitteln gibt es nicht bei den **ganz kleinen homöopathischen Gaben**. Einer geringfügigen Verschlimmerung durch die Erstwirkung folgt nur soviel Gegenwirkung, wie zur Heilung erforderlich.

(vgl. zu Nachwirkung: § 113; zu Gabengröße / Erstverschlimmerung: §§ 155–67, 277 ff., 282)

den Potenzen im gesunden Körper wahrzunehmen. Ein wenig von diesem Allen, bringt zwar eine, bei gehöriger Aufmerksamkeit wahrnehmbare Erstwirkung hervor; aber der lebende Organism macht dafür auch nur so viel Gegenwirkung (Nachwirkung), als zur Wiederherstellung des normalen Zustandes erforderlich ist.

§ 67

Diese aus Natur und Erfahrung sich von selbst darbietenden, unwidersprechlichen Wahrheiten, erklären uns den hülfreichen Vorgang bei homöopathischen Heilungen, so wie sie auf der andern Seite die Verkehrtheit der antipathischen und palliativen Behandlung der Krankheiten, mit entgegengesetzt wirkenden Arzneien darthun (1).

(1) Bloß in höchst dringenden Fällen, wo Lebensgefahr und Nähe des Todes einem homöopathischen Hülfsmittel zum Wirken keine Zeit, nicht Stunden, oft nicht einmal Viertelstunden und kaum Minuten verstattet, in plötzlich entstandnen Zufällen, bei vorher gesunden Menschen, z. B. bei Asphyxien, dem Scheintode vom Blitze, vom Ersticken, Erfrieren, Ertrinken u.s.w., ist es erlaubt und zweckmäßig, durch ein Palliativ, z. B. durch gelinde electrische Erschütterungen, durch Klystiere von starkem Caffee, durch ein excitirendes Riechmittel, allmälige Erwärmungen u.s.w., vorerst wenigstens die Reizbarkeit und Empfindung (das physische Leben) wieder aufzuregen; ist es dann einmal wieder aufgeregt, so geht das Spiel der Lebensorgane seinen vorigen gesunden Gang fort, weil hier keine Krankheit (*), sondern bloß Hemmung und Unterdrückung der an sich gesunden Lebenskraft zu beseitigen war. Hieher gehören auch verschiedene Antidote jählinger Vergiftungen: Alkalien gegen verschluckte Mineralsäuren, Schwefelleber gegen Metallgifte, Kaffee und Campher (und Ipecacuanha) gegen Opium-Vergiftungen, u.s.w.

Auch ist eine homöopathische Arznei deshalb noch nicht gegen einen Krankheitsfall unpassend gewählt, weil ein oder das andere Arzneisymptom einigen mittlern und kleinen Krankheitssymptomen nur antipathisch entspricht; wenn nur die übrigen, die stärkern, vorzüglich ausgezeichneten (charakteristischen) und sonderlichen Symptome der Krankheit durch dasselbe Arzneimittel, durch Symptomen-Aehnlichkeit (homöopathisch) gedeckt und befriedigt, das ist, überstimmt, vertilgt und ausgelöscht werden, so vergehen auch die wenigen entgegengesetzten Symptome nach verflossener Wirkungsdauer des Medicaments von selbst, ohne im mindesten die Heilung zu verzögern.

(*) Und dennoch (aber vergeblich) beruft sich die neue Mischlings-Sekte auf diese Anmerkung, um überall in Krankheiten solche Ausnahmen von der Regel anzutreffen und recht bequem ihre allöopathischen Palliative einzuschwärzen, sowie zur Gesellschaft auch andern verderblichen, allöopathischen Unrath, einzig um sich die Mühe zu ersparen, das treffende homöopathische Heilmittel für jeden Krankheitsfall aufzusuchen und so, ganz bequem, homöopathische Aerzte zu scheinen, ohne es zu sein ihre Thaten sind aber auch darnach; sie sind verderblich.

§ 67 Die Erfahrung spricht für das homöopathische Prinzip.

§ 67, Anm., 1. Abs.: Lediglich zur ersten Hilfe in **akuten Notfällen**, wie Erstickung, Erfrieren, Ertrinken, sind auch anregende oder palliative Mittel zweckmäßig. Denn hier liegt keine Krankheit, sondern nur eine vorübergehende Hemmung der sonst gesunden Lebenskraft vor.

§ 67, Anm. zur Anm.: Das rechtfertigt jedoch keinen Mischmasch von Homöopathie und Allopathie.

Dazu: In der Erstveröffentlichung des homöopathischen Prinzips, später erschienen als ‚Heilkunde der Erfahrung', wird die antipathische Medikation in der Akutbehandlung noch als durchaus legitime Möglichkeit betrachtet. Mit der weiteren Entwicklung der Homöopathie bekommt die antipathische (entgegenwirkende) Behandlung ihren Platz ausschließlich in der Ersten Hilfe bei Notfällen zugewiesen.

§ 67, Anm., 2. Abs.: Ein Mittel ist auch dann homöopathisch passend, wenn einzelne Symptome dem Krankheitsfall nicht entsprechen, solange das Charakteristische trifft (vgl. §§ 153 und 164).

§ 68

Bei **homöopathischen** Heilungen zeigt uns die Erfahrung, daß auf die ungemein kleinen Arznei-Gaben (§§ 275-287), die bei dieser Heilart nöthig sind, und welche nur so eben hinreichend waren, durch Aehnlichkeit ihrer Symptome die ähnliche, natürliche Krankheit zu überstimmen und aus dem Gefühle des Lebensprincips zu verdrängen, zwar zuweilen nach Vertilgung der letztern anfangs noch einige wenige Arzneikrankheit **allein** im Organismus fortdauert, aber, der außerordentlichen Kleinheit der Gabe wegen, so überhingehend, so leicht und so bald von selbst verschwindend, daß die Lebenskraft gegen diese kleine, künstliche Verstimmung ihres Befindens, keine bedeutendere Gegenwirkung vorzunehmen nöthig hat, als die zur Erhebung des jetzigen Befindens auf den gesunden Standpunkt (das ist, zur völligen Herstellung gehörige), wozu sie nach Auslöschung der vorherigen krankhaften Verstimmung wenig Anstrengung bedarf (s. § 64b).

§ 69

Bei der antipathischen (palliativen) Verfahrungsart aber geschieht gerade das Widerspiel. Das, dem Krankheitssymptome vom Arzte entgegengesetzte Arzneisymptom (z. B. die gegen den empfindlichen Schmerz, durch Mohnsaft in der Erstwirkung erzeugte Unempfindlichkeit und Betäubung) ist zwar dem erstern nicht fremdartig, nicht völlig allöopathisch, es ist offenbare Beziehung des Arzneisymptoms auf das Krankheitssymptom sichtbar, aber die **umgekehrte;** die Vernichtung des Krankheitssymptoms soll hier durch ein **opponirtes** Arzneisymptom geschehen, was jedoch unmöglich ist. Zwar berührt die antipathisch gewählte Arznei auch denselben krankhaften Punkt im Organism, so gewiß als die ähnlich krankmachende, homöopathisch gewählte Arznei; erstere verdeckt aber als ein Entgegengesetztes, das entgegengesetzte Krankheitssymptom nur leicht und macht es nur auf kurze Zeit unserm Lebensprincip unmerklich, so daß im ersten Momente der Einwirkung des opponirten Palliativs die Lebenskraft von beiden nichts Unangenehmes fühlt, (weder von dem Krankheits- noch vom entgegengesetzten Arzneisymptome), da beide einander gegenseitig im Gefühle des Lebensprincips aufgehoben, und gleichsam dynamisch neutralisirt zu haben scheinen (z. B. die Betäubungskraft des Mohnsaftes, den Schmerz). Die Lebenskraft fühlt sich in den ersten Minuten wie gesund und empfindet weder Mohnsaft-Betäubung, noch Krankheitsschmerz. Aber da das opponirte Arzneisymptom **nicht** (wie beim homöopathischen Verfahren) die Stelle der vorhandenen Krankheitsverstimmung im Organism (im Gefühle des Lebensprincips) als eine **ähnliche, stärkere** (künstliche) Krankheit einnehmen, also das Lebensprincip **nicht**, wie eine homöopathische Arznei, mit einer sehr ähnlichen Kunst-Krankheit afficiren und so an die Stelle der bisherigen natürlichen Krankheits-Verstimmung treten kann, so muß die palliative Arznei, als ein von der Krankheits-Verstimmung durch Gegensatz gänzlich Abweichendes, dieselbe unvertilgt lassen; sie macht sie zwar, wie

§ 68 Zwar können auch nach homöopathischer Heilung anfangs noch einzelne Arzneisymptome verbleiben, bei gehörig kleiner Gabe verschwinden diese jedoch sehr bald von selbst.

§ 69 Zweit- und Nachwirkung bei **antipathischer** (allopathisch gegenwirkender) Behandlung; der Palliation folgt Verschlimmerung.

§ 69, 1. Anm: Neutralisation durch ein entgegengesetztes Prinzip gibt es wohl in unbelebten Welt, im lebenden Menschen jedoch nur als vorübergehenden Effekt.

§ 69, 2. Anm: Unverständnis von Erst- und Nachwirkung in der Argumentation von Kritikern.

§ 69, 3. Anm: Beispiel dazu.

gesagt, der Lebenskraft durch einen Schein von dynamischer Neutralisation (1) anfänglich unfühlbar, verlöscht aber bald, wie jede Arzneikrankheit von selbst, und läßt nicht nur die Krankheit, wie sie vorher war, zurück, sondern nöthigt auch, (da sie, wie alle Palliative, in großer Gabe gegeben werden mußte, um die Schein-Beschwichtigung zu erreichen), die Lebenskraft einen opponirten Zustand (§§ 63 bis 65) auf diese palliative Arznei hervorzubringen, das Gegentheil der Arzneiwirkung, also das Aehnliche von der vorhandnen ungetilgten, natürlichen Krankheitsverstimmung, die durch diesen von der Lebenskraft hervorgebrachten Zusatz (Gegenwirkung auf das Palliativ) nothwendig verstärkt und vergrößert wird (2).

Das Krankheitssymptom (dieser einzelne Theil der Krankheit) **wird also schlimmer nach verflossener Wirkungsdauer des Palliativs**; um so **schlimmer, je größer die Gabe** desselben **gewesen war**. Je größer also, (um bei demselben Beispiele zu bleiben) die zur Verdeckung des Schmerzes gereichte Gabe Mohnsaft gewesen war, um desto mehr vergrößert sich der Schmerz in seiner ursprünglichen Heftigkeit, sobald der Mohnsaft ausgewirkt hat (3).

(1) Im lebenden Menschen findet keine bleibende Neutralisation streitiger oder entgegengesetzter Empfindungen statt, wie etwa bei Substanzen von entgegengesetzter Eigenschaft in der chemischen Werkstatt, wo z. B. Schwefelsäure und Potasch-Kali, sich zu einem ganz andern Wesen, zu einem Neutralsalze vereinigen, was nun weder Säure, noch Laugensalz mehr ist und sich selbst im Feuer nicht wieder zersetzt. Solche Zusammenschmelzungen und innige Vereinigungen zu etwas bleibend Neutralem und Gleichgültigem, finden, wie gesagt, bei dynamischen Eindrücken entgegengesetzter Natur in unsern Empfindungs-Werkzeugen nie statt. Nur ein Schein von Neutralisation und gegenseitiger Aufhebung ereignet sich anfänglich in diesem Falle, aber die opponirten Gefühle heben einander nicht dauernd auf. Dem Traurigen werden durch ein lustiges Schauspiel nur auf kurze Zeit die Thränen getrocknet; er vergißt aber die Possen bald und seine Thränen fließen dann nur um desto reichlicher.

(2) So deutlich dieses ist, so hat man es dennoch mißverstanden und gegen diesen Satz eingewendet, „daß das Palliativ in seiner Nachwirkung, welche dann das Aehnliche der vorhandenen Krankheit sei, wohl eben so gut heilen müsse, als eine homöopathische Arznei durch ihre Erstwirkung thue." Man bedachte aber nicht, daß die Nachwirkung **nie** ein Erzeugniß der Arznei, sondern **stets** der gegenwirkenden Lebenskraft des Organisms, also diese, von der Lebenskraft durch Anwendung eines Palliativs herrührende Nachwirkung ein dem Krankheits-Symptome ähnlicher Zustand sei, den eben das Palliativ ungetilgt ließ, und den die Gegenwirkung der Lebenskraft auf das Palliativ folglich noch verstärkt.

(3) Wie wenn in einem dunkeln Kerker, wo der Gefangene nur nach und nach mit Mühe die nahen Gegenstände erkennen konnte, jähling angezündeter Weingeist dem Elenden auf einmal alles um ihn her tröstlich erhellet, bei Verlöschung desselben aber, je stärker die nun erloschene Flamme gewesen war, ihn nun eine nur desto schwärzere Nacht umgiebt und ihn alles umher weit unsichtbarer macht als vorher.

Für Notizen

§ 70

Nach dem bisher vorgetragenen ist es nicht zu verkennen:

daß alles, was der Arzt wirklich Krankhaftes und zu Heilendes an Krankheiten finden kann, bloß in dem Zustande und den Beschwerden des Kranken und den an ihm sinnlich wahrnehmbaren Veränderungen seines Befindens, mit einem Worte, bloß in der Gesammtheit derjenigen Symptome bestehe, durch welche die Krankheit die, zu ihrer Hülfe geeignete Arznei fordert, hingegen jede ihr angedichtete innere Ursache, verborgene Beschaffenheit, oder ein eingebildeter, materieller Krankheits-Stoff, ein nichtiger Traum sei:

daß diese Befindens-Verstimmung, die wir Krankheit nennen, bloß durch eine andere Befindens-Umstimmung der Lebenskraft zur Gesundheit gebracht werden könne, mittels Arzneien, deren einzige Heilkraft folglich nur in Veränderung des Menschenbefindens, das ist, in eigenthümlicher Erregung krankhafter Symptome bestehen kann, und daß dieses am deutlichsten und reinsten beim Probiren derselben an gesunden Körpern erkannt wird:

daß, nach allen Erfahrungen, durch Arzneien die einen, von der zu heilenden Krankheit **abweichenden**, fremdartigen Krankheitszustand (unähnliche krankhafte Symptome) für sich in gesunden Menschen zu erregen vermögen, die ihnen unähnliche, natürliche Krankheit nie geheilt werden könne (nie also durch ein allöopathisches Cur-Verfahren), und daß selbst in der Natur keine Heilung vorkomme, wo eine inwohnende Krankheit durch eine hinzutretende zweite, jener unähnliche, aufgehoben, vernichtet und geheilt würde, sei die neue auch noch so stark:

daß auch nach allen Erfahrungen, durch Arzneien, die ein dem zu heilenden einzelnen Krankheitssymptome **entgegengesetztes** künstliches Krankheitssymptom für sich im gesunden Menschen zu erregen Neigung haben, bloß eine schnell vorübergehende Linderung, nie aber Heilung einer älteren Beschwerde, sondern vielmehr stets nachgängige Verschlimmerung derselben bewirkt werde; und daß, mit einem Worte, dieses antipathische und bloß palliative Verfahren in ältern, wichtigen Uebeln, durchaus zweckwidrig sei:

daß aber endlich die dritte, einzig noch mögliche Verfahrungsart (die **homöopathische**), mittels deren **gegen die Gesammtheit der Symptome** einer natürlichen Krankheit eine, möglichst ähnliche Symptome in gesunden Menschen zu erzeugen fähige Arznei, in angemessener Gabe gebraucht wird, die allein hülfreiche Heilart sei, wodurch die Krankheiten als bloß dynamische Verstimmungs-Reize durch den stärkern, ähnlichen Verstimmungsreiz der homöopathischen Arznei im Gefühle des Lebensprincips überstimmt und ausgelöscht werden und so unbeschwerlich, vollkommen und dauerhaft ausgelöscht, zu existiren aufhören müssen – worin uns auch die freie Natur in ihren zufälligen Ereignissen mit ihrem Beispiele vorangeht, wenn zu einer alten Krankheit eine neue, der alten ähnliche hinzutritt, wodurch die alte schnell und auf immer vernichtet und geheilt wird.

§ 70 Zusammenfassende Schlussfolgerung:

- nur die sinnlich wahrnehmbaren Veränderungen in ihrer Gesamtheit bezeichnen das zu Heilende
- die Krankheit als Verstimmung kann nur durch eine arzneiliche Umstimmung geheilt werden
- die zur Heilung relevanten Arzneikräfte sind am klarsten durch Prüfung am gesunden Menschen zu erkennen
- Arzneien, die einen fremdartigen, abweichenden Krankheitszustand erregen können, sind ebensowenig heilend wie natürliche, unähnliche Krankheiten
- Arzneien, die einen entgegengesetzten Zustand erregen können, können vorab lindern, jedoch folgt Verschlimmerung
- einzig die homöopathische Beziehung von Symptomengesamtheit zu Arzneisymptomen führt zur dauerhaft heilenden Verfahrensart.

§ 71

Da es nun weiter keinem Zweifel unterworfen ist, daß die Krankheiten des Menschen bloß in Gruppen gewisser Symptome bestehen, mittels eines Arzneistoffs aber bloß dadurch, daß dieser ähnliche krankhafte Symptome künstlich zu erzeugen vermag, vernichtet und in Gesundheit verwandelt werden (worauf der Vorgang aller ächten Heilung beruht), so wird sich das Heilgeschäft auf folgende drei Punkte beschränken:

I. Wie erforscht der Arzt, was er zum Heilbehufe von der Krankheit zu wissen nöthig hat?

II. Wie erforscht er die, zur Heilung der natürlichen Krankheiten bestimmten Werkzeuge, die krankmachende Potenz der Arzneien?

III. Wie wendet er diese künstlichen Krankheitspotenzen (Arzneien) zur Heilung der natürlichen Krankheiten am zweckmäßigsten an?

§ 71 Drei **Säulen der Lehre** (vgl. § 3):

- Erforschung der Krankheit
  (Similia)
- Erforschung der Arzneikraft
  (Similibus)
- Wissenschaft der zweckmäßigsten Anwendung
  (Curentur)

Praktischer Teil

§§ 72 – 291

§ 72

Was den ersten Punkt betrifft, so dient Folgendes zuvörderst als allgemeine Uebersicht. Die Krankheiten der Menschen, sind theils schnelle Erkrankungs-Processe des innormal verstimmten Lebensprincips, welche ihren Verlauf in mäßiger, mehr oder weniger kurzen Zeit zu beendigen geeignet sind – man nennt sie **acute** Krankheiten -; theils sind es solche Krankheiten, welche bei kleinen, oft unbemerkten Anfängen den lebenden Organism, jede auf ihre eigne Weise, dynamisch verstimmen und ihn allmälig so vom gesunden Zustande entfernen, daß die zur Erhaltung der Gesundheit bestimmte, automatische Lebens-Energie, Lebenskraft (Lebensprincip) genannt, ihnen beim Anfange, wie bei ihrem Fortgange, nur unvollkommenen, unzweckmäßigen, unnützen Widerstand entgegensetzen, sie aber, durch eigne Kraft, nicht in sich selbst auslöschen kann, sondern unmächtig dieselbe fortwuchern und sich selbst immer innormaler umstimmen lassen muß, bis zur endlichen Zerstörung des Organism; man nennt sie **chronische** Krankheiten. Sie entstehen von dynamischer Ansteckung durch ein chronisches Miasm.

§ 73

Was die acuten Krankheiten betrifft, so sind sie theils solche, die den einzelnen Menschen befallen auf **Veranlassung** von Schädlichkeiten, denen gerade dieser Mensch insbesondere ausgesetzt war. Ausschweifungen in Genüssen, oder ihre Entbehrung, physische heftige Eindrücke, Erkältungen, Erhitzungen, Strapazen, Verheben u.s.w., oder psychische Erregungen, Affecte u.s.w., sind Veranlassung solcher acuten Fieber, im Grunde aber sind es meist nur überhingehende Aufloderungen latenter Psora, welche von selbst wieder in ihren Schlummer-Zustand zurückkehrt, wenn die acuten Krankheiten nicht allzuheftig waren und bald beseitigt wurden – theils sind es solche, welche einige Menschen zugleich hie und dort (**sporadisch**) befallen, auf Veranlassung meteorischer oder tellurischer Einflüsse und Schädlichkeiten, wovon krankhaft erregt zu werden, nur einige Menschen, zu derselben Zeit, Empfänglichkeit besitzen; hieran gränzen jene, welche viele Menschen aus ähnlicher Ursache unter sehr ähnlichen Beschwerden **epidemisch** ergreifen, die dann gewöhnlich, wenn sie gedrängte Massen von Menschen überziehen, ansteckend (**contagiös**) zu werden pflegen. Da entstehen Fieber (1), jedesmal von eigner Natur, und weil die Krankheitsfälle gleichen Ursprungs sind, so versetzen sie auch stets die daran Erkrankten in einen gleichartigen Krankheits-Proceß, welcher jedoch, sich selbst überlassen, in einem mäßigen Zeitraume, zu Tod oder Genesung sich entscheidet. Kriegsnoth, Ueberschwemmungen und Hungersnoth sind ihre nicht seltenen Veranlassungen und Erzeugerinnen – theils sind es auf gleiche Art wiederkehrende, (daher unter einem hergebrachten Namen bekannte) eigenartige, **acute Miasmen**, die entweder den Menschen nur einmal im Leben befallen, wie die Menschenpocken, die Masern, der Keichhusten, das ehemalige glatte, hellrothe Scharlach-Fieber (2) des Sydenham, die Mumps u.s.w., oder die oft auf ziemlich

§§ 72–104 Kenntnis der Krankheit

§ 72 Qualitative Unterscheidung **akuter** und **chronischer** Erkrankungen. Die einen kommen von selbst zu einem Ende, die anderen entwickeln sich von unmerklichen Anfängen unaufhaltsam fort.

§§ 73–82 Akute und chronische Miasmen

§ 73 Auslöser akuter Erkrankungen:

- „**Schädlichkeiten**“, denen der einzelne ausgesetzt war (wie Erkältung, Überhitzung, Überanstrengung, Affekte, Entbehrung, Ausschweifung oder psychische Ursachen) bewirken häufig **Aufloderungen latenter Psora**, die jedoch bei harmlosem Verlauf bald von selbst wieder in ihren Schlummerzustand zurückkehrt.
- **Empfänglichkeit** gegenüber äußeren Einflüssen wie dem Klima betrifft dafür empfindliche Menschengruppen.
- „**akute Miasmen**“ sind stark genug, in einer großen Anzahl von Menschen gleichartige Erscheinungen hervorbringen (Seuchen). Diese Erkrankungen entscheiden sich unbehandelt zu **Genesung oder aber Tod** (vgl.§§ 100 ff; § 241).

Dazu: Offenbar unterscheidet Hahnemann in § 73 und Anmerkungen zwischen ‚festständigen‘, relativ unveränderlichen akuten Miasmen (vgl. §§ 46, 50, 2. Anm. § 81) und anderen, die sich von einer Epidemie zur anderen in ihrer Gestalt ändern. Auch die chronischen Miasmen sind ‚festständiger‘ Natur.

§ 73, 1. Anm.: Die klinischen Bezeichnungen nicht festständiger Krankheiten helfen nichts zur homöopathischen Behandlung.

§ 73, 2. Anm.: Unterscheidung von Purpurfriesel, Scharlach und weiterer, ähnlicher Erkrankungen (vgl. 8. Amn. zu § 38).

ähnliche Weise wiederkehrende, levantische Pest, das gelbe Fieber der Wüstenländer, die ostindische Cholera u.s.w.

(1) Der homöopathische Arzt, der nicht von den Vorurtheilen befangen ist, welche die gewöhnliche Schule ersann, (die einige, wenige Namen solcher Fieber festsetzte, außer denen die große Natur, so zu sagen, keine andern hervorbringen dürfe, damit sie bei ihrer Behandlung nach einem bestimmten Leisten verfahren könne,) erkennt die Namen: Kerker-, Gall-, Typhus-, Faul-, Nerven- oder Schleim-Fieber nicht an, sondern heilt sie, ohne ihnen bestimmte Namen zu geben, jedes nach seiner Eigenthümlichkeit.

(2) Nach dem Jahre 1801 ward ein aus Westen gekommenes Purpur-Friesel (Roodvonk), mit dem Scharlachfieber von den Aerzten verwechselt, ungeachtet jenes ganz andere Zeichen als dieses hatte und jenes an Belladonna, dieses an Aconit sein Schutz- und Heilmittel fand, letztere auch meist nur sporadisch, ersteres stets nur epidemisch erschien. In den letzten Jahren scheinen sich hie und da beide zu einem Ausschlagsfieber von eigner Art verbunden zu haben, gegen welches das eine wie das andere dieser beiden Heilmittel, einzeln nicht mehr genau homöopathisch passend gefunden wird.

§ 74

Zu den chronischen Krankheiten müssen wir leider! noch jene allgemein verbreiteten rechnen, durch die allöopathischen Curen erkünstelt, wie auch den anhaltenden Gebrauch heftiger, heroischer Arzneien, in großen und gesteigerten Gaben, den Mißbrauch von Calomel, Quecksilbersublimat, Quecksilbersalbe, salpetersaueren Silbers, Jodine und ihre Salbe, Opium, Baldrian, Chinarinde und Chinin, Purpurfingerhut, Blausäure, Schwefel und Schwefelsäure, jahrelange Abführungsmittel, Blut in Strömen vergießende Aderlässe (1), Blutegel, Fontanellen, Haarseile u.s.w., wovon die Lebenskraft theils unbarmherzig geschwächt, theils, wenn sie ja nicht unterliegt, nach und nach (von jedes besondern Mittels Mißbrauche, eigenartig) dergestalt innormal verstimmt wird, daß sie, um das Leben gegen diese feindseligen und zerstörenden Angriffe aufrecht zu erhalten, den Organism umändern, und diesem oder verbreitete Broussaische Schwächungs-Cur durch Blut-Vergießen und Hunger-Diät, worunter kein verständiger Mensch sich etwas Aerztliches, etwas arzneilich Helfendes zu denken vermag, während wirkliche Arznei, selbst blindhin ergriffen und einem Kranken eingegeben, doch hie und da einen Krankheits-Fall besserte, weil es zufällig eine homöopathische war. Von Blut-Vergießen aber, kann der gesunde Menschen-Verstand nichts anderes als unausbleibliche Verminderung und Verkürzung des Lebens erwarten. Es ist eine jämmerliche, völlig grundlose Erdichtung, daß die meisten, ja alle Krankheiten in örtlichen Entzündungen beständen. Selbst für wahre örtliche Entzündungen findet sich die gewisseste, schnelle Heilung in Arzneien, welche die, der Entzündung zum Grunde liegende Gereiztheit der Arterien dynamisch hinwegnehmen, ohne den mindesten Verlust an Säften und Kräften, während die örtlichen Blut-Entziehungen, selbst an der krank-

§ 74 Eine besondere Art chronischer Krankheiten sind diejenigen, die durch **allopathische Mißbehandlung** hervorgebracht oder kompliziert wurden.

§ 74, 1. Anm.: Polemik gegen Aderlass nach Broussais (vgl. Anm. § 60).

§ 74, Anm. zur 1. Anm.: Kein Mensch hat ‚zuviel Blut', außer einer gesunden Frau vor der Periode.

§ 74, 2. Anm.: Vertuschung der Opfer allopathischer Behandlungen.

haften Stelle, in der Folge nur die Neigung zu wiederholter Entzündung dieser Theile vermehren. Und eben so ist es im Allgemeinen bei entzündlichen Fiebern zweckwidrig, ja mörderisch, viele Pfunde Blut aus den Venen abzuzapfen, da wenige, angemessene Arznei, oft in wenigen Stunden diese Gereiztheit der Arterien, welche das vorher so ruhige Blut jagt, sammt der zum Grunde liegenden Krankheit hinweg nimmt, ohne den mindesten Verlust an Säften und Kräften. Großer Blutverlust dieser Art ist auf die übrige Lebensdauer offenbar unersetzlich, indem die zur Blutbereitung vom Schöpfer bestimmten Organe dadurch so wesentlich geschwächt werden, daß sie zwar Blut in gleicher Menge, aber nie wieder in gleicher Güte zuzubereiten vermögen. Und wie unmöglich ist es, daß die eingebildete Plethora, die man durch gehäufte Aderlässe abzuzapfen verordnet, sich in so großer Geschwindigkeit erzeugt haben jenem Theile entweder die Erregbarkeit oder die Empfindung benehmen, oder sie übermäßig erhöhen, Theile erweitern oder zusammenziehen, erschlaffen oder verhärten, oder wohl gar vernichten, und hie und da im Innern und Aeußern organische Fehler anbringen (2) muß, um dem Organism Schutz vor völliger Zerstörung des Lebens gegen die immer erneuerten, feindlichen Angriffe solcher ruinirenden Potenzen zu verschaffen.

Es kann unter allen Methoden die zur Hülle für Krankheiten ersonnen worden, keine allöopathischere, keine widersinnigere, oder zweckwidrigere gedacht werden, als die, seit vielen Jahren über einen großen Theil der Erde verbreitete Broussaische Schwächungs-Cur durch Blut-Vergießen und Hunger-Diät, worunter kein verständiger Mensch sich etwas Ärztliches, etwas arzneilich Helfendes zu denken vermag, während wirkliche Arznei, selbst blindhin ergriffen und einem Kranken eingegeben, doch hie und da einen Kr ankheits-Fall besserte, weil es zufällig eine homöopathische war. Von Blut-Vergießen aber, kann der gesunde Menschen-Verstand nichts anderes als unausbleibliche Verminderung und Verkürzung des Lebens erwarten. Es ist eine jämmerliche, völlig grundlose Erdichtung, daß die meisten, ja alle Krankheiten in örtlichen Entzündungen beständen. Selbst für wahre örtliche Entzündungen findet sich die gewisseste, schnelle Heilung in Arzneien, welche die, der Entzündung zum Grunde liegende Gereiztheit der Arterien dynamisch hinwegnehmen, ohne den mindesten Verlust an Säften und Kräften, während die örtlichen Blut-Entziehungen, selbst an der krankhaften Stelle, in der Folge nur die Neigung zu wiederholter Entzündung dieser Theile vermehren. Und eben so ist es im Allgemeinen bei entzündlichen Fiebern zweckwidrig, ja mörderisch, viele Pfunde Blut aus den Venen abzuzapfen, da wenige, angemessene Arznei, oft in wenigen Stunden diese Gereiztheit der Arterien, welche das vorher so ruhige Blut jagt, sammt der zum Grunde liegenden Krankheit hinweg nimmt, ohne den mindesten Verlust an Säften und Kräften. Großer Blutverlust dieser Art ist auf die übrige Lebensdauer offenbar unersetzlich, indem die zur Blutbereitung vom Schöpfer bestimmten Organe dadurch so wesentlich geschwächt werden, daß sie zwar Blut in gleicher Menge, aber nie wieder in gleicher Güte zuzubereiten vermögen. Und wie unmöglich ist es, daß die eingebildete Plethora, die man durch

Für Notizen

gehäufte Aderlässe abzuzapfen verordnet, sich in so großer Geschwindigkeit erzeugt haben könnte, da doch der Puls des jetzt so heißen Kranken, noch vor einer Stunde (vor dem Fieber-Schauder) so ruhig ging? Kein Mensch, kein Kranker hat je zu viel Blut (3), oder zu viel Kräfte; vielmehr fehlt es jedem Kranken an Kräften, denn sonst hätte sein Lebensprincip die Entstehung der Krankheit abgewehrt. Also dem ohnehin schwachen Kranken, durch Vergießung seines Blutes noch eine größere, die ärgste Schwächung zu verursachen, die sich nur denken läßt, ohne seine Krankheit, die stets nur dynamisch ist und nur durch dynamische Potenzen gehoben werden kann, hinweg zu nehmen, ist so unsinnig als grausam, ist eine bloß mörderische Mißhandlung auf eine aus der Luft gegriffene Theorie gegründet.

(1) Es kann unter allen Methoden die zur Hülle für Krankheiten ersonnen worden, keine allöopathischere, keine widersinnigere, oder zweckwidrigere gedacht werden, als die, seit vielen Jahren über einen großen Theil der Erde

(2) Unterliegt endlich der Kranke, so pflegt der Vollbringer einer solchen Cur bei der Leichenöffnung diese innern organischen Verunstaltungen, die seiner Unkunst die Entstehung verdanken, recht schlau, als ursprüngliches unheilbares Uebel den trostlosen Angehörigen vorzuzeigen; m. s. mein Buch: **die Allöopathie, ein Wort der Warnung an Kranke jeder Art**. Leipz. bei Baumgärtner. Die anatomischen Pathologien mit Abbildungen, täuschenden Andenkens, enthalten die Produkte solcher jämmerlichen Verpfuschungen. **Die, ohne solche Verpfuschung durch schädliche Mittel, an natürlichen Krankheiten verstorbnen Landleute und städtischen Armen, pflegt die pathologische Anatomie nicht zu öffnen.** Und doch würde man nie in ihren Leichen solche Verderbnisse und Verunstaltungen finden. Hieraus kann man die Beweiß-Kraft jener schönen Abbildungen und die Redlichkeit dieser Herren Bücher-Schreiber beurtheilen.

(3) Der einzig mögliche Fall von einer Plethora, ereignet sich beim gesunden Weibe, einige Tage vor ihrer mondlichen Periode, wo dieselbe eine gewisse Fülle in ihrer Bärmutter und in ihren Brüsten spürt, ohne alle Entzündung.

§ 75

Diese, durch die allöopathische Unheilkunst, (am schlimmsten in den neueren Zeiten) hervorgebrachten Verhunzungen des menschlichen Befindens, sind unter allen **chronischen Krankheiten** die traurigsten, die unheilbarsten und ich bedauere, daß, wenn sie zu einiger Höhe getrieben worden sind, wohl nie Heilmittel für sie scheinen erfunden oder erdacht werden zu können.

§ 76

Nur gegen natürliche Krankheiten hat uns der Allgütige Hülfe durch die Homöopathik geschenkt – aber jene, durch falsche Kunst schonungslos

§ 75 Solche durch Mißbehandlung erzeugten chronischen Krankheiten sind die traurigsten. Auf eine gewisse Höhe getrieben, sind sie unheilbar.

§ 76 Gegen die unzähligen iatrogenen Schädigungen gibt es keine menschliche Hilfe.

erzwungenen, oft jahrelangen Schwächungen (durch Blut-Verschwenden, Abmergelung durch Haarseile und Fontanelle) so wie die Verhunzungen und Verkrüppelungen des menschlichen Organisms im Innern und Aeußern durch schädliche Arzneien und zweckwidrige Behandlungen, **müßte** (bei übrigens zweckmäßiger Hülfe, gegen ein vielleicht noch im Hintergrunde liegendes, chronisches Miasm) **die Lebenskraft selbst wieder zurücknehmen**, wenn sie nicht schon zu sehr durch solche Unthaten geschwächt worden und mehrere Jahre auf dieses ungeheure Geschäft ungestört verwenden könnte. Eine menschliche Heilkunst, zur Normalisirung jener unzähligen, von der allöopathischen Unheilkunst so oft angerichteten Innormalitäten, giebt es nicht und kann es nicht geben.

§ 77

Uneigentlich werden diejenigen Krankheiten chronische benannt, welche Menschen erleiden, die sich fortwährend **vermeidbaren** Schädlichkeiten aussetzen, gewöhnlich schädliche Getränke oder Nahrungsmittel genießen, sich Ausschweifungen mancher Art hingeben, welche die Gesundheit untergraben, zum Leben nöthige Bedürfnisse anhaltend entbehren, in ungesunden, vorzüglich sumpfigen Gegenden sich aufhalten, nur in Kellern, feuchten Werkstätten oder andern verschlossenen Wohnungen hausen, Mangel an Bewegung oder freier Luft leiden, sich durch übermäßige Körper- oder Geistes-Anstrengungen um ihre Gesundheit bringen, in stetem Verdrusse leben, u.s.w. Diese sich selbst zugezogenen Ungesundheiten vergehen, (wenn nicht sonst ein chronisches Miasm im Körper liegt) bei gebesserter Lebensweise von selbst und können den Namen chronischer Krankheiten nicht führen.

§ 78

Die wahren natürlichen, **chronischen** Krankheiten sind die, von einem chronischen Miasm entstandenen, welche, sich selbst überlassen und ohne Gebrauch gegen sie specifischer Heilmittel, immerdar zunehmen und selbst bei dem besten, geistig und körperlich diätetischen Verhalten, dennoch steigen und den Menschen mit immerdar erhöhenden Leiden bis ans Ende des Lebens quälen. Außer jenen, durch ärztliche Mißhandlung (§ 74) erzeugten, sind diese die allerzahlreichsten und größten Peiniger des Menschengeschlechts, indem die robusteste Körper-Anlage, die geordnetste Lebensweise und die thätigste Energie der Lebenskraft, sie zu vertilgen außer Stande sind (1).

(1) In den blühendsten Jünglings-Jahren und beim Anfange geregelter Menstruation, gepaart mit einer für Geist, Herz und Körper wohlthätigen Lebensweise bleiben sie oft mehrere Jahre unkenntlich; die davon Ergriffenen scheinen dann in den Augen ihrer Anverwandten und Bekannten, als wären sie völlig gesund und als wäre die, ihnen durch Ansteckung oder

§ 77 Durch vermeidbare Schädlichkeiten, Genussgifte, ungesunde Lebensweise oder miserable Lebensumstände hervorgebrachte Krankheitszustände sind keine chronische Krankheiten, sondern ‚**uneigentliche Krankheiten**' oder ‚**Ungesundheiten**'. Bei besserer Lebensführung vergehen sie von selbst. (vgl. §§ 4, 94, 208)

... als erbliche oder erworbene Disposition zu allerlei Erkrankungen.

§ 78 **Die chronischen Miasmen:** Tendenz zur Steigerung chronischer Krankheiten das ganze Leben hindurch, selbst bei bester Diät (vgl. §§ 204 ff. sowie Samuel Hahnemann, „Die Chronischen Krankheiten, Theoretischer Teil")

§ 78, Anm.: In der Jugend bleiben die chronischen Krankheit oft verdeckt.

Erbschaft eingeprägte Krankheit völlig verschwunden; sie kömmt aber, in spätern Jahren, bei widrigen Ereignissen und Verhältnissen im Leben, unausbleiblich aufs Neue zum Vorschein, und nimmt um desto schneller zu, gewinnt einen desto beschwerlichern Charakter, je mehr das Lebensprincip durch schwächende Leidenschaften, Gram und Kummer, vorzüglich aber durch zweckwidrige, medicinische Behandlung zerrüttet worden war.

§ 79

Man kannte bisher nur die Syphilis einigermaßen als eine solche chronisch-miasmatische Krankheit, welche ungeheilt nur mit dem Ende des Lebens erlischt. Die, ungeheilt, gleichfalls von der Lebenskraft unvertilgbare Sykosis (Feigwarzenkrankheit) erkannte man nicht als eine innere chronisch miasmatische Krankheit eigner Art, wie sie doch unstreitig ist und glaubte sie durch Zerstörung der Auswüchse auf der Haut geheilt zu haben, ohne das fortwährende, von ihr zurückbleibende Siechthum zu beachten.

§ 80

Unermeßlich ausgebreiteter, folglich weit bedeutender, als genannte beide, ist das chronische Miasm der Psora, bei welcher, (während jene beiden, die eine durch den venerischen Schanker, die andere durch die blumenkohlartigen Auswüchse ihr specifisches inneres Siechthum bezeichnen) sich das innere, ungeheure, chronische Miasm ebenfalls erst nach vollendeter innerer Infection des ganzen Organisms durch den eigenartigen, zuweilen nur in einigen wenigen Blüthchen bestehen – den Haut-Ausschlag mit unerträglich kitzelnd wohllüstigem Jücken und specifischem Geruche beurkundet – die Psora, jene wahre **Grund-Ursache** und Erzeugerin fast aller übrigen, häufigen, ja unzähligen Krankheits-Formen (1), welche unter den Namen von Nerven-Schwäche, Hysterie, Hypochondrie, Manie, Melancholie, Blödsinn, Raserei, Fallsucht und Krämpfen aller Art, von Knochen-Erweichung (Rhachitis), Skrophel, Skoliosis und Kyphosis, Knochenfäule, Krebs, Blutschwamm, Afterorganisationen, Gicht, Hämorrhoiden, Gelb- und Blausucht, Wassersucht, Amenorrhöe und Blutsturz aus Magen, Nase, Lungen, aus der Harnblase, oder der Bärmutter, von Asthma und Lungenvereiterung, von Impotenz und Unfruchtbarkeit, von Migräne, Taubheit, grauem und schwarzem Staar, Nierenstein, Lähmungen, Sinnen-Mängeln und Schmerzen tausenderlei Art u.s.w., in den Pathologien als eigne, abgeschlossene Krankheiten figuriren.

(1) Zwölf Jahre brachte ich darüber zu, um die Quelle jener unglaublich zahlreichen Menge langwieriger Leiden aufzufinden, diese der ganzen Vor- und Mitwelt unbekannt gebliebene, große Wahrheit zu erforschen, zur Gewißheit zu bringen und zugleich die vorzüglichsten (antipsorischen) Heilmittel zu entdecken, welche diesem tausendköpfigen Ungeheuer von

§ 79 Bisher war nur die „**Syphilis**" auch als innere Krankheit einigermaßen bekannt; die „**Sykosis**" dagegen glaubte man mit Beseitigung der äußeren Erscheinungen geheilt.

§ 80 Die **„Psora":**

- ungleich verbreiteter, als die anderen Miasmen
- Hauterscheinungen (d.h. Primäraffekt) erst nach vollendeter innerer Infektion
- „Grundursache und Erzeugerin" unzähliger Krankheitsformen (folgend Beispiele...).

§ 80, Anm.: Zwölf Jahre forschte S.H. an der Psora und den diese heilenden Arzneien. Im Buche ‚Die chronischen Krankheiten' legte er seine Erfahrungen nieder.

Krankheit in seinen so sehr verschiedenen Aeußerungen und Formen zumeist gewachsen wären.

Ich habe meine Erfahrungen hierüber in dem Buche: **Die chronischen Krankheiten** (4 Thle. Dresd. b. Arnold 1828. 1830 und, zweite Ausgabe in 5 Bänden, bei Schaub) vorgelegt. – Ehe ich mit dieser Kenntniß im Reinen war, konnte ich die sämmtlichen chronischen Krankheiten nur als abgesonderte, einzelne Individuen behandeln lehren, mit den nach ihrer reinen Wirkung an gesunden Menschen bis dahin geprüften Arzneisubstanzen, so daß jeder Fall langwieriger Krankheit nach der an ihm anzutreffenden Symptomen-Gruppe, gleich als eine eigenartige Krankheit von meinen Schülern behandelt und oft so weit geheilt ward, daß die kranke Menschheit über den, schon so weit gediehenen Hülfs-Reichthum der neuen Heilkunst frohlocken konnte. Um wie viel zufriedner kann sie nun sein, daß sie dem gewünschten Ziele um so näher kommt, indem ihr die nun hinzu gefundenen, für die aus Psora hervorkeimenden, chronischen Leiden noch weit specifischern homöopathischen Heilmittel und die specielle Lehre sie zu bereiten und anzuwenden, mitgetheilt worden, unter denen nun der ächte Arzt diejenigen wählt, deren Arznei-Symptome der zu heilenden, chronischen Krankheit am meisten homöopathisch entsprechen, und so fast durchgängig vollständige Heilungen bewirken.

§ 81

Es wird dadurch, daß dieser uralte Ansteckungszunder nach und nach, in einigen hundert Generationen, durch viele Millionen menschlicher Organismen ging und so zu einer unglaublicben Ausbildung gelangte, einigermaßen begreiflich, wie er sich nun in so unzähligen Krankheits-Formen bei dem großen Menschen-Geschlechte entfalten konnte, vorzüglich wenn wir uns der Betrachtung überlassen, welche Menge von Umständen (1) zur Bildung dieser großen Verschiedenheit chronischer Krankheiten (secundärer Symptome der Psora) beizutragen pflegen, auch außer der unbeschreiblichen Mannigfaltigkeit der Menschen in ihren angebornen Körper-Constitutionen, welche schon für sich so unendlich von einander abweichen, daß es kein Wunder ist, wenn auf so verschiedene, vom psorischen Miasm durchdrungene Organismen, so viele verschiedene, oft dauernd, von innen und außen einwirkende Schädlichkeiten auch unzählbar verschiedene Mängel, Verderbnisse, Verstimmungen und Leiden hervorbringen, welche unter einer Menge eigner **Namen** fälschlich als für sich bestehende Krankheiten bisher in der alten Pathologie (2) aufgeführt wurden.

(1) Einige dieser, die Ausbildung der Psora zu chronischen Uebeln modificirenden Ursachen, liegen offenbar theils im Clima und der besondern, natürlichen Beschaffenheit des Wohnorts, theils in der so abweichenden Erziehung des Körpers und Geistes der Jugend, der vernachlässigten, verschrobenen, oder überfeinerten Ausbildung beider, dem Mißbrauche derselben im Berufe oder den Lebens-Verhältnissen, der diätetischen Lebens-

§ 81 Die Psora...

- **„uralter Ansteckungszunder"**...
- vielfältig differenzierte Erscheinungsformen, die sich über Hunderte von Generationen in verschiedenen Konstitutionen ausbildeten...
- diese wurden fälschlich bisher als für sich bestehende Krankheiten betrachtet...

§ 81, 1. Anm.: Klima, Lebensverhältnisse, Kultur und Diät als weitere, das Erscheinungsbild der Psora modifizierende Faktoren.

§ 81, 2. Anm.: Fehlschlüsse durch einheitliche Namensgebung für nicht gleichbleibende, nicht festständige Krankheiten. Kollektive Krankheitsnamen als solche kenntlich machen.

art, den Leidenschaften der Menschen, ihren Sitten, Gebräuchen und Gewohnheiten mancher Art.

(2) Wie viel giebt es darin nicht mißbräuchliche, vieldeutige Namen, unter deren jedem man höchstverschiedene, oft nur in einem einzigen Symptome sich ähnelnde Krankheitszustände begreift, wie: **Kaltes Fieber, Gelbsucht, Wassersucht, Schwindsucht, Leucorrhöe, Hämorrhoiden, Rheumatism, Schlagfluß, Krämpfe, Hysterie, Hypochondrie, Melancholie, Manie, Bräune, Lähmung u.s.w.**, die man für sich gleichbleibende festständige Krankheiten ausgiebt und des Namens wegen, nach dem eingeführten, gewöhnlichen Leisten behandelt! Wie könnte man mit einem solchen Namen eine gleichartige, arzneiliche Behandlung rechtfertigen?

Und soll die Cur nicht immer dieselbe sein, wozu dann der, gleiche Cur voraussetzende irre leitende, identische Name? „Nihil sane in artem medicam pestiferum magis unquam irrepsit malum, quam generalia quaedam nomina morbis imponere iisque aptare velle generalem quandam medicinam," spricht der so einsichtsvolle, als seines zarten Gewissens wegen verehrungswerthe Huxham (Op. phys. med. Tom. I.). Und eben so beklagt sich Fritze (Annalen I. S. 80.) „daß man wesentlich verschiedene Krankheiten mit Einem Namen benenne." Selbst jene akuten Volkskrankheiten, welche sich wohl **bei jeder einzelnen Epidemie** durch einen eignen, uns unbekannt bleibenden Ansteckungsstoff fortpflanzen mögen, werden in der alten Arzneischule, als wären sie stets gleichartig wiederkehrende, schon bekannte, festständige Krankheiten, mit speciellen Namen, wie: Typhus-**Spital-**, oder **Kerker-**, **Lager-**, **Faul**-, typhöse **Nerven-**, oder **Schleim-Fieber** u.s.w., belegt, obgleich jede Epidemie solcher herumgehenden Fieber, sich jedesmal als eine andere, **neue,** nie ganz so dagewesene Krankheit auszeichnet, sehr abweichend in ihrem Verlaufe sowohl, als in mehreren der auffallendsten Symptome und ihrem ganzen jedesmaligen Verhalten. Jede ist allen vorhergegangenen, so oder so benannten Epidemien dergestalt unähnlich, daß man alle logische Genauigkeit in Begriffen verläugnen müßte, wenn man diesen, unter einander selbst so sehr abweichenden Seuchen, einen jener, in den Pathologien eingeführten Namen geben und sie dieser mißbräuchlichen Benennung gemäß, arzneilich überein behandeln wollte. Dieß sah bloß der redliche Sydenham ein, da er (Oper. Cap. 2. de morb. epid. S. 43.) darauf dringt, keine epidemische Krankheit für eine schon da gewesene zu halten und sie nach Art einer andern ärztlich zu behandeln, da sie doch alle, so viel ihrer nach und nach erschienen, von einander verschieden wären: animum admiratione percellit, quam discolor et sui plane dissimilis morborum epidemicorum facies; quae tam aperta horum morborum diversitas tum propriis ac sibi peculiaribus symptomatis tum etiam medendi ratione, quam hi ab illis disparem sibi vindicant, satis illucescit. Ex quibus constat, morbos epidemicos, utut externa quatantenus specie et symptomalis aliquot utrisque pariter convenire paullo incautioribus videantur, re tamen ipsa, si bene adverteris animum, alienac esse admodum indolis et distare ut aera lupinis.

Für Notizen

Aus Allem diesen erhellet, daß diese nutzlosen und mißbräuchlichen Krankheitsnamen, keinen Einfluß auf die Curart eines ächten Heilkünstlers haben dürfen, welcher weiß, daß er die Krankheiten nicht nach der Namens-Aehnlichkeit eines einzelnen Symptoms, sondern nach dem ganzen Inbegriffe aller Zeichen des individuellen Zustandes, jedes einzelnen Kranken zu beurtheilen und zu heilen habe, dessen Leiden genau auszuspähen er die Pflicht hat, sie aber nie bloß hypothetisch voraussetzen darf.

Glaubt man aber dennoch zuweilen gewisser Krankheitsnamen zu bedürfen, um, wenn von einem Kranken die Rede ist, sich dem Volke in der Kürze verständlich zu machen, so bediene man sich derselben nur als Collectivnamen, und sage z. B.: der Kranke hat **eine Art** Veitstanz, **eine Art** von Wassersucht, **eine Art** von Nervenfieber, **eine Art** kalten Fiebers, **nie aber** (damit endlich einmal die Täuschung mit diesen Namen aufhöre): er hat **den** Veitstanz, **das** Nervenfieber, **die** Wassersucht, **das** kalte Fieber, da es doch gewiß keine festständigen, sich gleichbleibenden Krankheiten dieser und ähnlicher Namen giebt.

§ 82

Ob nun gleich die Heilkunst durch Entdeckung jener großen Quelle der chronischen Krankheiten, auch in Hinsicht der Auffindung der specifischern, homöopathischen Heilmittel, namentlich für die Psora, der Natur der zu heilenden Mehrzahl von Krankheiten um einige Schritte näher gekommen ist, so bleibt doch zur Bildung der Indication, bei jeder zu heilenden chronischen (psorischen) Krankheit, für den homöopathischen Arzt die Pflicht sorgfältiger Auffassung der erforschbaren Symptome und Eigenheiten derselben so unerläßlich, als vor jener Erfindung, indem keine ächte Heilung dieser, so wie der übrigen Krankheiten stattfinden kann, ohne strenge Eigen-Behandlung (Individualisirung) jedes Krankheits-Falles – nur, daß bei dieser Erforschung einiger Unterschied zu beobachten ist, ob das Leiden eine acute und schnell entstandene Krankheit oder eine chronische sei, da bei den acuten die Haupt-Symptome schneller auffallen und den Sinnen erkennbar werden und daher weit kürzere Zeit zur Aufzeichnung des Krankheits-Bildes erforderlich, auch weit weniger dabei zu fragen ist (1), (indem sich hier das Meiste von selbst darbietet) als bei den weit mühsamer aufzufindenden Symptomen einer schon mehrere Jahre allmälig vorgeschrittenen, chronischen Krankheit.

(1) Das hienächst folgende Schema zur Ausforschung der Symptome geht daher nur zum Theil die acuten Krankheiten an.

§ 83

Diese individualisirende **Untersuchung eines Krankheits-Falles**, wozu ich hier nur eine allgemeine Anleitung gebe und wovon der Krankheits-Untersucher nur das, für den jedesmaligen Fall Anwendbare beibehält, verlangt

§ 82 Obwohl die Miasmenlehre uns dem Verständnis der allgemeinen Natur der Mehrzahl heilbarer Krankheiten näher bringt, ist die **individualisierende Untersuchung** jedes einzelnen Falles absolut unerlässlich. Bei chronischen Leiden müssen wir dabei noch erheblich weiter gehen als bei akuten Erkrankungen.

§§ 83–104 Die Anamnese
(vgl. auch §§ 206–09)

§ 83 **Individualisierende Untersuchung :**
„nichts als"...

- Unbefangenheit und gesunde Sinne...
- Aufmerksamkeit im Beobachten...
- Treue im Aufzeichnen des Bildes der Krankheit.

Dazu: „nichts als", welch doppelsinnige Formulierung! Einfach-sein in der reinen Wahrnehmung; medizinisches, homöopathisches, psychologisches Wissen und jedwede Interpretationen erstmal hintan haltend.

von dem Heilkünstler nichts als Unbefangenheit und gesunde Sinne, Aufmerksamkeit im Beobachten und Treue im Aufzeichnen des Bildes der Krankheit.

§ 84

Der Kranke klagt den Vorgang seiner Beschwerden; die Angehörigen erzählen seine Klagen, sein Benehmen, und was sie an ihm wahrgenommen; der Arzt sieht, hört und bemerkt durch die übrigen Sinne, was verändert und ungewöhnlich an demselben ist. Er schreibt alles genau mit den nämlichen Ausdrücken auf, deren der Kranke und die Angehörigen sich bedienen. Wo möglich läßt er sie stillschweigend ausreden, und wenn sie nicht auf Nebendinge abschweifen, ohne Unterbrechung (1). Bloß langsam zu sprechen ermahne sie der Arzt gleich Anfangs, damit er dem Sprechenden im Nachschreiben des Nöthigen folgen könne.

(1) Jede Unterbrechung stört die Gedankenreihe der Erzählenden und es fällt ihnen hinterdrein nicht alles genau so wieder ein, wie sie es Anfangs sagen wollten.

§ 85

Mit jeder Angabe des Kranken oder des Angehörigen bricht er die Zeile ab, damit die Symptome alle einzeln unter einander zu stehen kommen. So kann er bei jedem derselben nachtragen, was ihm anfänglich allzu unbestimmt, nachgehends aber deutlicher angegeben wird.

§ 86

Sind die Erzählenden fertig mit dem, was sie von selbst sagen wollten, so trägt der Arzt bei jedem einzelnen Symptome die nähere Bestimmung nach, auf folgende Weise erkundigt: Er liest die einzelnen, ihm berichteten Symptome durch, und fragt bei diesem und jenem insbesondere: z. B. zu welcher Zeit ereignete sich dieser Zufall? In der Zeit vor dem bisherigen Arzneigebrauche? Während des Arzneieinnehmens? Oder erst einige Tage nach Beiseitesetzung der Arzneien? Was für ein Schmerz, welche Empfindung, genau beschrieben, war es, die sich an dieser Stelle ereignete? Welche genaue Stelle war es? Erfolgte der Schmerz abgesetzt und einzeln, zu verschiedenen Zeiten? Oder war er anhaltend, unausgesetzt? Wie lange? Zu welcher Zeit des Tages oder der Nacht und in welcher Lage des Körpers war er am schlimmsten, oder setzte er ganz aus? Wie war dieser, wie war jener angegebene Zufall oder Umstand – mit deutlichen Worten beschrieben – genau beschaffen?

§ 84 **Anamnesebeginn:**

- zuhören, sehen, hören,
- merken durch die ‚übrigen Sinne',
- aufschreiben („nämliche Ausdrücke"...).

In diesen „Spontanbericht" greift der Homöopath so wenig wie möglich ein.

§ 84, Anm.: Jeder Unterbruch stört den Bericht.

§ 85 Platz für Nachträge lassen.

§ 86 **Zweiter Schritt:** Spontan geäußerte Symptome durch geeignete Fragestellungen vervollständigen: Zeitpunkt und Umstände des Auftretens, Einfluß evtl. Vormedikation, Empfindungen, Lokalisation und Modalitäten.

§ 87

Und so läßt sich der Arzt die nähere Bestimmung von jeder einzelnen Angabe noch dazu sagen, ohne jedoch jemals dem Kranken bei der Frage schon die Antwort zugleich mit in den Mund zu legen (1), oder so daß der Kranke dann bloß mit Ja oder Nein darauf zu antworten hätte; sonst wird dieser verleitet, etwas Unwahres, Halbwahres oder wirklich Vorhandnes, aus Bequemlichkeit oder dem Fragenden zu gefallen, zu bejahen oder zu verneinen, wodurch ein falsches Bild der Krankheit und eine unpassende Curart entstehen muß.

(1) Der Arzt darf z. B. nicht fragen: „war nicht etwa auch dieser oder jener Umstand da?" Dergleichen, zu einer falschen Antwort und Angabe verführende Suggestionen, darf sich der Arzt nie zu Schulden kommen lassen.

§ 88

Ist nun bei diesen freiwilligen Angaben von mehren Theilen oder Functionen des Körpers oder von seiner Gemüths-Stimmung nichts erwähnt worden, so fragt der Arzt, was in Rücksicht dieser Theile und dieser Functionen, so wie wegen des Geistes oder Gemüths-Zustandes des Kranken (1), noch zu erinnern sei, aber in allgemeinen Ausdrücken, damit der Berichtgeber genöthigt werde sich speciell darüber zu äußern.

(1) Z. B. Wie ist es mit dem Stuhlgange? Wie geht der Urin ab? Wie ist es mit dem Schlafe, bei Tage, bei der Nacht? Wie ist sein Gemüth, seine Laune, seine Besinnungskraft beschaffen? Wie ist es mit dem Apetitt, dem Durste? Wie ist es mit dem Geschmacke, für sich, im Munde? Welche Speisen und Getränke schmecken ihm am besten? Welche sind ihm am meisten zuwider? Hat jedes seinen natürlichen, vollen, oder einen andern, fremdartigen Geschmack? Wie wird ihm nach Essen oder Trinken? Ist etwas wegen des Kopfes, der Glieder, oder des Unterleibes zu erinnern ?

§ 89

Hat nun der Kranke – denn diesem ist in Absicht seiner Empfindungen (außer in verstellten Krankheiten) der meiste Glaube beizumessen – auch durch diese freiwilligen und bloß veranlaßten Aeußerungen dem Arzte gehörige Auskunft gegeben und das Bild der Krankheit ziemlich vervollständigt, so ist es diesem erlaubt, ja nöthig (wenn er fühlt, daß er noch nicht gehörig unterrichtet sei), nähere, speciellere Fragen zu thun (1).

(1) Z. B. Wie oft hatte der Kranke Stuhlgang? Von welcher genauen Beschaffenheit? War der weißliche Stuhlgang Schleim oder Koth? Waren Schmerzen beim Abgange, oder nicht? Welche und wo? genau! Was brach der Kranke aus ? Ist der garstige Geschmack im Munde faul, bitter, oder sauer, oder wie sonst? vor oder nach dem Essen und Trinken, oder während desselben? Zu welcher Tageszeit am meisten? Von welchem Geschmacke ist das Aufstoßen? Wird der Urin erst beim Stehen trübe, oder läßt er ihn gleich trübe? Von welcher Farbe ist er, wenn er ihn eben gelassen hat? Von

§ 87 Niemals mit der Frage die Antwort in den Mund legen. **Suggestivfragen vermeiden!**

§ 87, Anm.: Beispiel einer Suggestivfrage.

§ 88 **Dritter Schritt:** Vervollständigung der Anamnese zu weiteren Gebieten und Funktionskreisen, in allgemeinen, offen lassenden Fragstellungen.

§ 88, Anm.: allgemeine Fragenbeispiele.

§ 89 **Vierter Schritt:** Speziellere, detaillierte Befragung erst nach diesen freiwilligen, weitgehend spontanen Angaben.

§ 89, Anm.: speziellere Fragenbeispiele.

welcher Farbe ist der Satz? – Wie gebehrdet oder äußert der Kranke sich im Schlafe? wimmert, stöhnt, redet oder schreiet er im Schlafe ? erschrickt er im Schlafe? schnarcht er beim Einathmen, oder beim Ausathmen? Liegt er einzig auf dem Rücken, oder auf welcher Seite? Deckt er sich selbst fest zu, oder leidet er das Zudecken nicht? Wacht er leicht auf, oder schläft er allzu fest? Wie befindet er sich gleich nach dem Erwachen aus dem Schlafe ? Wie oft kommt diese, wie oft jene Beschwerde; auf welche jedesmalige Veranlassung kommt sie? im Sitzen, im Liegen, im Stehen oder bei der Bewegung? bloß nüchtern, oder doch früh, oder bloß Abends, oder bloß nach der Mahlzeit, oder wann sonst gewöhnlich? – Wann kam der Frost? war es bloß Frostempfindung, oder war er zugleich kalt? an welchen Theilen? oder war er bei der Frostempfindung sogar heiß anzufühlen? war es bloß Empfindung von Kälte, ohne Schauder? war er heiß, ohne Gesichtsröthe? an welchen Theilen war er heiß anzufühlen? oder klagte er über Hitze, ohne heiß zu sein beim Anfühlen? wie lange dauerte der Frost, wie lange die Hitze? – Wann kam der Durst? beim Froste? bei der Hitze? oder vorher, oder nachher? wie stark war der Durst, und worauf? – Wann kommt der Schweiß? beim Anfange, oder zu Ende der Hitze? oder wie viel Stunden nach der Hitze ? im Schlafe oder im Wachen? wie stark ist der Schweiß? heiß oder kalt? an welchen Theilen? von welchem Geruche? – Was klagt er an Beschwerden vor oder bei dem Froste? was bei der Hitze? was nach derselben? was bei oder nach dem Schweiße? Wie ist es (beim weiblichen Geschlechte) mit dem monatlichen Blutflusse oder andern Ausflüssen ? u.s.w .

§ 90

Ist der Arzt mit Niederschreibung dieser Aussagen fertig, so merkt er sich an, was er selbst an dem Kranken wahrnimmt (1) und erkundigt sich, was demselben hievon in gesunden Tagen eigen gewesen.

(1) Z. B. Wie sich der Kranke bei dem Besuche gebehrdet hat, ob er verdrießlich, zänkisch, hastig, weinerlich, ängstlich, verzweifelt oder traurig, oder getrost, gelassen, u.s.w.; ob er schlaftrunken oder überhaupt unbesinnlich war? ob er heisch, sehr leise, oder ob er unpassend, oder wie anders er redete? wie die Farbe des Gesichts und der Augen, und die Farbe der Haut überhaupt, wie die Lebhaftigkeit und Kraft der Mienen und Augen, wie die Zunge, der Athem, der Geruch aus dem Munde, oder das Gehör beschaffen ist? wie sehr die Pupillen erweitert, oder verengert sind? wie schnell, wie weit sie sich im Dunkeln und Hellen verändern? wie der Puls? wie der Unterleib? wie feucht oder trocken, wie kalt oder heiß die Haut an diesen oder jenen Theilen oder überhaupt anzufühlen ist? ob er mit zurückgebogenem Kopfe, mit halb oder ganz offenem Munde, mit über den Kopf gelegten Armen, ob er auf dem Rücken, oder in welcher andern Stellung er liegt? mit welcher Anstrengung er sich aufrichtet, und was von dem Arzte sonst auffallend Bemerkbares an ihm wahrgenommen werden konnte.

§ 90 **Eigene Wahrnehmungen** und Beobachtungen notieren. Erkunden, was von alledem schon früher, zu gesunden Zeiten vorhanden gewesen war.

§ 90, Anm.: Beispiele von Beobachtungen.

§ 91

Die Zufälle und das Befinden des Kranken, während eines etwa vorgängigen Arzneigebrauchs, geben nicht das reine Bild der Krankheit; diejenigen Symptome und Beschwerden hingegen, welche er **vor dem Gebrauche der Arzneien oder nach ihrer mehrtägigen Aussetzung** litt, geben den ächten Grundbegriff von der **ursprünglichen** Gestalt der Krankheit, und vorzüglich diese muß der Arzt sich aufzeichnen. Er kann auch wohl, wenn die Krankheit langwierig ist, den Kranken, im Fall er bis jetzt noch Arznei genommen hatte, einige Tage ganz ohne Arznei lassen, oder ihm indeß etwas Unarzneiliches geben und bis dahin die genauere Prüfung der Krankheitszeichen verschieben, um die dauerhaften, unvermischten Symptome des alten Uebels in ihrer Reinheit aufzufassen und dannach ein untrügliches Bild von der Krankheit entwerfen zu können.

§ 92

Ist es aber eine schnell verlaufende Krankheit, und leidet ihr dringender Zustand keinen Verzug, so muß sich der Arzt mit dem, selbst von den Arzneien geänderten Krankheitszustande begnügen, wenn er die, vor dem Arzneigebrauche bemerkten Symptome nicht erfahren kann, – um wenigstens die gegenwärtige Gestalt des Uebels, das heißt, die mit der ursprünglichen Krankheit vereinigte Arzneikrankheit, welche durch die oft zweckwidrigen Mittel gewöhnlich beträchtlicher und gefährlicher als die ursprüngliche ist, und daher oft dringend eine zweckmäßige Hülfe erheischt, in ein Gesammtbild zusammenfassen und, damit der Kranke an der genommenen schädlichen Arznei nicht sterbe, mit einem passend homöopathischen Heilmittel besiegen zu können.

§ 93

Ist die Krankheit seit Kurzem, oder bei einem langwierigen Uebel, vor längerer Zeit durch ein merkwürdiges Ereigniß verursacht worden, so wird der Kranke – oder wenigstens die im Geheim befragten Angehörigen- es schon angeben, entweder von selbst und aus eignem Triebe oder auf eine behutsame Erkundigung (1).

(1) Den etwanigen entehrenden Veranlassungen, welche der Kranke oder die Angehörigen nicht gern, wenigstens nicht von freien Stücken gestehen, muß der Arzt durch klügliche Wendungen der Fragen oder durch andere Privat-Erkundigungen auf die Spur zu kommen suchen. Dahin gehören: Vergiftung oder begonnener Selbstmord, Onanie, Ausschweifungen gewöhnlicher oder unnatürlicher Wohllust, Schwelgerei in Wein, Liqueuren, Punsch und andern hitzigen Getränken, Thee, oder Kaffee,- Schwelgen in Essen überhaupt oder in besonders schädlichen Speisen, – venerische oder Krätz-Ansteckung, unglückliche Liebe, Eifersucht, häußlicher Unfriede, Aergerniß, Gram über ein Familien-Unglück, erlittene Mißhandlungen,

§ 91 Bild der Krankheit ohne Medikation erkunden durch entsprechende Befragung, evtl. auch durch einige Tage ohne Arznei.

§ 92 In schnell und bedrohlich verlaufenden Krankheitsfällen darf die Behandlung jedoch nicht verzögert werden.

§ 93 Gab es ein **auslösendes Ereignis**?

§ 93, Anm.: Peinliche, entehrende Anlässe klug und behutsam erkunden.

verbissene Rache, gekränkter Stolz, Zerrüttung der Vermögensumstände, – abergläubige Furcht, – Hunger- oder etwa ein Körpergebrechen an den Schamtheilen, ein Bruch, ein Vorfall u.s.w.

§ 94

Bei Erkundigung des Zustandes chronischer Krankheiten, müssen die besondern Verhältnisse des Kranken in Absicht seiner gewöhnlichen Beschäftigungen, seiner gewohnten Lebensordnung und Diät, seiner häuslichen Lage u.s.w. wohl erwogen und geprüft werden, was sich in ihnen Krankheit Erregendes oder Unterhaltendes befindet, um durch dessen Entfernung die Genesung befördern zu können (1).

(1) Vorzüglich muß bei chronischen Krankheiten des weiblichen Geschlechtes, auf Schwangerschaft, Unfruchtbarkeit, Neigung zur Begattung, Niederkunften, Fehlgeburten, Kindersäugen, Abgänge aus der Scheide und auf den Zustand des monatlichen Blutflusses Rücksicht genommen werden. Insbesondere ist, in Betreff des letztern die Erkundigung nicht zu versäumen, ob er in zu kurzen Perioden wiederkehre oder über die gehörige Zeit aus bleibe, wie viele Tage er anhält, ununterbrochen oder abgesetzt? in welcher Menge überhaupt, wie dunkel von Farbe, ob mit Leucorrhöe (Weißfluß) vor dem Eintritte oder nach der Beendigung? vorzüglich aber mit welchen Beschwerden Leibes und der Seele, mit welchen Empfindungen und Schmerzen vor dem Eintritte, bei dem Blutflusse oder nachher? Ist Weißfluß bei ihr; wie ist er beschaffen? Von welchen Empfindungen begleitet? in welcher Menge? Unter welchen Bedingungen und auf welche Veranlassungen erscheint er?

§ 95

Die Erforschung der obgedachten und aller übrigen Krankheitszeichen, muß deßhalb bei chronischen Krankheiten so sorgfältig und umständlich als möglich geschehen und bis in die kleinsten Einzelheiten gehen, theils weil sie bei diesen Krankheiten am sonderlichsten sind, denen in den schnell vorübergehenden Krankheiten am wenigsten gleichen, und bei der Heilung, wenn sie gelingen soll, nicht genau genug genommen werden können; theils weil die Kranken der langen Leiden so gewohnt werden, daß sie auf die kleinern, oft sehr bezeichnungsvollen (charakteristischen), bei Aufsuchung des Heilmittels viel entscheidenden Nebenzufälle wenig oder gar nicht mehr achten und sie fast für einen Theil ihres natürlichen Zustandes, fast für Gesundheit ansehen, deren wahres Gefühl sie bei der, oft fünfzehn-, zwanzigjährigen Dauer ihrer Leiden ziemlich vergessen haben, es ihnen auch kaum einfällt, zu glauben, daß diese Nebensymptome, diese übrigen, kleinern oder größern Abweichungen vom gesunden Zustande, mit ihrem Hauptübel im Zusammenhange stehen könnten.

§ 94 Bei chronischen Krankheiten Beschäftigung, häusliche Verhältnisse und **Heilungshindernisse** erkunden. (vgl. §§ 4 + 77)

§ 94, Anm.: Fragen bei Frauen, Beispiele.

§ 95 Sorgfältigste Befragung teils auch darum, weil sich Patienten an bestimmte Symptome bereits **gewöhnt** haben.

§ 96

Zudem sind die Kranken selbst von so abweichender Gemüthsart, daß einige, vorzüglich die sogenannten Hypochondristen und andere sehr gefühlige und unleidliche Personen, ihre Klagen in allzu grellem Lichte aufstellen und, um den Arzt zur Hülfe aufzureizen, die Beschwerden mit überspannten Ausdrükken bezeichnen (1).

(1) Eine reine Erdichtung von Zufällen und Beschwerden wird man wohl nie bei Hypochondristen, selbst nicht bei den unleidlichsten, antreffen, – dieß beweist die Vergleichung ihrer zu verschiedenen Zeiten geklagten Beschwerden, während der Arzt ihnen nichts oder etwas ganz Unarzneiliches eingiebt; – nur muß man von ihren Übertreibungen etwas abziehen, wenigstens die Stärke ihrer Ausdrücke auf Rechnung ihres übermäßigen Gefühls setzen; in welcher Hinsicht selbst diese Hochstimmung ihrer Ausdrücke über ihre Leiden, für sich schon zum bedeutenden Symptome in der Reihe der übrigen wird, aus denen das Bild der Krankheit zusammengesetzt ist. Bei Wahnsinnigen und bei böslichen Krankheits-Erdichtern ist es eine andere Sache.

§ 97

Andere, entgegengesetzt geartete Personen aber, halten theils aus Trägheit, theils aus mißverstandener Scham, theils aus einer Art milder Gesinnung oder Blödigkeit, mit einer Menge von Beschwerden zurück, bezeichnen sie mit undeutlichen Ausdrücken oder geben mehrere als unbedeutend an.

§ 98

So gewiß man nun auch, vorzüglich den Kranken selbst über seine Beschwerden und Empfindungen zu hören und besonders den eignen Ausdrücken, mit denen er seine Leiden zu verstehen geben kann, Glauben beizumessen hat, – weil sie im Munde der Angehörigen und Krankenwärter verändert und verfälscht zu werden pflegen, – so gewiß erfordert doch auf der andern Seite, bei allen Krankheiten, vorzüglich aber bei den langwierigen, die Erforschung des wahren, vollständigen Bildes derselben und seiner Einzelheiten besondere Umsicht, Bedenklichkeit, Menschenkenntniß, Behutsamkeit im Erkundigen und Geduld, in hohem Grade.

§ 99

Im Ganzen wird dem Arzte die Erkundigung acuter, oder sonst seit Kurzem entstandener Krankheiten leichter, weil dem Kranken und den Angehörigen alle Zufälle und Abweichungen von der, nur unlängst erst verlorenen Gesundheit, noch in frischem Gedächtnisse, noch neu und auffallend geblieben sind. Der Arzt muß zwar auch hier alles wissen; er braucht aber weit weniger zu **erforschen**; man sagt ihm alles größtentheils von selbst.

§ 96 Hypochonder: **übertriebene** Darstellungsweise bedenken.

§ 96, Anm.: Dennoch ist ein Wahrheitsgehalt anzunehmen, außer bei Wahnsinnigen oder Betrügern.

§ 97 Andere Patienten hingegen **untertreiben**.

§ 98 **Qualitäten des Behandlers**, die bei der Anamnese erforderlich sind.

§ 99 Die Erkundung akuter Erkrankungen fällt leichter, da der Patient sich an die Symptome noch nicht gewöhnt hat und so das Meiste spontan berichten wird.

§ 100

Bei Erforschung des Symptomen-Inbegriffs der epidemischen Seuchen und sporadischen Krankheiten, ist es sehr gleichgültig, ob schon ehedem etwas Aehnliches unter diesem oder jenem Namen in der Welt vorgekommen sei. Die Neuheit oder Besonderheit einer solchen Seuche macht keinen Unterschied weder in ihrer Untersuchung, noch Heilung, da der Arzt ohnehin das reine Bild jeder gegenwärtig herrschenden Krankheit als neu und unbekannt voraussetzen und es von Grunde aus für sich erforschen muß, wenn er ein ächter, gründlicher Heilkünstler sein will, der nie Vermuthung an die Stelle der Wahrnehmung setzen, nie einen, ihm zur Behandlung aufgetragenen Krankheitsfall weder ganz, noch zum Theile für bekannt annehmen darf, ohne ihn sorgfältig nach allen seinen Aeußerungen auszuspähen; und dieß hier um so mehr, da jede herrschende Seuche in vieler Hinsicht eine Erscheinung eigner Art ist und bei genauer Untersuchung sehr abweichend von allen ehemaligen, fälschlich mit gewissen Namen belegten Seuchen befunden wird; – wenn man die Epidemien von sich gleich bleibendem Ansteckungszunder, die Menschenpocken, die Masern u.s.w., ausnimmt.

§ 101

Es kann wohl sein, daß der Arzt beim ersten ihm vorkommenden Falle einer epidemischen Seuche, nicht gleich das vollkommne Bild derselben zur Wahrnehmung bekommt, da jede solche Collectivkrankheit erst bei näherer Beobachtung mehrer Fälle den Inbegriff ihrer Symptome und Zeichen an den Tag legt. Indessen kann der sorgfältig forschende Arzt schon beim ersten und zweiten Kranken dem wahren Zustande oft so nahe kommen, daß er eines charakteristischen Bildes davon inne wird – und dann schon ein passendes, homöopathisch angemessenes Heilmittel für sie ausfindet.

§ 102

Bei Niederschreibung der Symptome mehrer Fälle dieser Art wird das entworfene Krankheitsbild immer vollständiger, nicht größer und wortreicher, aber bezeichnender (charakteristischer), die Eigenthümlichkeit dieser Collectivkrankheit umfassender; die allgemeinen Zeichen (z. B. Appetitlosigkeit, Mangel an Schlaf u.s.w) erhalten ihre eignen und genauern Bestimmungen und auf der andern Seite treten die mehr ausgezeichneten, besondern, wenigstens in dieser Verbindung seltnern, nur wenigen Krankheiten eignen Symptome hervor und bilden das Charakteristische dieser Seuche (1). Alle an der dermaligen Seuche Erkrankten haben zwar eine aus einer und derselben Quelle geflossene und daher **gleiche** Krankheit; aber der ganze Umfang einer solchen epidemischen Krankheit und die Gesammtheit ihrer Symptome (deren Kenntniß zur Uebersicht des vollständigen Krankheitsbildes gehört, um das für diesen Symptomen-Inbegriff passendste homöopathische Heilmittel wählen zu können) kann nicht bei einem einzelnen Kranken wahr-

§ 100 Auch bei epidemischen und akuten Erkrankungen **jeden einzelnen Fall als neu und unbekannt betrachten** (vgl. § 83, ‚Unbefangenheit'). Nicht voreilig vergleichen, aufgrund einer bekannten Diagnose oder Kenntnis „ähnlicher" Fälle! Bestimmte Seuchen sind jedoch von sich gleich bleibendem Ansteckungszunder (vgl. §§ 73; 241).

§ 101 Epidemische Krankheiten: Ein einzelner Kranker offenbart nur einen Teil der Symptome der Epidemie selbst. So bedarf es besonderer Sorgfalt, schon beim ersten und zweiten Kranken das Simile zu finden.

§ 102 Durch Untersuchung mehrerer Fälle, in einer Epidemie, tritt das Generelle und Charakteristische dieser Seuche klarer in Erscheinung.

§ 102, Anm.: Weitere Fälle bestätigen oder modifizieren die Arzneiwahl.

genommen, sondern nur aus den Leiden mehrerer Kranken, von verschiedener Körperbeschaffenheit vollständig abgezogen (abstrahirt) und entnommen werden.

(1) Dann werden dem Arzte, welcher schon in den ersten Fällen das, dem specifisch homöopathischen nahe kommende Heilmittel hat wählen können, die folgenden Fälle entweder die Angemessenheit der gewählten Arznei bestätigen, oder ihn auf ein noch passenderes, auf das passendste homöopathische Heilmittel hinweisen.

§ 103

Auf gleiche Weise wie hier von den epidemischen, meist acuten Seuchen gelehrt worden, mußten auch von mir die, in ihrem Wesen sich gleichbleibenden miasmatischen, chronischen Siechthume, namentlich und vorzüglich die Psora, viel genauer als bisher geschah, nach dem Umfange ihrer Symptome ausgeforscht werden, indem auch bei ihnen der eine Kranke nur einen Theil derselben an sich trägt, ein zweiter, ein dritter u.s.w. wiederum an einigen andern Zufällen leidet, welche ebenfalls nur ein gleichsam abgerissener Theil aus der Gesammtheit der, den ganzen Umfang des einen und desselben Siechthums ausmachenden Symptome sind, so daß nur an **sehr vielen** einzelnen dergleichen chronischen Kranken, der Inbegriff aller, zu einem solchen miasmatischen, chronischen Siechthume, insbesondere der Psora gehörigen Symptome ausgemittelt werden konnte, ohne deren vollständige Uebersicht und Gesammt-Bild die, homöopathisch das ganze Siechthum heilenden (namentlich antipsorischen) Arzneien nicht ausgeforscht werden konnten, welche zugleich die wahren Heilmittel der einzelnen, an dergleichen chronischen Uebeln leidenden Kranken sind.

§ 104

Ist nun die Gesammtheit der, den Krankheitsfall vorzüglich bestimmenden und auszeichnenden Symptome, oder mit andern Worten, das Bild der Krankheit irgend einer Art einmal genau aufgezeichnet (1), so ist auch die schwerste Arbeit geschehen. Der Heilkünstler hat es dann bei der Cur, vorzüglich der chronischen Krankheit auf immer vor sich, kann es in allen seinen Theilen durchschauen und die charakteristischen Zeichen herausheben, um ihm eine gegen diese, das ist, gegen das Uebel selbst gerichtete, treffend ähnliche, künstliche Krankheitspotenz in dem homöopathisch gewählten Arzneimittel entgegenzusetzen, gewählt aus den Symptomenreihen aller, nach ihren reinen Wirkungen bekannt gewordenen Arzneien. Und wenn er sich während der Cur nach dem Erfolge der Arznei und dem geänderten Befinden des Eranken erkundigt, braucht er bei seinem neuen Krankheitsbefunde von der ursprünglichen Gruppe der zuerst aufgezeichneten Symptome, bloß das in seinem Manuale wegzulassen, was sich gebessert hat, und

§ 103 Ähnlich musste auch die **Psora** (als chron. Miasma) erforscht werden: Herausfiltern des Generellen, des Gesamtbildes anhand der Vielzahl von Erscheinungen in einer großen Zahl von Einzelfällen (Anamnese miasmatischer Faktoren: §§ 206–09).

§ 104 Aufzeichnung durchsehen; **charakteristische** Zeichen (vgl. § 153) hervorheben. Später die Notizen **ergänzen entsprechend dem Fortgang** der Behandlung.

§ 104, Anm.: Kritik der oberflächlichen Anamnese und Verfahrensweise der alten Schule.

dazu zu setzen, was noch davon vorhanden, oder etwa an neuen Beschwerden hinzu gekommen ist.

(1) Die Aerzte alter Schule machten sich es hiemit in ihren Curen äußerst bequem. Da hörte man keine genaue Erkundigung nach allen Umständen des Kranken, ja der Arzt unterbrach diese sogar oft in der Erzählung ihrer einzelnen Beschwerden, um sich nicht stören zu lassen bei schneller Aufschreibung des Receptes, aus mehren von ihm nach ihrer wahren Wirkung nicht gekannten Ingredienzen zusammengesetzt. Kein allöopathischer Arzt, wie gesagt, verlangte die sämmtlichen genauen Umstände des Kranken zu erfahren **und noch weniger schrieb er sich etwas davon auf**. Wenn er dann den Kranken nach mehreren Tagen wieder sah, wußte er von den wenigen, zuerst gehörten Umständen (da er seitdem so viele verschiedene, andere Kranke gesehen) wenig oder nichts mehr; er hatte es zu dem einen Ohre hinein und zu dem andern wieder hinaus gehen lassen. Auch that er bei fernern Besuchen nur wenige allgemeine Fragen, that als fühlte er den Puls an der Handwurzel, besah die Zunge, verschrieb in demselben Augenblicke, eben so ohne verständigen Grund, ein anderes Recept, oder ließ das erstere (öfters des Tages in ansehnlichern Portionen) fortbrauchen und eilte mit zierlichen Gebehrden zu dem fünfzigsten, sechszigsten Kranken, den er denselben Vormittag noch gedankenlos zu besuchen hatte. So ward das eigentlich nachdenklichste aller Geschäfte, die gewissenhafte, sorgfältige Erforschung des Zustandes jedes einzelnen Kranken und die darauf zu gründende specielle Heilung von den Leuten getrieben, die sich Aerzte, **rationelle Heilkünstler** nannten. Der Erfolg war, wie natürlich, fast ohne Ausnahme schlecht; und dennoch mußten die Kranken zu ihnen, theils weil es nichts Bessers gab, theils aus Etiquette, und weil es so eingeführt ist.

§ 105

Der zweite Punkt des Geschäftes eines ächten Heilkünstlers, betrifft die **Erforschung der, zur Heilung der natürlichen Krankheiten bestimmten Werkzeuge**, die Erforschung der krankmachenden Kraft der Arzneien, um, wo zu heilen ist, eine von ihnen aussuchen zu können, aus deren Symptomenreihe eine künstliche Krankheit zusammengesetzt werden kann, der Haupt-Symptomen-Gesamtheit der zu heilenden natürlichen Krankheit möglichst ähnlich.

§ 106

Die ganze, Krankheit erregende Wirksamkeit der einzelnen Arzneien muß bekannt sein, das ist, alle die krankhaften Symptome und Befindens-Veränderungen, die jede derselben in gesunden Menschen besonders zu erzeugen fähig ist, müssen erst beobachtet worden sein, ehe man hoffen kann, für die meisten natürlichen Krankheiten treffend homöopathische Heilmittel unter ihnen finden und auswählen zu können.

§§ 105–45 Kenntnis der Arzneien

§ 105 Und zweitens gehören Arzneimittelprüfungen zum Geschäft des echten Heilkünstlers.

§ 106 Die ganze Krankheit erregende Wirkung der einzelnen Arzneien muss bekannt und sorgfältig beobachtet worden sein.

§ 107

Giebt man um dieß zu erforschen, Arzneien nur **kranken** Personen ein, selbst wenn man sie nur einfach und einzeln verordnete, so sieht man von ihren reinen Wirkungen wenig oder nichts Bestimmtes, da die von den Arzneien zu erwartenden, besondern Befindens-Veränderungen mit den Symptomen der gegenwärtigen natürlichen Krankheit vermengt, nur selten deutlich wahrgenommen werden können.

§ 108

Es ist also kein Weg weiter möglich, auf welchem man die eigenthümlichen Wirkungen der Arzneien auf das Befinden des Menschen untrüglich erfahren könnte – es giebt keine einzige sichere, keine natürlichere Veranstaltung zu dieser Absicht, als daß man die einzelnen Arzneien versuchsweise **gesunden** Menschen in mäßiger Menge eingibt, um zu erfahren, welche Veränderungen, Symptome und Zeichen ihrer Einwirkung jede besonders im Befinden Leibes und der Seele hervorbringe, das ist, welche Krankheits-Elemente sie zu erregen fähig und geneigt sei (1), da, wie (§§ 24 – 27)

(1) Nicht ein einziger Arzt, meines Wissens, kam in einer drittehalbtausendjährigen Vorzeit auf diese so natürliche, so unumgänglich nothwendige, einzig ächte Prüfung der Arzneien in ihren reinen, eigenthümlichen, das Befinden der Menschen umstimmenden Wirkungen, um so zu erfahren, welche Krankheitszustände jede Arznei zu heilen vermöge, als der große, unsterbliche Albrecht von Haller. Bloß dieser, obgleich nicht praktischer Arzt, sah vor mir, die Nothwendigkeit hievon ein (siehe Vorrede zur Pharmacopoea Helvet. Basil. 1771 fol. S. 12.): „Nempe primum in corpore **sano** medela tentanda est, **sine peregrina ulla miscela**; odoreque et sapore ejus exploratis, exigua illius dosis ingerenda et ad omnes, quae inde contingunt, affectiones, quis pulsus, qui calor, quae respiratio, quaenam excretiones, attendendum. Inde ad ductum phaenomenorum, in sano obviorum, transeas ad experimenta in corpore aegroto etc." Aber **Niemand, kein einziger Arzt** achtete oder befolgte diese seine unschätzbaren Winke.

§ 109

Diesen Weg schlug ich zuerst ein mit einer Beharrlichkeit, die nur durch eine vollkommene Ueberzeugung von der großen, Menschen beglückenden Wahrheit, daß bloß durch homöopathischen Gebrauch der Arzneien die einzig gewisse Heilung der Krankheiten der Menschen möglich sei (1), entstehen und aufrecht erhalten werden konnte (2).

(1) Es ist unmöglich, daß es außer der reinen Homöopathik noch eine andere wahre, beste Heilung der dynamischen, (das ist, aller nicht chirurgischen) Krankheiten geben könne, so wenig also zwischen zwei gegebnen Punkten mehr als Eine gerade Linie zu ziehen möglich ist. Wie wenig muß der, welcher wähnt, daß es außer ihr noch andre Arten, Krankheiten zu

§ 107 Bei Prüfung an kranken Menschen kommt es zur Vermengung von Krankheits- und Arzneisymptomen.

§ 108 Die **Prüfung an gesunden Menschen** in mäßiger Gabe ist daher der einzige Weg.

§ 108, Anm.: vor S.H. ging einzig Albrecht v. Haller diesen Weg, doch niemand beachtete dies (vgl. Anm. zu § 118).

§ 109 Überzeugt von der homöopathischen Heilkunst ging ich diesen Weg mit großer Beharrlichkeit.

§ 109, 1. Anm.: die Homöopathik erweist sich als die beste Heilkunst dynamischer Krankheiten.

§ 109, 2. Anm.: Erstveröffentlichung zu Arzneimittelprüfungen ‚Fragmenta de viribus medicamentorum positivis, sive in sano corp. hum. observatis' (dt. ‚Fragmente der positiven Arzneiwirkungen, wie im gesunden menschlichen Körper zu beobachten'), reifere Veröffentlichung in ‚Reine Arzneimittellehre' und ‚Chronische Krankheiten'.

heilen gebe, der Homöopathie auf den Grund gekommen sein und sie mit hinlänglicher Sorgfalt ausgeübt haben; wie wenige, richtig motivirte, homöopathische Heilungen muß er gesehen oder gelesen, und auf der andern Seite die Ungegründetheit jeder allöopathischen Verfahrungsart in Krankheiten erwogen, die so schlechten, als oft schrecklichen Erfolge davon erkundigt haben, welcher mit einem solchen lockern Indifferentismus die einzig wahre Heilkunst jenen schädlichen Curarten gleich stellet, oder sie gar für Schwestern der Homöopathik ausgiebt, deren sie nicht entbehren könne! Meine gewissenhaften Nachfolger, die ächten, reinen Homöopathiker, mit ihren fast nie fehlenden, glücklichen Heilungen, mögen sie eines Bessern belehren.

(2) Die erste Frucht von diesem Streben gab ich, so reif sie damals sein konnte, in den: Fragmenta de viribus medicamentorum positivis, sive in sano corp. hum. observatis. P. I. II. Lipsiae, 8. 1805. ap. J. A. Barth; die reifere in: **Reine Arzneimittellehre**. I. Th. dritte Ausg. II. Th. dritte Ausg. 1833. III. Th. zw. Ausg. 1825. IV. Th. zw. Ausg. 1825. V. Th. zw. Ausg. 1826. VI. Th. zw. Ausg. 1827. und im zweiten, dritten und vierten Theile der **chronischen Krankheiten**, 1828. 1830. Dresden bei Arnold, und zweite Ausgabe der chronischen Krankheiten II., III., IV., V. Th. 1835, 1837, 1838, 1839, Düsseldorf, bei Schaub.

§ 110

Daneben sah ich, daß die Wirkungen krankhafter Schädlichkeiten, welche vorgängige Schriftsteller von arzneilichen Substanzen aufgezeichnet hatten, wenn Sie in großer Menge aus Versehen, um sich oder Andre zu tödten, oder unter andern Umständen in den Magen gesunder Personen gerathen waren, mit meinen Beobachtungen beim Versuchen derselben Substanzen an mir selbst und andern gesunden Personen viel übereinkamen. Besagte Schriftsteller erzählen diese Vorgänge als Vergiftungsgeschichten und als Beweise des Nachtheils dieser heftigen Dinge, meistens nur, um davor zu warnen, theils auch, um ihre Kunst zu rühmen, wenn bei ihren, gegen diese gefährlichen Zufälle gebrauchten Mitteln allmälig wieder Genesung eingetreten war, theils endlich, wo diese so angegriffenen Personen in ihrer Cur starben, um sich mit der Gefährlichkeit dieser Substanzen, die sie dann Gifte nannten, zu entschuldigen. Keiner von diesen Beobachtern ahnete, daß diese, von ihnen bloß als Beweise der Schädlichkeit und Giftigkeit dieser Substanzen erzählten Symptome, sichere Hinweisung enthielten auf die Kraft dieser Drogen, ähnliche Beschwerden in natürlichen Krankheiten heilkräftig auslöschen zu können, daß diese ihre Krankheits-Erregungen, Andeutungen ihrer homöopathischen Heilwirkungen seyen, und daß bloß auf Beobachtung solcher Befindensveränderungen, welche die Arzneien in gesunden Körpern hervorbringen, die einzig mögliche Erforschung ihrer Arzneikräfte beruhe, indem weder durch vernünftelnde Klügelei a priori, noch durch Geruch, Geschmack oder Ansehen der Arzneien, noch durch chemische Bearbeitung, noch auch durch Gebrauch einer, oder mehrer derselben in einer Mischung (Recepte) bei Krankheiten, die reinen, eigenthümlichen Kräfte der Arzneien

§ 110 Toxikologie: Vergiftungsberichte dienen als weitere Quelle der homöopathischen Materia Medica.

§ 110, Anm.: vergleiche dazu „Reine Arzneimittellehre“, Vorwort des dritten Bandes.

zum Heilbehufe zu erkennen sind; man ahnete nicht, daß diese Geschichten von Arzneikrankheiten dereinst die ersten Anfangsgründe der wahren, reinen Arzneistoff-Lehre abgeben würden, die vom Anbeginn bis jetzt nur in falschen Vermuthungen und Erdichtungen bestand, das ist, so gut als gar nicht vorhanden war (1).

(1) Man sehe, was ich hievon gesagt habe in: **Beleuchtung der Quellen der gewöhnlichen Materia medica**, vor dem dritten Theile meiner **reinen Arzneimittellehre**.

§ 111

Die Uebereinkunft meiner, mit jenen ältern – obgleich unhinsichtlich auf Heilbehuf geschriebenen – Beobachtungen reiner Arzneiwirkungen und selbst die Uebereinstimmung dieser Nachrichten mit andern dieser Art von verschiednen Schriftstellern, überzeugt uns leicht, daß die Arzneistoffe bei ihrer krankhaften Veränderung des gesunden menschlichen Körpers, **nach bestimmten, ewigen Naturgesetzen** wirken, und, vermöge dieser, **gewisse, zuverlässige Krankheitssymptome** zu erzeugen fähig sind, **jeder** Stoff **nach seiner Eigenthümlichkeit, besondere**.

§ 112

In jenen ältern Beschreibungen der, oft lebensgefährlichen Wirkungen in so übermäßigen Gaben verschluckter Arzneien, nimmt man auch Zustände wahr, die nicht Anfangs, sondern beim Ausgange solcher traurigen Ereignisse sich zeigten und von einer, den anfänglich ganz entgegengesetzten Natur waren. Diese der **Erstwirkung** (§ 63) oder eigentlichen Einwirkung der Arzneien auf die Lebenskraft entgenstehenden Symptome, sind die Gegenwirkung des Lebensprincips des Organisms, also die **Nachwirkung** desselben (§§ 62-67), wovon jedoch bei mäßigen Gaben zum Versuche an gesunden Körpern, selten oder fast nie das Mindeste zu spüren ist, bei kleinen Gaben aber gar nicht. Gegen diese macht der lebende Organism beim homöopathischen Heilgeschäfte nur so viel Gegenwirkung, als erforderlich ist, das Befinden wieder auf den natürlichen, gesunden Zustand zu erheben.

§ 113

Bloß die narcotischen Arzneien scheinen hierin eine Ausnahme zu machen. Da sie in der Erstwirkung theils die Empfindlichkeit und Empfindung, theils die Reizbarkeit hinwegnehmen, so pflegt bei ihnen öfterer, auch bei mäßigen Versuchsgaben, in gesunden Körpern eine erhöhete Empfindlichkeit in der **Nachwirkung** (und eine größere Reizbarkeit) merkbar zu werden.

§ 111 Die Naturgesetzlichkeit der für Stoffe eigentümlichen Arzneiwirkungen bestätigt sich in diesen Berichten. (vgl. § 118–19).

§§ 112–15 Wirkungsphasen einer Arznei in der Prüfung (vgl. §§ 63–65)

§ 112 **Die Nachwirkung** als Gegenwirkung des Organismus (§§ 62–67) ist bei den meisten Arzneien nur nach starken toxischen Dosen feststellbar.

§ 113 Bei **Narkotika** sind entgegengesetzte Nachwirkungen jedoch schon bei geringerer Menge zu beobachten.

§ 114

Diese narcotischen Substanzen ausgenommen, werden bei Versuchen mit mäßigen Gaben Arznei, in gesunden Körpern bloß die Erstwirkungen derselben, d.i. diejenigen Symptome wahrgenommen, womit die Arznei das Befinden des Menschen umstimmt und einen krankhaften Zustand auf längere oder kürzere Zeit in und an demselben hervorbringt.

§ 115

Unter diesen Symptomen giebt es bei einigen Arzneien nicht wenige, welche andern, theils vorher erschienenen, theils nachher erscheinenden zum Theil oder in gewissen Nebenumständen entgegengesetzt, deßwegen jedoch nicht eigentlich als **Nachwirkung** oder bloße Gegenwirkung der Lebenskraft anzusehen sind, sondern nur den Wechselzustand der verschiednen Erst-Wirkungs-Paroxismen bilden; man nennt sie **Wechselwirkungen.**

§ 116

Einige Symptome werden von den Arzneien öfterer, das ist, in vielen Körpern, andere seltener oder in wenigen Menschen zuwege gebracht, einige nur in sehr wenigen gesunden Körpern.

§ 114 Sonst ist bei mäßiger Gabe nur die **Erstwirkung** wahrzunehmen.

§ 115 „**Wechselwirkungen**" als verschiedene Wirkungsphasen (vgl. § 130) einer Arznei sind zu unterscheiden von den **Nachwirkungen** als Reaktion des Organismus.

Dazu: die Unterscheidung zwischen Erst- und Nachwirkungen auf der einen Seite und Wechselwirkungen auf der anderen Seite scheint nicht immer ganz einfach, da selbst im toxischen Bereich bei den meisten Stoffen bipolare, entgegengesetzte Zustände weitgehend regellos einander folgen können, ohne dass eine starre Zuordnung: hier Arzneisymptome, dort Gegenregulation des Organismus möglich wäre. Praktisch alle Mittel zeigen, erst recht bei Hochpotenzprüfungen eine gewisse Bipolarität, nicht nur im Sinne von Wechselzuständen. Andererseits dann wieder Symptome, deren Gegenteil die Verschreibung im konkreten Falle ausschließt: die Unterscheidung beider Kategorien kann oft erst durch klinische Bestätigungen gesichert werden. Fehlerhafte Einträge von Nachwirkungen in den Arzneimittellehren und Repertorien kommen vor allem bei Gemütssymptomen vor. Beispiel: ein Prüfer erlebt nach Einnahme eines Mittels eine für ihn besondere Klarheit im Kopfe. Im Prüfungsprotokoll, später in anderen Werken wird ‚Klarheit' wie eine primäre Mittelwirkung eingetragen; dabei wirkte das Mittel partiell heilend auf eine vorliegende, dem Prüfer vielleicht unbewusste Dumpfheit. Letztere wäre dann das ‚eigentliche' Arzneisymptom, doch in den Büchern ist nachher das Gegenteil zu finden.

§ 116 Einige Symptome treten häufiger, andere nur selten und bei wenigen Menschen auf.

§ 117

Zu den letztern gehören die sogenannten **Idiosyncrasien**, worunter man eigne Körperbeschaffenheiten versteht, welche, obgleich sonst gesund, doch die Neigung besitzen, von gewissen Dingen, welche bei vielen andren Menschen gar keinen Eindruck und keine Veränderung zu machen **scheinen**, in einen mehr oder weniger krankhaften Zustand versetzt zu werden (1).

Doch dieser Mangel an Eindruck auf einige Personen ist nur scheinbar. Denn da zu diesen, so wie zur Hervorbringung aller übrigen krankhaften Befindensveränderungen im Menschen, beide, sowohl die der einwirkenden Substanz inwohnende Kraft, als die Fähigkeit der, den Organism belebenden geistartigen Dynamis (Lebensprincips), von dieser erregt zu werden, erforderlich ist, so können die auffallenden Erkrankungen in den sogenannten Idiosyncrasien, nicht bloß auf Rechnung dieser besondern Körperbeschaffenheiten gesetzt, sondern sie müssen von diesen veranlassenden Dingen hergeleitet werden, in denen zugleich die Kraft liegen muß, auf alle menschlichen Körper denselben Eindruck zu machen, nur daß wenige unter den gesunden Körperbeschaffenheiten geneigt sind, sich in einen so auffallend kranken Zustand von ihnen Versetzen zu lassen. Daß diese Potenzen wirklich auf jeden Körper diesen Eindruck machen, sieht man daraus, daß sie bei **allen** kranken Personen für ähnliche Krankheitssymptome, als die welche sie selbst (obgleich anscheinend nur bei den sogenannten idiosyncratischen Personen) erregen können, als Heilmittel homöopathische Hülfe leisten (2).

(1) Einige wenige Personen können vom Geruche der Rosen in Ohnmacht fallen, und vom Genusse der Mies-Muscheln, der Krebse oder des Rogens des Barbe-Fisches, von Berührung des Laubes einiger Sumach-Arten u.s.w. in mancherlei andre krankhafte, zuweilen gefährliche Zustände gerathen.

(2) So half die Prinzessin Maria Porphyrogeneta ihrem an Ohnmachten leidenden Bruder, dem Kaiser Alexius, durch Bespritzung mit Rosenwasser (to tvn rodwn stalagma) in Gegenwart seiner Tante Eudoxia (Hist. byz. Alexias lib. 15 S. 503. ed. Posser.) und Horstius (Oper. III. S. 59) sah den Rosenessig bei Ohnmachten sehr hülfreich.

§ 118

Jede Arznei zeigt besondere Wirkungen im menschlichen Körper, welche sich von keinem andern Arzneistoffe verschiedner Art genau so ereignen (1).

(2) Dieß sah auch der verehrungswürdige A. v. Haller ein, da er sagt (Vorrede zu seiner hist. stirp. helv.): „latet immensa virium diversitas in iis ipsis plantis, quarum facies externas dudum novimus, animas quasi et quodcunque caelestius habent, nondum perspeximus.“

§ 117 Zu den letzteren gehören die „Idiosyncrasien", d.h. **besondere Empfänglichkeit** einer gesunden Person für bestimmte Wirkungen: auf einige Reize reagieren nur bestimmte Menschen. Auch diese Symptome gehören zum Wirkungsbereich des erforschten Arzneistoffs.

§ 117, 1. Anm.: Beispiele von Substanzen, die solche Überreaktionen bestimmter Menschen hervorbringen.

§ 117, 2. Anm.: Beispiel, dass solche Wirkungen auch in homöopathischem Sinne verstanden werden können.

§ 118 Keine Arznei wirkt wie die andere und jede besonders.

§ 118, Anm.: auch darauf wies bereits A. v. Haller hin (vgl. Anm. zu § 108).

§ 119

So gewiß jede Pflanzenart in ihrer äußern Gestalt in der eignen Weise ihres Lebens und Wuchses, in ihrem Geschmacke und Geruche von jeder andern Pflanzen-Art und Gattung, so gewiß jedes Mineral und jedes Salz in seinen äußern sowohl, als innern physischen uod chemischen Eigenschaften (welche allein schon alle Verwechselung hätten verhüten sollen) von dem andern verschieden ist, so gewiß sind sie alle unter sich in ihren krankmachenden – also auch heilenden – Wirkungen verschieden und von einander abweichend (1). Jede dieser Substanzen wirkt auf eine eigne, verschiedene, doch bestimmte Weise, die alle Verwechselung verbietet, und erzeugt Abänderungen des Gesundheitszustandes und des Befindens der Menschen (2).

(1) Wer die so sonderbar verschiednen Wirkungen jeder einzelnen Substanz von den Wirkungen jeder andern, auf das menschliche Befinden, genau kennt und zu würdigen versteht, der sieht auch leicht ein, daß es unter ihnen, in arzneilicher Hinsicht, durchaus keine gleichbedeutenden Mittel, keine **Surrogate** geben kann. Bloß wer die verschiedenen Arzneien nach ihren reinen, positiven Wirkungen **nicht** kennt, kann so thöricht sein, uns weiß machen zu wollen, eins könne statt des andern dienen und eben so gut, als jenes, in gleicher Krankheit helfen. So verwechseln unverständige Kinder die wesentlich verschiedensten Dinge, weil sie sie kaum dem Aeußern nach, und am wenigsten nach ihrem Werthe, ihrer wahren Bedeutung und ihren innern, höchst abweichenden Eigenschaften kennen.

(2) Ist dieß reine Wahrheit, wie sie es ist, so kann fortan kein Arzt, der nicht für verstandlos angesehen sein, und der sein gutes Gewissen, das einzige Zeugniß ächter Menschenwürde, nicht verletzen will, unmöglich eine andre Arzneisubstanz zur Cur der Krankheiten anwenden als solche, die er genau und vollständig in ihrer wahren Bedeutung kennt, d. i., deren virtuelle Wirkung auf das Befinden gesunder Menschen er genugsam erprobt hat, um genau zu wissen, sie sei vermögend, einen, dem zu heilenden, sehr ähnlichen Krankheitszustand, einen ähnlichern, als jede andere, ihm bekannt gewordene Arznei, selbst zu erzeugen – da, wie oben gezeigt worden, weder der Mensch, noch die große Natur vollkommen, schnell und dauerhaft anders als mit einem homöopathischen Mittel heilen kann. Kein ächter Arzt kann sich fortan von solchen Versuchen, vorzüglich an sich selbst, ausschließen, um diese Kenntniß der Arzneien, die am nothwendigsten zum Heilbehulfe gehört, zu erlangen, diese von den Aerzten aller Jahrhunderte bisher so schnöde versäumte Kenntniß. Alle vergangenen Jahrhunderte – die Nachwelt wird es kaum glauben – begnügten sich bisher, die in ihrer Bedeutung unbekannten und in Absicht ihrer höchst wichtigen, höchst abweichenden, reinen, dynamischen Wirkung auf Menschenbefinden **nie geprüften** Arzneien so blindhin in Krankheiten, und zwar meist mehrere dieser unbekannten, so sehr verschiedenen Kräfte in Recepte zusammengemischt zu verordnen und dem Zufalle zu überlassen, wie es dem Kranken danach ergehen möge. So dringt ein Wahnsinniger in die Werkstatt eines Künstlers, und ergreift **Hände voll, ihm unbekannter, höchst verschiedener Werkzeuge**, um die dastehenden Kunstwerke, wie er wähnt, zu bearbeiten; daß sie von seiner unsinnigen Arbeit verderbt,

§ 119 Unverwechselbare Wirkgestalt eines jeden Stoffes.

§ 119, 1. Anm.: Darum ist keine Arznei durch eine andere ersetzbar. Surrogate gibt es nicht.

§ 119, 2. Anm.: Es ist Gewissenssache für den Arzt, nur solche Arzneien anzuwenden, die er genau kennt. Kein Anwender darf sich von Arzneimittelprüfungen, vor allem an sich selbst, ausschließen.

wohl gar unwiederbringlich verderbt werden, brauche ich nicht weiter zu erinnern.

§ 120

Also genau, sorgfältig genau, müssen die Arzneien, von denen Leben und Tod, Krankheit und Gesundheit der Menschen abhängen, von einander unterschieden und deßhalb durch sorgfältige, reine Versuche auf ihre Kräfte und wahren Wirkungen im gesunden Körper geprüft werden, um sie genau kennen zu lernen und bei ihrem Gebrauche in Krankheiten jeden Fehlgriff vermeiden zu können, indem nur eine treffende Wahl derselben das größte der irdischen Güter, Wohlseyn Leibes und der Seele, bald und dauerhaft wiederbringen kann.

§ 121

Bei Prüfung der Arzneien, in Absicht auf ihre Wirkungen im gesunden Körper, muß man bedenken, daß die starken, sogenannten heroischen Substanzen schon in geringer Gabe Befindensveränderungen selbst bei starken Personen zu erregen pflegen. Die von milderer Kraft müssen zu diesen Versuchen in ansehnlicherer Gabe gereicht werden; die schwächsten aber können, damit man ihre Wirkung wahrnehme, bloß bei solchen von Krankheit freien Personen versucht werden, welche zärtlich, reizbar und empfindlich sind.

§ 122

Es dürfen zu solchen Versuchen – denn von ihnen hängt die Gewißheit der ganzen Heilkunst und das Wohl aller folgenden Menschen-Generationen ab – es dürfen, sage ich, zu solchen Versuchen keine andern Arzneien, als solche genommen werden, die man genau kennt, und von deren Reinheit, Aechtheit und Vollkräftigkeit man völlig überzeugt ist.

§ 123

Jede dieser Arzneien muß in ganz einfacher, ungekünstelter Form eingenommen werden; die einheimischen Pflanzen als frisch ausgepreßter Saft, mit etwas Weingeist vermischt, sein Verderben zu verhüten, die ausländischen Gewächse aber als Pulver, oder frisch mit Weingeist zur Tinctur ausgezogen, dann aber mit etlichen Theilen Wasser versetzt, die Salze und Gummen aber gleich vor der Einnahme in Wasser aufgelöst. Ist die Pflanze nur in trockener Gestalt zu haben und ihrer Natur nach an Kräften schwach, so dient zu einem solchen Vorsuche der Aufguß, in welchem das zerkleinte Kraut mit kochendem Wasser übergossen und so ausgezogen worden ist; er muß gleich nach seiner Bereitung noch warm getrunken werden; denn alle ausgepreßten Pflanzensäfte und alle wässerigen Pflanzen-Aufgüsse, gehen

§§ 120–44 Anleitung zur Arzneimittelprüfung

§ 120 Nur sorgfältige, genaue, reine Versuche ermöglichen die Unterscheidung der Arzneien in der Therapie. Darin liegt eine **hohe Verantwortung**.

§ 121 **Dosisanpassung** entsprechend Arzneistärke sowie Empfindlichkeit des Prüfers. Nicht jeder ist gleich gut zum Prüfer geeignet.

§ 122 **Anforderungen** an die zu prüfende Arznei, Reinheit und Echtheit.

§ 123 Einfachste Zubereitung. Je nach Pflanze Presssaft mit Alkohol, Pulver, Tinktur oder Aufguss möglich.

ohne geistigen Zusatz schnell in Gährung und Verderbniß über, und haben dann ihre Arzneikraft verloren.

§ 124

Jeden Arzneistoff muß man zu dieser Absicht ganz allein, ganz rein anwenden, ohne irgend eine fremdartige Substanz zuzumischen, oder sonst etwas fremdartig Arzneiliches an demselben Tage zu sich zu nehmen, und eben so wenig die folgenden Tage, so lange als man die Wirkungen der Arznei beobachten will.

§ 125

Während dieser Versuchszeit, muß auch die Diät recht mäßig eingerichtet werden, möglichst ohne Gewürze, von bloß nährender, einfacher Art, so daß die grünen Zugemüße und Wurzeln (1) und alle Salate und Suppenkräuter (welche sämmtlich immer einige störende Arzneikraft, auch bei aller Zubereitung behalten) vermieden werden. Die Getränke sollen die alltäglichen sein, so wenig als möglich reizend (2).

(1) Junge grüne Erbsen (Schoten), grüne Bohnen, über Wasser-Dampf gesottene Kartoffeln und allenfalls Möhren (Mohrrüben) sind zulässig, als die am wenigsten arzneilichen Genüsse.

(2) Die Versuchsperson muß entweder an keinen Wein, Branntwein, Kaffee noch Thee gewöhnt seyn, oder sich diese theils reizenden, theils arzneilich schädlichen Getränke schon längere Zeit vorher völlig abgewöhnt haben.

§ 126

Die dazu gewählte Versuchsperson muß **vor allen Dingen** als **glaubwürdig und gewissenhaft** bekannt seyn; sie muß sich während des Versuchs vor Anstrengungen des Geistes und Körpers, vor allen Ausschweifungen und störenden Leidenschaften hüten; keine dringenden Geschäfte dürfen sie von der gehörigen Beobachtung abhalten; sie muß mit gutem Willen genaue Aufmerksamkeit auf sich selbst richten und dabei ungestört sein; in ihrer Art gesund an Körper, muß sie auch den nöthigen Verstand besitzen, um ihre Empfindungen in deutlichen Ausdrücken benennen und beschreiben zu können.

§ 127

Die Arzneien müssen sowohl an Manns- als an Weibspersonen geprüft werden, um auch die, auf das Geschlecht bezüglichen Befindens-Veränderungen, an den Tag zu bringen.

§ 124 Arznei unvermischt, auch sonst nichts **Arzneiliches dazu.**

§ 125 **Anforderungen** an die Versuchsperson: einfache Diät unter Meidung arzneilicher Reize.

§ 125, 1. Anm.: Beispiele erlaubter Gemüse.

§ 125, 2. Anm.: Unerlaubte Genussmittel.

§ 126 **Anforderungen** an die Versuchsperson: Glaubwürdigkeit, Gewissenhaftigkeit, Gesundheit und gesunder Verstand, Lebensweise.

Dazu: heutige Lebensgewohnheiten und Umweltbedingungen bringen eine größere Zahl von Störfaktoren mit sich als jene, mit denen *Hahnemann* zu rechnen hatte. Die Schaffung einer künstlich naturreinen Umgebung (wie von *Vithoulkas* vorgeschlagen) scheint wünschenswert, bedeutet allerdings einen ganz erheblichen Eingriff in das soziale Umfeld der Prüfer, der schon als solcher mancherlei Wirkungen hervorbrächte. Der ‚normale Alltag' hat zudem den Vorteil, Modalitäten etc. (§ 133) besser beobachten zu können durch die Vergleichsmöglichkeit mit dem gewohnten Ablauf.

§ 127 Prüfung an **beiderlei Geschlechtern** erforderlich.

§ 128

Die neuern und neuesten Erfahrungen haben gelehrt, daß die Arzneisubstanzen in ihrem rohen Zustande, wenn sie zur Prüfung ihrer eigenthümlichen Wirkungen von der Versuchs-Person eingenommen worden, lange nicht so den vollen Reichthum der in ihnen verborgen liegenden Kräfte äußern, als wenn sie in hohen Verdünnungen durch gehöriges Reiben und Schütteln potenzirt zu dieser Absicht eingenommen worden; durch welche einfache Bearbeitung die in ihrem rohen Zustande verborgen und gleichsam schlafend gelegnen Kräfte bis zum Unglaublichen entwickelt und zur Thätigkeit erweckt werden. So erforscht man jetzt am besten, selbst die für schwach gehaltenen Substanzen in Hinsicht auf ihre Arzneikräfte, wenn man 4 bis 6 feinste Streukügelchen der 30sten Potenz einer solchen Substanz von der Versuchs-Person täglich, mit ein wenig Wasser angefeuchlet, oder vielmehr in einer größern oder geringern Menge Wasser aufgelöset und wohl zusammengeschüttelt, nüchtern einnehmen und dies mehrere Tage fortsetzen läßt.

§ 129

Wenn nur schwache Wirkungen von einer solchen Gabe zum Vorschein kommen, so kann man, bis sie deutlicher und stärker werden, täglich etliche Kügelchen mehr zur Gabe nehmen, bis die Befindens-Veränderungen wahrnehmbarer werden; denn wenige Personen werden von einer Arznei gleich stark angegriffen; es findet im Gegentheile eine große Verschiedenheit in diesem Punkte statt, so daß von einer als sehr kräftig bekannten Arznei, in mäßiger Gabe, zuweilen eine schwächlich scheinende Person fast gar nicht erregt wird, aber von mehreren andern dagegen, weit schwächern, stark genug. Und hinwiederum giebt es sehr starke Personen, die von einer mild scheinenden Arznei sehr beträchtliche Krankheits-Symptome spüren, von stärkern aber geringere u.s.w. Da dieß nun vorher unbekannt, so ist es sehr räthlich, bei Jedem zuerst mit einer kleinen Arzneigabe den Anfang zu machen, und wo es angemessen und erforderlich, von Tage zu Tage zu einer höhern und höhern Gabe zu steigen.

§ 130

Wenn man gleich Anfangs zum ersten Male eine gehörig starke Arzneigabe gereicht, so hat man den Vortheil, daß die Versuchs-Person die Aufeinanderfolge der Symptome erfährt und die Zeit, wann jedes erschienen ist, genau aufzeichnen kann, welches zur Kenntniß des Charakters der Arznei sehr belehrend ist, weil dann die Ordnung der Erstwirkungen, so wie die der Wechselwirkungen am unzweideutigsten zum Vorschein kommt. Auch eine sehr mäßige Gabe ist zum Versuche oft schon hinreichend, wenn nur der Versuchende feinfühlig genug und möglichst aufmerksam auf sein Be-

§ 128 Vorteile der **Arzneimittelprüfung mit hohen Potenzen**, die die „*im rohen Zustande (der Arznei) verborgene und gleichsam schlafend gelegenen Kräfte bis zum Unglaublichen entwickelt und zur Tätigkeit erwecken.*“

Dazu: erst in den letzten Jahren seines Lebens verwendete Hahnemann vorzugsweise die C30 für Prüfungen. Zu Gemütssymptomen in der AMP vgl. ferner § 212, zur ‚Kraftentwicklung‘ auch § 269.

§ 129 **Vorsichtige Dosissteigerung,** während Prüfung mit wiederholter Arzneiverabreichung. Sehr unterschiedliche Empfänglichkeit der einzelnen Prüfer.

(vgl. §§ 131–34; 281).

§ 130 Vorteil **einmaliger Gabe**: sich entwickelnde Symptome sind in ihrer zeitlichen Abfolge klar beobachtbar.

(zu den Wirkungsphasen vgl. auch meinen Kommentar zu § 115)

finden ist. Die Wirkungsdauer einer Arznei wird erst durch Vergleichung mehrerer Versuche bekannt.

§ 131

Muß man aber, um nur etwas zu erfahren, einige Tage nach einander dieselbe Arznei in immer erhöheten Gaben derselben Person zum Versuche geben, so erfährt man zwar die mancherlei Krankheitszustände, welche diese Arznei überhaupt zuwege bringen kann, aber nicht ihre Reihenfolge, und die darauffolgende Gabe nimmt oft ein oder das andere, von der vorgängigen Gabe erregte Symptom wieder hinweg, heilwirkend, oder den entgegengesetzten Zustand hervor bringend – Symptome, welche als zweideutig eingeklammert werden müssen, bis folgende, reinere Versuche zeigen, oh sie Gegen- und Nach-Wirkung des Organisms, oder eine Wechselwirkung dieser Arznei sind.

§ 132

Wo man aber, ohne Rücksicht auf Folgereihe der Zufälle und Wirkungsdauer der Arznei, bloß die Symptome für sich, besonders die eines schwachkräftigen Arzneistoffs, erforschen will, da ist die Veranstaltung vorzuziehen, daß man einige Tage nach einander, jeden Tag eine erhöhete Gabe reiche. Dann wird die Wirkung, selbst der mildesten, noch unbekannten Arznei, besonders an empfindlichen Personen versucht, an den Tag kommen.

§ 133

Bei Empfindung dieser oder jener Arzneibeschwerde, ist es zur genauen Bestimmung des Symptoms dienlich, ja erforderlich, sich dabei in verschiedne Lagen zu versetzen und zu beobachten, ob der Zufall durch Bewegung des eben leidenden Theils, durch Gehen in der Stube oder in freier Luft, durch Stehen, Sitzen oder Liegen sich vermehre, mindere oder vergehe und etwa in der ersten Lage wiederkomme,- ob durch Essen, Trinken oder durch eine andere Bedingung sich das Symptom ändere, oder durch Sprechen, Husten, Nießen, oder bei einer andern Verrichtung des Körpers und darauf zu achten, zu welcher Tages- oder Nachtzeit es sich vorzüglich einzustellen pflege, wodurch das jedem Symptome Eigenthümliche und Charakteristische offenbar wird.

§ 134

Alle äußeren Potenzen und vorzüglich die Arzneien haben die Eigenschaft, eine ihnen eigenthümliche, besonders geartete Veränderung im Befinden des lebenden Organisms hervorzubringen; doch kommen nicht alle, einer Arznei eignen Symptome, schon bei Einer Person, auch nicht alle sogleich, oder bei demselben Versuche zum Vorscheine, sondern bei der einen Person dießmal

§ 131 Prüfung mit **mehrmaliger Gabe**: Symptome der letzten Gabe können durch weitere Gabe wieder abgeändert werden; Wirkungsphasen sind nicht mehr zu unterscheiden. Dafür können so auch schwächere Arzneien geprüft werden.

Dazu: Um Verwirrungen zu vermeiden, scheint es ratsam, ein Mittel im Laufe einer Prüfung abzusetzen, sobald erste Symptome auftreten (vgl. *J. Mezger*, *J. Sherr* u.a.). Die Bemerkung zu ‚schwächeren' Arzneien bezieht sich wohl vorrangig auf stoffliche Dosen; bei höheren Potenzen scheint die individuelle Empfänglichkeit maßgeblicher.

§ 133 Erforschung der **Modalitäten**.

§ 134 Jeder Prüfer wird nur einen Teil der Arzneisymptome entwickeln.

diese, bei einem zweiten und dritten Versuche wieder andere, bei einer andern Person diese oder jene Symptome vorzugsweise hervor; doch so, daß vielleicht bei der vierten, achten, zehnten u.s.w. Person, wieder einige oder mehrere von den Zufällen sich zeigen, die etwa schon bei der zweiten, sechsten, neunten u.s.w. Person sich ereigneten; auch erscheinen sie nicht jedesmal zu derselben Stunde wieder.

§ 135

Der Inbegriff aller Krankheits-Elemente, die eine Arznei zu erzeugen vermag, wird erst durch vielfache, an vielen dazu tauglichen, verschiedenartigen Körpern von Personen beiderlei Geschlechts angestellte Beobachtungen, der Vollständigkeit nahe gebracht. Nur erst dann kann man versichert sein, eine Arznei auf die Krankheitszustände, die sie erregen kann, das ist, auf ihre reinen Kräfte in Veränderung des Menschenbefindens ausgeprüft zu haben, wenn die folgenden Versuchspersonen wenig Neues mehr von ihr bemerken können, und fast immer nur dieselben, schon von Andern beobachteten Symptome an sich wahrnehmen.

§ 136

Obgleich, wie gesagt, eine Arznei bei ihrer Prüfung im gesunden Zustande, nicht bei Einer Person alle ihre Befindens-Veränderungen hervorbringen kann, sondern nur bei vielen, verschiednen, von abweichender Leibes- und Seelenbeschaffenheit, so liegt doch die Neigung (Tendenz), alle diese Symptome in jedem Menschen zu erregen, in ihr (§ 110), nach einem ewigen, umwandelbaren Naturgesetze, vermöge dessen sie alle ihre, selbst die selten von ihr in Gesunden hervorgebrachten Wirkungen bei einem jeden Menschen in Ausübung bringt, dem man sie in einem Krankheits-Zustande von ähnlichen Beschwerden eingiebt; selbst in der mindesten Gabe erregt sie dann, homöopathisch gewählt, stillschweigend einen, der natürlichen Krankheit nahekommenden, künstlichen Zustand im Kranken, der ihn von seinem ursprünglichen Uebel schnell und dauerhaft (homöopathisch) befreit und heilt.

§ 137

Je mäßiger, bis zu einem gewissen Grade, die Gaben einer zu solchen Versuchen bestimmten Arznei sind, – vorausgesetzt, daß man die Beobachtung durch die Wahl einer Wahrheit liebenden, in jeder Rücksicht gemäßigten, feinfühligen Person, welche die gespannteste Aufmerksamkeit auf sich richtet, zu erleichtern sich bestrebt – desto deutlicher kommen die Erstwirkungen und bloß diese, als die wissenswürdigsten, hervor und keine Nachwirkungen oder Gegenwirkungen des Lebensprincips. Bei übermäßig großen Gaben hingegen, kommen nicht allein mehrere Nachwirkungen

§ 135 Daher ist es nötig, die Arzneimittelprüfung an vielen verschiedenartigen Menschen beiderlei Geschlechts durchzuführen, bis nur noch wenig Neues hervor kommt.

§ 136 Obwohl eine Arznei erst durch Prüfung an Menschen unterschiedlichster Seelen- und Leibesbeschaffenheit alle ihre Symptome hervorbringt, unterliegt ihre Neigung zu bestimmten Wirkungen einem unwandelbaren Gesetz.

§ 137 **Mäßige Gabe** günstig, um die Prüfung nicht durch Nach- und Gegenwirkungen zu verwirren, abgesehen vom Gebote der Achtung des Mitmenschen

unter den Symptomen mit vor, sondern die Erstwirkungen treten auch in so verwirrter Eile und mit solcher Heftigkeit auf, daß sich nichts genau beobachten läßt; die Gefahr derselben nicht einmal zu erwähnen, die demjenigen, welcher Achtung gegen die Menschheit hat, und auch den Geringsten im Volke für seinen Bruder schätzt, nicht gleichgültig sein kann.

§ 138

Alle Beschwerden, Zufälle und Veränderungen des Befindens der Versuchs-Person während der Wirkungsdauer einer Arznei (im Fall obige Bedingungen [§§ 124 – 127] eines guten, reinen Versuchs beobachtet wurden) rühren bloß von dieser her und müssen, als deren eigenthümlich zugehörig, als ihre Symptome angesehen und aufgezeichnet werden; gesetzt auch die Person hätte ähnliche Zufälle **vor längerer Zeit** bei sich von selbst wahrgenommen. Die Wiedererscheinung derselben beim Arznei-Versuche zeigt dann bloß an, daß dieser Mensch, vermöge seiner besondern Körperbeschaffenheit, vorzüglich aufgelegt ist, zu dergleichen erregt zu werden. In unserm Falle ist es von der Arznei geschehen; die Symptome kommen jetzt, während die eingenommene, kräftige Arznei sein ganzes Befinden beherrscht, nicht von selbst, sondern rühren von dieser her.

§ 139

Wenn der Arzt die Arznei zum Versuche nicht selbst eingenommen, sondern einer andern Person eingegeben hat, so muß diese ihre gehabten Empfindungen, Beschwerden, Zufälle und Befindensveränderungen deutlich aufschreiben in dem Zeitpunkte, wo sie sich ereignen, mit Angabe der, nach der Einnahme verflossenen Zeit der Entstehung jedes Symptoms, und wenn es lange anhielt, der Zeit der Dauer. – Der Arzt sieht den Aufsatz in Gegenwart der Versuchs-Person, gleich nach vollendetem Versuche, oder, wenn der Versuch mehrere Tage dauert, jeden Tag durch, um sie, welcher dann noch alles in frischem Gedächtnisse ist, über die genaue Beschaffenheit jedes dieser Vorfälle zu befragen und die so erkundigten, nähern Umstände beizuschreiben, oder nach ihrer Aussage dieselben abzuändern (1).

(1) Wer solche Versuche der Arztwelt bekannt macht, wird dadurch für die Zuverlässigkeit der Versuchs-Person und ihrer Angaben verantwortlich und zwar mit Recht, da das Wohl der leidenden Menschheit hier auf dem Spiele steht.

§ 140

Kann die Person nicht schreiben, so muß sie der Arzt jeden Tag darüber vernehmen, was und wie es ihr begegnet sei. Es muß dann aber größtentheils nur freiwillige Erzählung der zum Versuche gebrauchten Person sein, nichts Errathenes, nichts Vermuthetes und so wenig als möglich Ausgefragtes, was

§ 138 Auch der Prüfperson bekannte, vor längerer Zeit schon einmal aufgetretene Befindensänderungen sind der geprüften Arznei zuzurechnen.

Dazu: solche Symptome bedürfen nach heutiger Auffassung u.U. weiterer Bestätigung und sind entsprechend zu kennzeichnen.

§ 139 Genaue, unverzügliche **Aufzeichnung** durch den Prüfer und tägliche **Durchsicht** durch den Arzt (Prüfungsleiter), sowie Besprechung zwecks evtl. Nachträge oder Schärfung von Symptombeschreibungen.

§ 139, Anm.: **Hohe Verantwortung** eines jeden, der solche Prüfungen veröffentlicht.

§ 140 Vorgehen bei Analphabeten.

man als Befund niederschreiben will, alles mit der Vorsicht, die ich oben (§§ 84 -99), bei Erkundigung des Befundes und Bildes der natürlichen Krankheiten angegeben habe.

§ 141

Doch bleiben diejenigen Prüfungen der reinen Wirkungen einfacher Arzneien in Veränderung des menschlichen Befindens und der künstlichen Krankheitszustände und Symptome, welche sie im gesunden Menschen erzeugen können, welche der gesunde, vorurtheillose, gewissenhafte, feinfühlige **Arzt an sich selbst** mit aller ihn hier gelehrten Vorsicht und Behutsamkeit anstellt, die vorzüglichsten. Er weiß am gewißesten, was er an sich selbst wahrgenommen hat (2).

(2) Auch haben diese Selbstversuche für ihn noch andere, unersetzliche Vortheile. Zuerst wird ihm dadurch die große Wahrheit, daß das Arzneiliche aller Arzneien, worauf ihre Heilungskraft beruht, in jenen, von den selbstgeprüften Arzneien erlittenen Befindens-Veränderungen und den an sich selbst mittels derselben erfahrnen Krankheits-Zuständen liege, zur unleugbaren Thatsache. Ferner wird er durch solche merkwürdige Beobachtungen an sich selbst, theils zum Verständniß seiner eignen Empfindungen, seiner Denk- und Gemüthsart (dem Grundwesen aller wahren Weisheit: gnvJi seauton) theils aber, was keinem Arzte fehlen darf, zum Beobachter gebildet. Alle unsere Beobachtungen an andern haben das Anziehende bei weitem nicht, als die an uns selbst angestellten. Immer muß der Beobachter Andrer befürchten, der die Arznei Versuchende habe, was er sagt, nicht so deutlich gefühlt, oder seine Gefühle nicht mit dem genau passenden Ausdrucke angegeben und bezeichnet. Immer bleibt er im Zweifel, ob er nicht wenigstens zum Theil getäuscht werde. Dieses nie ganz hinwegzuräumende Hinderniß der Wahrheits-Erkenntniß bei Erkundigung der von Arzneien bei Andern entstandnen künstlichen Krankheits-Symptome, fällt bei Selbstversuchen gänzlich weg. Der Selbstversucher weiß es selbst, er weiß es gewiß, was er gefühlt hat, und jeder solche Selbstversuch ist für ihn ein neuer Antrieb zur Erforschung der Kräfte mehrer Arzneien. Und so übt er sich mehr und mehr in der, für den Arzt so wichtigen Beobachtungskunst, wenn er sich selbst, als das Gewissere, ihn nicht Täuschende, zu beobachten fortfährt und um desto eifriger wird er es thun, da ihn diese Selbstversuche die Kenntniß der zum Heilen meist noch mangelnden Werkzeuge nach ihrem wahren Werthe und ihrer wahren Bedeutung versprechen, und ihn nicht täuschen. Er wähne auch nicht, daß solche kleine Erkrankungen beim Einnehmen prüfender Arzneien überhaupt seiner Gesundheit nachtheilig wären. Die Erfahrung lehrt im Gegentheile, daß der Organism des Prüfenden, durch die mehren Angriffe auf das gesunde Befinden nur desto geübter wird in Zurücktreibung alles seinem Körper Feindlichen von der Außenwelt her, und aller künstlichen und natürlichen, krankhaften Schädlichkeiten, auch abgehärteter gegen alles Nachtheilige mittels so gemäßigter Selbstversuche mit Arzneien. Seine Gesundheit wird unveränderlicher; er wird robuster, wie alle Erfahrung lehrt.

§ 141 Die Prüfungen durch den **Homöopathen an sich selbst** sind am wertvollsten.

§ 141, Anm.: Wert der Arzneimittelprüfung als Selbsterfahrung (gnoti te auton). Gesundheitliche Vorteile durch Arzneimittelprüfung (letztere aus heutiger Sicht fraglich).

Vgl. auch 2. Anm. § 119

§ 142

Wie man aber selbst in Krankheiten, besonders in den chronischen, sich meist gleichbleibenden, unter den Beschwerden der ursprünglichen Krankheit einige Symptome (1) der zum Heilen angewendeten, einfachen Arznei ausfinden könne, ist ein Gegenstand höherer Beurtheilungskunst und bloß Meistern in der Beobachtung zu überlassen.

(1) Die in der ganzen Krankheit etwa vor langer Zeit, oder nie bemerkten, folglich neuen, der Arznei angehörigen Symptome.

§ 143

Hat man nun eine beträchtliche Zahl einfacher Arzneien auf diese Art im gesunden Menschen erprobt und alle die Krankheits-Elemente und Symptome sorgfältig und treu aufgezeichnet, die sie von selbst als künstliche Krankheits-Potenzen zu erzeugen fähig sind, so hat man dann erst eine wahre **Materia medica** – eine Sammlung der ächten, reinen, untrüglichen (1) Wirkungsarten der einfachen Arzneistoffe für sich, einen Codex der Natur, worin von jeder so erforschten, kräftigen Arznei eine ansehnliche Reihe besonderer Befindens-Veränderungen und Symptome, wie sie sich der Aufmerksamkeit des Beobachters zu Tage legten, aufgezeichnet stehen, in denen die (homöopathischen) Krankheits-Elemente mehrer natürlichen, dereinst durch die zu heilenden Krankheiten, in Aehnlichkeit vorhanden sind, welche, mit einem Worte, künstliche Krankheitszustände enthalten, die für die ähnlichen natürlichen Krankheitszustände die einzigen, wahren, homöopathischen, das ist, specifischen Heilwerkzeuge darreichen, zur gewissen und dauerhaften Genesung.

(1) Man hat in neuern Zeilen entfernten, unbekannten Personen, die sich dafür bezahlen ließen, aufgetragen, Arzneien zu probiren, und diese Verzeichnisse drucken lassen. Aber auf diese Weise scheint das allerwichtigste, die einzig wahre Heilkunst zu gründen bestimmte, und die größte moralische Gewißheit und Zuverlässigkeit erheischende Geschäft in seinen Ergebnissen, leider, zweideutig und unsicher zu werden und allen Werth zu verlieren. Die, davon zu erwartenden, falschen Angaben, vom homöopathischen Arzte dereinst für wahr angenommen, müssen in ihrer Anwendung dem Kranken zum größten Nachtheile gereichen.

§ 144

Von einer solchen Arzneimittellehre sei alles Vermuthete, bloß Behauptete, oder gar Erdichtete gänzlich ausgeschlossen; es sei alles reine Sprache der sorgfältig und redlich befragten Natur.

§ 142 Die Beobachtung von Arzneisymptomen an Kranken sollten wir den Meistern überlassen.

§ 142, Anm.: Symptome der Krankheit, inklusive alter, durch die Behandlung an die Oberfläche gebrachter, sind von den bloßen Arzneisymptomen zu unterscheiden.

Dazu: Da es völlig gesunde Prüfer nicht gibt, sollten ‚alte Symptome' entsprechend gekennzeichnet werden, besonders sie bedürfen späterer Bestätigung durch Heilungen. Gänzlich verwerfen können wir sie nicht (vgl. § 138).

§ 143 Die **wahre Materia Medica**, ein Codex der Natur.

§ 143, Anm.: Kritik von Arzneimittelprüfung durch bezahlte Versuchspersonen.

§ 144 ... ‚reine Sprache der sorgfältig und redlich befragten Natur. ...**'kein Platz für Vermutungen'**.

§ 145

Freilich kann nur ein sehr ansehnlicher Vorrath genau nach dieser, ihrer reinen Wirkungsart in Veränderung des Menschenbefindens gekannter Arzneien uns in den Stand setzen, für **jeden** der unendlich vielen Krankheitszustände in der Natur, für **jedes** Siechthum in der Welt, ein homöopathisches Heilmittel, ein passendes Analogon von künstlicher (heilender) Krankheitspotenz auszufinden (1). Indessen bleiben auch jetzt – Dank sei es der Wahrheit der Symptome und dem Reichthume an Krankheits-Elementen, welche jede der kräftigen Arzneisubstanzen in ihrer Einwirkung auf gesunde Körper schon jetzt hat beobachten lassen – doch nur wenige Krankheitsfälle übrig, für welche sich nicht unter den, nun schon auf ihre reine Wirkung geprüften (2), ein ziemlich passendes homöopathisches Heilmittel antreffen ließe, was, ohne sonderliche Beschwerde, die Gesundheit sanft, sicher und dauerhaft wieder bringt – **unendlich** gewisser und sicherer, als nach allen allgemeinen und speciellen Therapien der bisherigen, allöopathischen Arzneikunst, mit ihren ungekannten, gemischten Mitteln, welche die chronischen Krankheiten nur verändern und verschlimmern, aber nicht heilen können, die Heilung der akuten aber eher verzögern, als befördern, oft sogar Lebensgefahr herbeiführen.

(1) Anfangs (vor etwa 40 Jahren) war ich der einzige, der sich die Prüfung der reinen Arzneikräfte zum wichtigsten Geschäfte machte. Seitdem war ich von einigen jungen Männern, die an sich selbst Versuche machten, und deren Beobachtungen ich prüfend durchging, hierin unterstützt worden; nachgehends ist noch einiges Aechte dieser Art von wenigen Andern gethan worden. Was wird aber dann erst an Heilung im ganzen Umfange des unendlichen Krankheits-Gebietes ausgerichtet werden können, wenn mehre **genaue und zuverlässige** Beobachter sich um die Bereicherung dieser einzig ächten Arzneistoff-Lehre durch sorgfältige **Selbstversuche** verdient gemacht haben werden! Dann wird das Heilgeschäft den mathematischen Wissenschaften an Zuverlässigkeit nahe kommen.

(2) Man sehe oben Anm. 2. zu § 109.

§ 146

Der dritte Punkt des Geschäftes eines ächten Heilkünstlers betrifft **die zweckmäßigste Anwendung der**, auf ihre reine Wirkung in gesunden Menschen geprüften, künstlichen Krankheits-Potenzen (**Arzneien**) **zur homöopathischen Heilung der natürlichen Krankheiten**.

§ 147

Bei welcher unter diesen, nach ihrer Menschenbefindens-Veränderungs-Kraft ausgeforschten Arzneien, man nun in den von ihr beobachteten Sym-

§ 145 Großer Arzneischatz ist Voraussetzung.

§ 145, Anm.: S.H. begann dies allein. Was werden wir erreichen, wenn sich eine Anzahl genauer, zuverlässiger Beobachter durch sorgfältige Selbstversuche verdient macht!

§§ 146–291 Kenntnis der Heilkunst

§ 147 Simillimum = Spezificum

ptomen, das meiste Aehnliche von der Gesammtheit der Symptome einer gegebnen, natürlichen Krankheit antrifft, diese Arznei wird und muß das passendste, das gewißeste homöopathische Heilmittel derselben sein; in ihr ist das Spezifikum dieses Krankheitsfalles gefunden.

§ 148

Die natürliche Krankheit ist nie als eine irgendwo, im Innern oder Aeußern des Menschen sitzende, schädliche **Materie** anzusehen (§ 11, § 13), sondern als von einer geistartigen, feindlichen Potenz erzeugt, die, wie durch eine Art von Ansteckung (Anm. zu § 11), das im ganzen Organism herrschende, geistartige Lebensprincip in seinem instinktartigen Walten stört, als ein böser Geist quält und es zwingt, gewisse Leiden und Unordnungen im Gange des Lebens zu erzeugen, die man (Symptome) Krankheiten nennt. Wird aber dann dem Lebensprincip das Gefühl von der Einwirkung dieses feindlichen Agens wieder entzogen, was diese Verstimmung zu bewirken und fortzusetzen strebte, das ist, läßt der Arzt dagegen eine, das Lebensprincip ähnlichst krankhaft zu verstimmen fähige, künstliche Potenz (homöopathische Arznei), welche stets, auch in der kleinsten Gabe die ähnliche, natürliche Krankheit an Energie (§ 33, § 279) übertrifft, auf den Kranken einwirken, so geht, während der Einwirkung dieser stärkern, ähnlichen Kunst-Krankheit für das Lebensprincip die Empfindung von dem ursprünglichen, krankhaften Agens verloren; das Uebel existirt von da an nicht mehr für das Lebensprincip, es ist vernichtet. Wird, wie gesagt, die passend ausgewählte, homöopathische Arznei gehörig angewendet, so vergeht die zu überstimmende, acute, natürliche Krankheit, wenn sie kurz vorher entstanden war, unvermerkt, nicht selten in einigen Stunden, die etwas ältere, natürliche Krankheit aber (nach Anwendung noch einiger Gaben derselben, höher potenzirten Arznei, oder, nach sorgfältiger Wahl (1), einer oder der andern, noch ähnlichern, homöopathischen Arznei) etwas später, mit allen Spuren von Uebelbefinden. Es erfolgt in unbemerklichen, oft schnellen Uebergängen nichts als Gesundheit, Genesung. Das Lebensprincip fühlt sich wieder frei und fähig, das Leben des Organisms, wie vordem, in Gesundheit fortzuführen und die Kräfte sind wieder da.

(1) Aber dieses mühsame, zuweilen sehr mühsame Aufsuchen und Auswählen des, dem jedesmaligen Krankheits-Zustande in allen Hinsichten homöopathisch angemessensten Heilmittels, ist ein Geschäft, was ungeachtet aller lobwerthen Erleichterungs-Bücher, doch noch immer das Studium der Quellen selbst und zudem vielseitige Umsicht und ernste Erwägung fordert, auch nur vom Bewußtsein treu erfüllter Pflicht seinen besten Lohn empfängt – wie sollte diese mühsame, sorgfältige, allein die beste Heilung der Krankheiten möglich machende Arbeit, den Herren von der neuen Mischlings-Sekte behagen, die mit dem Ehrennamen, Homöopathiker sich brüsten, auch zum Scheine Arznei geben von Form und Ansehen der homöopathischen, doch von ihnen nur so obenhin (quidquid in buccam venit) ergriffen, und die, wenn das ungenaue Mittel nicht so-

§ 148 Heilungsvorgang:

- dynamische Natur der Krankheit
- darum auch dynamische Heilung (vgl. §§ 16, 33).

Die (natürliche) Krankheit ist keine schädliche Materie (vgl. § 13). Vielmehr quält sie das Lebensprinzip wie ‚als ein böser Geist' und zwingt damit den Organismus zu unordentlichen Tätigkeiten. Die homöopathische „Kunstkrankheit" übertrifft (qualitativ-energetisch) die natürliche Affektion, und löscht damit das ‚Gefühl' der Lebenskraft für diese Störung (die damit als eine Art Mißempfindung der Lebenskraft verstanden wird!).

Rasche Heilung bei akuten Krankheiten.

§ 148, Anm.: Notwendigkeit des Quellenstudiums zur Auffindung des Simile. Polemik gegen oberflächliche, halbherzige Ausübung der Homöopathie.

gleich hilft, die Schuld davon nicht auf ihre unverzeihliche Mühescheu und Leichtfertigkeit bei Anfertigung der wichtigsten und bedenklichsten aller Angelegenheiten der Menschen schieben, sondern auf die Homöopathie, der sie große Unvollkommenheit vorwerfen; (eigentlich die, daß sie ihnen, ohne eigne Mühe, das angemessenste homöopathische Heilmittel für jeden Krankheits-Zustand, nicht von selbst wie gebratene Tauben in den Mund führe!). Sie wissen sich ja dann doch, wie genandte Leute, bald über das Nicht-Helfen ihrer kaum halb homöopathischen Mittel zu trösten durch Anbringung der ihnen geläufigern, allöopathischen Scherwenzel, worunter sich ein oder etliche Dutzend Blutigel an die leidende Stelle gesetzt, oder kleine, unschuldige Aderlässe von 8 Unzen u.s.w. recht stattlich ausnehmen, und kömmt der Kranke trotz dem Allen doch davon, so rühmen sie ihre Aderlässe, Blutigel, u.s.w., ohne welche derselbe nicht hätte erhalten werden können und geben nicht undeutlich zu verstehen, daß diese, ohne viel Kopfzerbrechen, aus dem verderblichen Schlendrian der alten Schule hervorgelangten Operationen im Grunde das Beste bei der Cur gethan hätten; stirbt aber der Kranke dabei, wie nicht selten, so suchen sie eben damit die trostlosen Angehörigen zu beruhigen, „daß sie selbst Zeuge wären, wie doch nun alles Ersinnliche für den seelig Verstorbnen gethan worden sei.“ Wer wollte solcher leichtsinnigen, schädlichen Brut, die Ehre anthun, sie nach dem Namen der sehr mühsamen, aber auch heilbringenden Kunst, **homöopathische Aerzte** zu nennen? Ihrer warte der gerechte Lohn, daß sie, einst erkrankt, auf gleiche Art kurirt werden mögen!

§ 149

Die alten (und besonders die complicirten) Siechthume, erfordern zur Heilung verhältnismäßig mehr Zeit. Vorzüglich die, durch allöopathische Unkunst so oft neben der, von ihr ungeheilt gelassenen natürlichen Krankheit, erzeugten chronischen Arznei-Siechthume, erfordern bei weitem längere Zeit zur Genesung; oft sind sie sogar unheilbar, wegen des frechen Raubes der Kräfte und Säfte des Kranken, (der Blutentziehungen, Purganzen, u.s.w.), wegen der oft langen fortgesetzten Anwendung großer Gaben heftig wirkender Mittel, nach leeren, falschen Vermuthungen von ihrem angeblichen Nutzen, in ähnlich **scheinenden** Krankheits-Fällen, der Verordnung unpassender Mineralbäder u.s.w., „die allgewöhnlichen Heldenthaten der Allöopathik bei ihren sogenannten Curen.“

§ 150

Werden dem Arzte ein oder ein paar geringfügige Zufälle geklagt, welche seit Kurzem erst bemerkt worden, so hat er dieß für keine vollständige Krankheit anzusehen, welche ernstlicher, arzneilicher Hülfe bedürfte. Eine kleine Abänderung in der Diät und Lebensordnung reicht gewöhnlich hin, diese Unpäßlichkeit zu verwischen.

§ 149 **Längere Heilungsdauer** zu erwarten bei alten, chronischen Krankheiten. Sehr langwierig oder sogar unheilbar sind durch Fehlbehandlungen komplizierte Erkrankungen.

§ 150 **Flüchtige Symptome** unwesentlich.

§ 151

Sind es aber ein paar heftige Beschwerden, über die der Kranke klagt, so findet der forschende Arzt gewöhnlich noch nebenbei mehrere, obschon kleinere Zufälle, welche ein vollständiges Bild von der Krankheit geben.

§ 152

Je schlimmer die acute Krankheit ist, aus desto mehren, aus desto auffallendern Symptomen ist sie gewöhnlich zusammengesetzt, um desto gewisser läßt sich aber auch ein passendes Heilmittel für sie auffnden, wenn eine hinreichende Zahl, nach ihrer positiven Wirkung gekannter Arzneien, zur Auswahl vorhanden ist. Unter den Symptomenreihen vieler Arzneien, läßt sich ohne Schwierigkeit **eine** finden, aus deren einzelnen Krankheits-Elementen sich, dem Symptomen-Inbegriffe der natürlichen Krankheit gegenüber, ein sehr ähnliches Bild von heilender Kunstkrankheit zusammensetzen läßt, und diese Arznei ist das wünschenswerthe Heilmittel.

§ 153

Bei dieser Aufsuchung eines homöopathisch specifischen Heilmittels, das ist, bei dieser Gegeneinanderhaltung des Zeichen-Inbegriffs der natürlichen Krankheit gegen die Symptomenreihen der vorhandenen Arnzneien um unter diesen eine, dem zu heilenden Uebel in Aehnlichkeit entsprechende Kunstkrankheits-Potenz zufinden, sind die **auffallendern, sonderlichen**, ungewöhnlichen und **eigenheitlichen** (charakteristischen) Zeichen und Symptome (1) des Krankheitsfalles, besonders und fast einzig fest ińs Auge zu fassen; **denn vorzüglich diesen, müssen sehr ähnliche, in der Symptomenreihe der gesuchten Arznei entsprechen**, wenn sie die passendste zur Heilung sein soll. Die allgemeinern und unbestimmtern: Eßlust-Mangel, Kopfweh, Mattigkeit, unruhiger Schlaf, Unbehaglichkeit u.s.w., verdienen in dieser Allgemeinheit und wenn sie nicht näher bezeichnet sind, wenig Aufmerksamkeit, da man so etwas Allgemeines fast bei jeder Krankheit und jeder Arznei sieht.

(1) Um Aufstellung der charakteristischen Symptome der homöopathischen Arzneien hat sich der Herr Regierungsrath Freiherr von Bönninghausen durch sein Repertorium verdient gemacht, sowie auch Hr. **G. H. G. Jahr**, in seinem Handbuche der **Haupt-Anzeigen**, jetzt zum drittenmal herausgegeben unter dem Titel: „Grand manuel."

§ 154

Enthält nun das, aus der Symptomen-Reihe der treffendsten Arznei zusammengesetzte Gegenbild, jene in der zu heilenden Krankheit anzutreffenden, besondern, ungemeinen, eigenheitlich sich auszeichnenden (charakteristischen) Zeichen in der größten Zahl und in der größten Aehnlichkeit, so ist

§ 151 **Heftige** Beschwerden werden gewöhnlich von einigen Nebensymptomen begleitet, die das Bild vervollständigen.

§ 152 Je schlimmer eine akute Erkrankung ist, desto sicherer ist ein Heilmittel zu finden.

§ 153 Bedeutung der

- **auffallenden**
- **sonderlichen, ungewöhnlichen**
- **eigenheitlichen, charakteristischen**

Krankheitszeichen – „diese besonders und fast einzig fest ins Auge zu fassen". Allgemeine, unbestimmte, nicht näher bezeichnete, bei fast jeder Krankheit und jeder Arznei auftauchende Symptome sind dagegen wenig hilfreich (vgl. §§ 150, 165, 211).

§ 153, Anm.: Verdienste von C. M. v. Bönninghausen sowie G.H.G. Jahr um Aufstellung der Charakteristika im Therapeutischen Taschenbuch bzw. im Handbuch der Hauptanzeigen.

§§ 154–71 Arzneireaktionen und Folgeverschreibungen

§§ 155–57; 159–60 Kleinheit der Gabe (vgl. §§ 275 ff. !)

§ 154 Gute Übereinstimmung vorgenannter Krankheitszeichen: rasche und sanfte Heilung bei nicht zu alten Erkrankungen schon nach einer Arzneigabe.

diese Arznei für **diesen** Krankheitszustand das passendste, homöopathische, specifische Heilmittel; eine Krankheit von nicht zu langer Dauer wird demnach gewöhnlich durch die erste Gabe desselben ohne bedeutende Beschwerde aufgehoben und ausgelöscht.

§ 155

Ich sage: **ohne bedeutende Beschwerde**. Denn beim Gebrauche dieser passendsten, homöopathischen Arznei sind bloß die, den Krankheits-Symptomen entsprechenden Arznei-Symptome des Heilmittels in Wirksamkeit, indem letztere die Stelle der erstern (schwächern) im Organism, d.i. im Gefühle des Lebensprincips einnehmen und letztere so durch Ueberstimmung vernichten; die oft sehr vielen übrigen Symptome der homöopathischen Arznei aber, welche in dem vorliegenden Krankheitsfalle keine Anwendung finden, schweigen dabei gänzlich. Es läßt sich in dem Befinden des sich stündlich bessernden Kranken fast nichts von ihnen bemerken, weil die, zum homöopathischen Gebrauche nur in so tiefer Verkleinerung nöthige Arznei-Gabe ihre übrigen, nicht zu den homöopathischen gehörenden Symptome, in den von der Krankheit freien Theilen des Körpers zu äußern viel zu schwach ist und folglich bloß die homöopathischen, auf die von den ähnlichen Krankbeitssymptomen schon gereiztesten und aufgeregtesten Theile im Organism wirken lassen kann, um so dem kranken Lebensprincip nur die ähnliche, aber stärkere Arzneikrankheit fühlen zu lassen, wodurch die ursprüngliche Krankheit erlischt.

§ 156

Indessen giebt es selten ein, auch anscheinend passend gewähltes, homöopathisches Arzneimittel, welches, vorzüglich in zu wenig verkleinerter Gabe, nicht **eine**, wenigstens kleine, ungewohnte Beschwerde, ein kleines, neues Symptom während seiner Wirkungsdauer bei sehr reizbaren und feinfühlenden Kranken, zuwege bringen sollte, weil es fast unmöglich ist, daß Arznei und Krankheit in ihren Symptomen einander so genau decken sollten, wie zwei Triangel von gleichen Winkeln und gleichen Seilen. Aber diese (im guten Falle) unbedeutende Abweichung, wird von der eignen Kraftthätigkeit (Autocratie) des lebenden Organisms leicht verwischt und Kranken von nicht übermäßiger Zartheit nicht einmal bemerkbar; die Herstellung geht dennoch vorwärts zum Ziele der Genesung, wenn sie nicht durch fremdartig arzneiliche Einflüsse auf den Kranken, durch Fehler in der Lebensordnung, oder durch Leidenschaften gehindert wird.

§ 157

So gewiß es aber auch ist, daß ein homöopathisch gewähltes Heilmittel, seiner Angemessenheit und der Kleinheit der Gabe wegen, ohne Lautwer-

§ 155 **Maximale Ähnlichkeit & minimale Arzneigabe = minimale bis keine Erstreaktion und Nebenbeschwerden.** Nur die der Erkrankung ähnlichen Symptome kommen dann heilend zur Wirkung.

§ 156 **Unmöglichkeit restloser Deckung** von Arzneimittelbild und Patientensymptomen, daher kommt es bei sensiblen Personen selbst durch ein passend gewähltes Mittel leicht zu einzelnen neuen Symptomen (Nebenbeschwerden). (vgl. §§ 162 ff.).

§ 157 Ein gut gewähltes Mittel heilt in kleiner Gabe ohne Erzeugung solcher Nebenbeschwerden (vgl. § 163!), jedoch kann es in den ersten Stunden durch die der ursprünglichen Krankheit ähnlichen, sie an Stärke etwas übersteigende Arzneikrankheit zu einer **Erstverschlimmerung** kommen.

dung seiner übrigen, unhomöopathischen Symptome, das ist, ohne Erregung neuer, bedeutender Beschwerden, die ihm analoge, **acute** Krankheit ruhig aufhebt und vernichtet, so pflegt es doch (aber ebenfalls nur bei nicht gehörig verkleinerter Gabe) gleich nach der Einnahme – in der ersten, oder den ersten Stunden – eine Art **kleiner** Verschlimmerung zu bewirken (bei etwas zu großen Gaben aber eine mehre Stunden dauernde), welche so viel Aehnlichkeit mil der ursprünglicben Krankheit hat, daß sie dem Kranken eine Verschlimmerung seines eignen Uebels zu seyn scheint. Sie ist aber in der That nichts anderes, als eine, das ursprüngliche Uebel etwas an Stärke übersteigende, höchst ähnliche **Arzneikrankheit**.

§ 158

Diese kleine **homöopathische Verschlimmerung**, in den ersten Stunden – eine sehr gute Vorbedeutung, daß die **acute** Krankheit meist von der ersten Gabe beendigt sein wird – ist nicht selten, da die Arzneikrankheit natürlich um etwas stärker sein muß als das zu heilende Uebel, wenn sie letzteres überstimmen und auslöschen soll; so wie auch eine ähnliche natürliche Krankheit, nur wenn sie stärker als die andere ist, dieselbe aufheben und vernichten kann (§§ 43-48).

§ 159

Je kleiner die Gabe des homöopathischen Mittels, desto kleiner und kürzer ist auch bei Behandlung **acuter** Krankheiten, diese anscheinende Krankheits-Erhöhung in den ersten Stunden.

§ 160

Da sich jedoch die Gabe eines homöopathischen Heilmittels kaum je so klein bereiten läßt, daß sie nicht die ihr analoge, vor nicht langer Zeit entstandne, unverdorbne, natürliche Krankheit bessern, überstimmen, ja völlig heilen und vernichten könnte (§ 249, Anm.), so wird es begreiflich, warum eine nicht kleinstmögliche Gabe passend homöopathischer Arznei immer noch in der ersten Stunde nach der Einnahme eine merkbare, homöopathische Verschlimmerung dieser Art (1) zuwege bringt.

(1) Diese, einer Verschlimmerung ähnliche Erhöhung der Arzneisymptome über die ihnen analogen Krankheitssymptome, haben auch andere Aerzte, wo ihnen der Zufall ein homöopathisches Mittel in die Hand spielte, beobachtet. Wenn der Krätz – Kranke nach Einnahme des Schwefels über vermehrten Ausschlag klagt, so tröstet ihn der Arzt, der hievon die Ursache nicht weiß, mit der Versicherung, daß die Krätze erst recht herauskommen müsse, ehe sie heilen könne; er weiß aber nicht, daß dieß Schwefel-Ausschlag ist, der nur den Schein vermehrter Krätze annimmt. „Den Gesichts-Ausschlag, den die viola tricolor heilte, hatte sie beim Anfange ihres Gebrauchs verschlimmert," wie Leroy (Heilk. für Mütter, S. 406) versichert;

§ 158 Die **homöopathische Verschlimmerung** (‚Erstverschlimmerung') ist nicht selten und hat eine gute Prognose.

Dazu: Hahnemanns Ausdruck ‚homöopathische Verschlimmerung' für die einer Verschlimmerung ähnliche Erhöhung der Arzneisymptome über die ihnen analogen Krankheitssymptome (Erstwirkung) ist präziser als der heute übliche Terminus ‚Erstverschlimmerung''.

§ 159 Je kleiner die Gabe, desto geringer die homöopathische Verschlimmerung.

§ 160 Die Arzneigabe kann kaum zu klein sein. Verschlimmerungen sind Folge einer nicht kleinstmöglichen Gabe.

§ 160, Anm.: Solche anfänglichen Verschlimmerungen wurden schon von früheren Ärzten bei zufällig homöopathischen Heilungen beobachtet und als ‚Herauskommen' der Krankheit fehlgedeutet.

Dazu: Die hier von Hahnemann beschriebene Fehldeutung von Erstreaktionen ist auch in der heutigen Naturheilkunde üblich.

aber er weiß nicht, daß die scheinbare Verschlimmerung von der allzu großen Gabe des hier einigermaßen homöopathischen, Treisam-Veilchens herrührte. Lysons, sagt (Med. Transact. Vol. II. London 1772.): „die Ulmenrinde heile diejenigen Hautausschläge am gewissesten,die sie beim Anfange ihres Gebrauchs vermehre." Hätte er die Rinde nicht in der (wie in der allöopathischen Arzneikunst gewöhnlich ist) ungeheuern, sondern, wie es bei Symptomen-Aehnlichkeit der Arznei, das ist, bei ihrem homöopathischen Gebrauche seyn muß, in ganz kleinen Gaben gereicht, so hätte er geheilt ohne, oder fast ohne diese scheinbare Krankheits-Erhöhung (homöopathische Verschlimmerung) zu sehen.

§ 161

Wenn ich die sogenannte homöopathische Verschlimmerung, oder vielmehr die, die Symptome der ursprünglichen Krankheit in etwas zu erhöhen scheinende Erstwirkung der homöopathischen Arznei, hier auf die erste oder auf die ersten Stunden setze, so ist dieß allerdings bei den mehr acuten, seit Kurzem entstandenen Uebeln der Fall; wo aber Arzneien von langer Wirkungsdauer ein **altes oder sehr altes Siechthum** zu bekämpfen haben, da dürfen keine dergleichen, anscheinende Erhöhungen der ursprünglichen Krankheit, während des Laufes der Cur sich zeigen und zeigen sich auch nicht, wenn die treffend gewählte Arznei in gehörig kleinen, nur allmälig erhöheten Gaben, jedesmal durch neue Dynamisirung (§ 247) um etwas modificirt wird (1); dergleichen Erhöhungen der ursprünglichen Symptome der chronischen Krankheit, können dann nur zu Ende solcher Curen zum Vorscheine kommen, wenn die Heilung fast oder gänzlich vollendet ist.

(1) Sind die Gaben der best dynamisirten (§ 270) Arznei klein genug und war jedesmal die Gabe so aufs Neue durch Schütteln modifizirt, dann können selbst Arzneien von langer Wirkungs-Dauer, in kurzen Zeiträumen, auch in chronischen Krankheiten wiederholt werden.

§ 161 Homöopathische Verschlimmerungen betreffen mehr akute Erkrankungen. Bei chronischen Krankheiten sind sie durch jedesmal modifizierte, kleine Gaben von **Q-Potenzen** zu vermeiden bzw. treten eher gegen Ende der Kur in Erscheinung. (vgl. §§ 275 ff., 282)

Dazu: Hahnemann gebrauchte durchweg den Ausdruck ‚homöopathische Verschlimmerung', nie das Wort ‚Erstverschlimmerung'. Es handelt sich dabei um eine Arzneireaktion im Sinne der ‚Erstwirkung' nach Org. § 63, gleich in welcher Phase – bei Q-Potenzen eben auch später! – diese auftritt. Selbst der bei Q-Potenzen gelegentlich verwendete Ausdruck ‚Spätverschlimmerung' ist missverständlich, da bei regelmäßiger Einnahme eine solche Reaktion zu ganz verschiedenen Zeitpunkten der Behandlung eintreten kann. Dass homöopathische Verschlimmerungen bei Q-Potenzenen zunächst überhaupt nicht oder allenfalls nahe der Heilung auftreten sollten, ist keinesfalls Dogma, sondern Zielvorgabe im Sinne von Org. § 2!

§ 161, Anm.: Ausreichende Gabenverkleinerung und Modifizierung der Potenz erlaubt auch bei chronischen Krankheiten häufige Wiederholung.

Dazu: Im Falle von Arzneireaktionen dennoch unbedingt Einnahmepause oder Intervallverlängerung.

5. Org., § 161
(wichtig für C-Potenzen!) In akuten Krankheiten kommt es zu homöopathischen Verschlimmerungen in der ersten oder den ersten Stunden. Im Verlaufe der Heilung chronischer Krankheiten kann eine einzige Arzneigabe jedoch innerhalb der ersten sechs, acht oder zehn Tage, von Zeit zu Zeit, bei zwischenzeitlicher Besserung, mehrere solcher Erstwirkungen von einigen Stunden Dauer hervorbringen. Danach kann die Besserung noch einige Tage fast ungetrübt fortschreiten.

5. Org., § 161, Anm.
Eigentlich lange wirkende Arzneien wirken in akuten Krankheiten schnell, doch in psorisch-chronischen Krankheiten langsam. Der Zeitraum der homöopathischen Verschlimmerung hängt zusammen mit der zu erwartenden Wrkungsdauer.

§ 162

Zuweilen trifft sichs **bei der noch mäßigen Zahl genau nach ihrer wahren, reinen Wirkung gekannter Arzneien**, daß nur **ein Theil** von den Symptomen der zu heilenden Krankheit in der Symptomenreihe der noch am besten passenden Arznei angetroffen wird, folglich diese unvollkommene Arzneikrankheits-Potenz, in Ermangelung einer vollkommnern angewendet werden muß.

§ 163

In diesem Falle läßt sich freilich von dieser Arznei keine vollständige, unbeschwerliche Heilung erwarten; denn es treten alsdann bei ihrem Gebrauche einige Zufälle hervor, welche früher in der Krankheit nicht zu finden waren, Nebensymptome von der nicht vollständig passenden Arznei. Diese hindern zwar nicht, daß ein beträchtlicher Theil des Uebels (die den Arznei-Symptomen ähnlichen Krankheits-Symptome) von dieser Arznei getilgt werde, und dadurch ein ziemlicher Anfang der Heilung entstehe, wiewohl nicht ohne jene Nebenbeschwerden, welche jedoch bei gehörig kleiner Arznei-Gabe nur mäßig sind.

§ 164

Die geringe Zahl der, in der bestgewählten Arznei anzutreffenden, homöopathischen Symptome, thut der Heilung jedoch in dem Falle keinen Eintrag, **wenn diese wenigen Arznei-Symptome größtentheils** nur **von ungemeiner, die Krankheit besonders auszeichnender Art** (charakteristisch) **waren**; die Heilung erfolgt dann doch ohne sonderliche Beschwerde.

§ 165

Ist aber von den auszeichnenden (charakteristischen), sonderlichen, ungemeinen Symptomen des Krankheitsfalles, unter den Symptomen der gewählten Arznei, nichts in genauer Aehnlichkeit vorhanden und entspricht die der Krankheit nur in den allgemeinen, nicht näher bezeichneten, unbestimmten Zuständen (Uebelkeit, Mattigkeit, Kopfweh u.s.w.) und findet sich unter den gekannten Arzneien keine homöopathisch passendere, so hat der Heilkünstler sich keinen unmittelbar vortheilhaften Erfolg von der Anwendung dieser unhomöopathischen Arznei zu versprechen.

§ 166

Indessen ist dieser Fall bei der in den neuern Zeiten vermehrten Zahl, nach ihren reinen Wirkungen gekannter Arzneien, **sehr selten** und seine Nacht-

§§ 162–71 Mittelwechsel nach mäßig ähnlicher Arznei (vgl. §§ 251–56)

§ 162 Zuweilen kann nur ein **unvollkommen ähnliches Mittel** gegeben werden, aufgrund der mäßigen Zahl der genau bekannten Arzneien.

§ 163 Dieses kann dennoch einen Anfang der Heilung machen. Es sind jedoch **Nebenbeschwerden**, d.h. neue Symptome aus dem Wirkungskreis der unvollkommen ähnlichen Arznei zu erwarten.

§ 164 Eine geringe Zahl übereinstimmender Symptome beeinträchtigt nicht, wenn diese *charakteristisch* sind (§ 153).

§ 165 Ähnlichkeit nur der allgemeinen, uncharakteristischen Beschwerden lässt keinen Erfolg erwarten.

§ 166 Bei der Zahl gut geprüfter Mittel sollte das nur selten vorkommen.

heile, wenn er ja eintreten sollte, mindern sich, sobald eine folgende Arznei in treffender Aehnlichkeit gewählt werden kann.

§ 167

Entstehen nämlich beim Gebrauche dieser zuerst angewendeten, unvollkommen homöopathischen Arznei, Nebenbeschwerden von einiger Bedeutung, so läßt man bei acuten Krankheiten diese erste Gabe nicht völlig auswirken und überläßt den Kranken nicht der vollen Wirkungsdauer des Mittels, sondern untersucht den nun geänderten Krankheitszustand aufs Neue und bringt den Rest der ursprünglichen Symptome mit den neu entstandenen in Verbindung, zur Aufzeichnung eines neuen Krankheitsbildes.

§ 168

So wird man leichter ein diesem entsprechendes Analogon aus den gekannten Arzneien ausfinden, dessen selbst nur einmaliger Gebrauch die Krankheit, wo nicht gänzlich vernichten, doch der Heilung um Vieles näher bringen wird. Und so fährt man, wenn auch diese Arznei zur Herstellung der Gesundheit nicht völlig hinreichen sollte, mit abermaliger Untersuchung des noch übrigen Krankheitszustandes und der Wahl einer, dafür möglichst passenden, homöopathischen Arznei fort, bis die Absicht den Kranken in den vollen Besitz der Gesunhdeit zu setzen, erreicht ist

§ 169

Wenn man bei der ersten Untersuchung einer Krankheit und der ersten Wahl der Arznei finden sollte, daß der Symptomen-Inbegriff der Krankheit nicht zureichend von den Krankheits-Elementen einer einzigen Arznei gedeckt werde – eben der unzureichenden Zahl gekannter Arzneien wegen, daß aber zwei Arzneien um den Vorzug ihrer Paßlichkeit streiten, deren eine mehr für den einen, die andere mehr für den andern Theil der Zeichen der Krankheit homöopathisch paßt, so läßt sich nicht anrathen, nach Gebrauch der vorzüglichern unter den beiden Arzneien, unbesehens die andre in Gebrauch zu ziehen (1), weil die sich als zweit-beste kundgegebne Arznei, bei indeß veränderten Umständen, nicht mehr für den Rest der dann noch übrig gebliebenen Symptome passen würde, in welchem Falle folglich, für den neu aufgenommenen Symptomen-Bestand ein andres, homöopathisch passenderes Arzneimittel an des zweiten Stelle zu wählen ist.

(1) Und noch weit weniger, beide zusammen einzugeben (m. s. § 272, Anm.).

§ 167 In diesem Fall lässt man die Arznei im Falle des Auftretens von **Nebenbeschwerden** bei akuten Erkrankungen nicht ganz auswirken, sondern zieht diese zur Wahl eines Folgemittels mit heran. (vgl. auch ‚einseitige Krankheiten', §§ 172 ff.; sowie § 246).

§ 168 So können Folgemittel gefunden werden, solange noch erforderlich. Der Verschreibung ist der **jeweils gegenwärtige, aktuelle Zustand** zugrunde zu legen. (Mittel jedoch nicht zu schnell wechseln: vgl. § 246)

§ 169 Wurde zuerst kein für den ganzen Symptomen-Inbegriff passendes Mittel gefunden, darf die anfangs ‚zweitwahrscheinlichste' Arznei jetzt nicht routinemäßig folgen.

§ 169, Anm.: Noch weniger dürfen beide Mittel zusammen eingegeben werden (vgl. §§ 273–74).

§ 170

Daher muß auch hier, wie überall wo eine Aenderung des Krankheits-Zustandes vorgegangen ist, der gegenwärtig noch übrige Symptomen-Bestand aufs Neue ausgemittelt und (ohne Rücksicht auf die anfänglich als zunächst passend erschienene, zweite Arznei) eine dem neuen, jetzigen Zustande möglichst angemessene, homöopathische Arznei von Neuem ausgewählt werden. Träfe sichs ja, wie nicht oft geschieht, daß die anfänglich als zweit-beste erschienene Arznei, sich auch jetzt noch dem übrig gebliebnen Krankheits-Zustande wohl angemessen zeigte, so würde sie um desto mehr das Zutrauen verdienen, vorzugsweise angewendet zu werden.

§ 171

In den unvenerischen, folglich am gewöhnlichsten, aus Psora entstandenen, chronischen Krankheiten, bedarf man zur Heilung oft mehrer, nach einander anzuwendender, antipsorischer Heilmittel, doch so, daß jedes folgende dem Befunde der, nach vollendeter Wirkung des vorgängigen Mittels übrig gebliebenen Symptomen-Gruppe gemäß, homöopathisch gewählt werde.

§ 172

Eine ähnliche **Schwierigkeit** entsteht von **der allzu geringen Zahl der Symptome** einer zu heilenden Krankheit, ein Umstand der unsre sorgfältige Beachtung verdient, da durch seine Beseitigung fast alle Schwierigkeiten dieser vollkommensten aller möglichen Heil-Methoden (wenn man den noch nicht vollständigen Apparat homöopathisch gekannter Arzneien abrechnet) gehoben sind.

§ 173

Bloß diejenigen Krankheiten scheinen nur wenige Symptome zu haben, und deßhalb Heilung schwieriger anzunehmen, welche man **einseitige** nennen kann, weil nur ein oder ein Paar Hauptsymptome hervorstechen, welche fast den ganzen Rest der übrigen Zufälle verdunkeln. Sie gehören größtentheils zu den chronischen.

§ 174

Ihr Hauptsymptom kann entweder ein inneres Leiden (z. B. ein vieljähriges Kopfweh, ein vieljähriger Durchfall, eine alte Cardialgie u.s.w.) oder ein mehr äußeres Leiden seyn. Letztere pflegt man vorzugsweise **Local-Krankheiten** zu nennen.

§ 170 Für jede Verschreibung ist der Symptomenbestand also neu zu ermitteln.

§ 171 Bei **psorisch** bedingten Krankheiten sind oft **Mittelfolgen** erforderlich.

§§ 172–84 Einseitige Krankheiten

...Vorgehen bei **geringer Anzahl von Symptomen**; bzw. bei nur einigen stark ausgeprägten Lokalsymptomen. (vgl. §§ 185 ff.; 215)

§ 175

Bei den einseitigen Krankheiten ersterer Art, liegt es **oft** bloß an der Unaufmerksamkeit des ärztlichen Beobachters, wenn er die Zufälle, welche zur Vervollständigung des Umrisses der Krankheitsgestalt vorhanden sind, nicht vollständig aufspürt.

§ 176

Indeß giebt es doch einige wenige Uebel dieser Art, welche nach aller anfänglichen (§§ 84-98) Forschung, außer einem Paar starker, heftiger Zufälle, die übrigen nur undeutlich merken lassen.

§ 177

Um nun auch **diesem**, obgleich **sehr seltnen** Falle mit gutem Erfolge zu begegnen, wählt man zuerst, nach Anleitung dieser wenigen Symptome, die hierauf nach bestem Ermessen homöopathisch ausgesuchte Arznei.

§ 178

Es wird sich zwar wohl zuweilen treffen, daß diese, mit sorgfältiger Beobachtung des homöopathischen Gesetzes gewählte Arznei, die passend ähnliche künstliche Kranhheit zur Vernichtung des gegenwärtigen Uebels darreiche, welches um desto eher möglich war, wenn diese wenigen Krankheitssymptome sehr auffallend, bestimmt, und von seltener Art oder besonders ausgezeichnet (charakteristisch) sind.

§ 179

Im häufigern Falle aber kann die hier zuerst gewählte Arznei nur zum Theil, das ist, nicht genau passen, da keine Mehrzahl von Symptomen zur treffenden Wahl leitete.

§ 180

Da wird nun die, zwar so gut wie möglich gewählte, aber gedachter Ursache wegen nur unvollkommen homöopathische Arznei, bei ihrer Wirkung gegen die ihr nur zum Theil analoge Krankheit – eben so wie in obigem (§ 162) Falle, wo die Armuth an homöopathischen Heilmitteln die Wahl allein unvollständig ließ – Nebenbeschwerden erregen, und mehre Zufälle aus ihrer eignen Symptomenreihe in das Befinden des Kranken einmischen, **die aber doch zugleich, obschon bisher noch nicht oder selten gefühlten Beschwerden der Krankheit selbst sind**; es werden Zufälle sich entdecken oder sich in

§ 175 Oft haben wir nur durch **Unaufmerksamkeit** des Therapeuten ein unvollständiges Bild (vgl. §§ 83 ff.).

§ 176 In anderen Fällen überdecken tatsächlich wenige Hauptsymptome alles andere.

§ 177 In diesen seltenen Fällen kann die erste Verschreibung nur aufgrund dieser wenigen Symptome getroffen werden.

§ 178 Zuweilen mag es gelingen, mit solch wenigen Krankheitssymptomen ein heilendes Mittel zu finden, zumal wenn die Symptome auffallend, bestimmt, von seltener Art sind.

§ 179 Öfter lässt sich dann ein nur **teils passendes** Mittel finden.

§ 180 Dann wird die Arznei Nebenbeschwerden hervorbringen (vgl. § 163), die jedoch zugleich Symptome der Krankheit selbst sind und zur weiteren Arzneiwahl herangezogen werden (vgl. §§ 167–168).

höherm Grade entwickeln, die der Kranke kurz vorher gar nicht oder nicht deutlich wahrgenommen hatte.

§ 181

Man werfe nicht ein, daß die jetzt erschienenen Nebenbeschwerden und neuen Symptome dieser Krankheit auf Rechnung des eben gebrauchten Arzneimittels kämen. Sie kommen von ihm (1); es sind aber doch immer nur solche Symptome, zu deren Erscheinung **diese** Krankheit und in **diesem** Körper auch für sich schon fähig war, und welche von der gebrauchten Arznei – als Selbsterzeugerin ähnlicher – bloß hervorgelockt und zu erscheinen bewogen wurden. Man hat mit einem Worte, den ganzen, jetzt sichtbar gewordenen Symptomen-Inbegriff für den, der Krankheit selbst zugehörigen, für den gegenwärtigen wahren Zustand anzunehmen und ihn hienach ferner zu behandeln.

(1) Wenn nicht ein wichtiger Fehler in der Lebensordnung, eine heftige Leidenschaft, oder eine stürmische Entwickelung im Organismus, Ausbruch oder Abschied des Monatlichen, Empfängniß, Niederkunft u.s.w. davon Ursache war.

§ 182

So leistet die, wegen allzu geringer Zahl anwesender Symptome hier fast unvermeidlich unvollkommene Wahl des Arzneimittels, dennoch den Dienst einer Vervollständigung des Symptomen-Inhalts der Krankheit und erleichtert auf diese Weise die Auffindung einer zweiten, treffender passenden, homöopathischen Arznei.

§ 183

Es muß also, sobald die Gabe der ersten Arznei nichts Vortheilhaftes mehr bewirkt, (wenn die neu entstandnen Beschwerden, ihrer Heftigkeit wegen, nicht eine schleunigere Hülfe heischen – was jedoch bei der Gaben-Kleinheit homöopathischer Arznei und in sehr langwierigen Krankheiten fast nie der Fall ist), wieder ein neuer Befund der Krankheit aufgenommen, es muß der Status morbi, wie er jetzt ist, aufgezeichnet, und nach ihm ein zweites homöopathisches Mittel gewählt werden, was gerade auf den heutigen, auf den jetzigen Zustand paßt, welches um desto angemessener gefunden werden kann, da die Gruppe der Symptome zahlreicher und vollständiger geworden ist (1).

(1) Wo der Kranke (was jedoch höchst selten in chronischen, wohl aber in acuten Krankheiten statt findet) bei ganz geringen Symptomen sich dennoch sehr übel befindet, so daß man diesen Zustand mehr der Betäubtheit der Nerven beimessen kann, welche die Schmerzen und Beschwerden beim Kranken nicht zur deutlichen Wahrnehmung kommen läßt, da tilgt

§ 181 Die Arznei lockt nur solche Symptome hervor, die die gegebene Krankheit schon für sich in diesem Körper hervorzubringen geneigt ist. Darum können alle jetzt sichtbaren Symptome der Krankheit zugerechnet werden. So hilft das unvollkommen gewählte Mittel, ein treffenderes zu finden.

§ 181, Anm.: Nicht durch die Arznei hervorgelockt sind nur solche Symptome, die durch sonstige Umstände wie Diätfehler, Menses etc. zustande kommen.

§ 182 So leistet eine unvollkommen ähnliche Arznei Hilfe zum Auffinden einer Besseren.

§ 183 Sobald eine gewählte Arznei nichts Vorteilhaftes mehr bewirkt, wird der **gegenwärtige Zustand** neu ermittelt und dementsprechend verordnet.

§ 183, Anm.: Symptomenarmut trotz üblem Befinden kann auch auf einer Betäubung der Nerven beruhen. In diesem Fall tilgt *Opium* die Betäubung und bringt so die Symptome deutlicher hervor.

Mohnsaft diese Betäubung des innern Gefühls-Sinnes und die Symptome der Krankheit kommen in der Nachwirkung deutlich zum Vorschein.

§ 184

Und so wird ferner, nach vollendeter Wirkung jeder Arznei, wenn sie nicht mehr passend und hülfreich befunden wird, der Zustand der noch übrigen Krankheit den übrigen Symptomen gemäß jedesmal von Neuem aufgenommen, nach dieser gefundenen Gruppe von Zufällen, eine abermals möglichst passende, homöopathische Arznei ausgesucht und so fort bis zur Genesung.

§ 185

Unter den einseitigen Krankheiten nehmen die sogenannten **Local- Uebel** eine wichtige Stelle ein, worunter man, an den äußern Theilen des Körpers erscheinende Veränderungen und Beschwerden begreift, woran wie man bisher lehrte, diese Theile allein erkrankt sein sollten, ohne daß der übrige Körper daran Theil nehme – eine theoretische, ungereimte Satzung, die zu der verderblichsten arzneilichen Behandlung verführt hat.

§ 186

Diejenigen sogenannten Local-Uebel, welche erst ganz kürzlich bloß von einer äußern Beschädigung entstanden sind, scheinen noch am ersten den Namen **örtlicher** Uebel zu verdienen. Dann müßte aber auch die Beschädigung sehr geringfügig seyn, und wäre sonach ohne besondere Bedeutung. Denn, von außenher dem Körper zugefügte Uebel, von nur irgend einiger Beträchtlichkeit, ziehen schon den ganzen lebenden Organism in Mitleidenheit; es entstehen Fieber u.s.w.. Es beschäftigt sich mit dergleichen die Chirurgie, jedoch mit Recht nur in so fern, als an den leidenden Theilen eine mechanische Hülfe anzubringen ist, wodurch die äußern Hindernisse der, durch die Lebenskraft einzig zu erwartenden Heilung, mechanisch vertilgt werden können, z. B. durch Einrenkungen, Wundlippen, vereinigende Heft-Nadeln und Binden, mechanische Hemmung und Stillung der Blutflüsse aus geöffneten Arterien, Ausziehung fremder, in die lebenden Theile gedrungener Körper, Oeffnung einer Körperhöhlung, um eine belästigende Substanz herauszunehmen, oder um den Ergießungen ausgetretener oder gesammelter Flüssigkeiten einen Ausgang zu verschaffen, die Aneinanderfügung der Bruch-Enden eines zerbrochenen Knochens und Befestigung ihres Aufeinander-Passens durch schicklichen Verband, u.s.w. Aber wo bei solchen Beschädigungen der ganze lebende Organism, **wie stets**, thätige **dynamische** Hülfe verlangt, um in den Stand gesetzt zu werden, das Werk der Heilung zu vollführen, z. B., wo das stürmische Fieber von großen Quetschungen, zerrissenem Fleische, Flechsen und Gefäßen durch innere Arznei zu beseitigen ist, oder wo der äußere Schmerz verbrannter oder geätzter Theile homöopa-

§ 184 Auf diese Weise kann, entsprechend dem aktuellem Zustand, eine Arznei auf die andere folgen bis zur Genesung (vgl. § 167 ff.; 246; 251–56).

§§ 185–203 „Lokale“ Beschwerden / Unterdrückungen (Vgl. einseitige, 172 ff.)

§ 185 „**Lokale Erkrankungen**“ ohne Teilnahme des übrigen Organismus gibt es nicht.

§ 186 Am ehesten könnte man Verletzungen als lokales Geschehen bezeichnen. Doch selbst diese, wenn nicht sehr geringfügig, ziehen den ganzen Organismus in Mitleidenschaft; Homöopathie und Chirurgie können sich hier ergänzen.

thisch hinweggenommen werden soll, da tritt das Geschäft des dynamischen Arztes und seine homöopathische Hülfe ein.

§ 187

Ganz auf andre Art aber entstehen diejenigen, an den äußern Theilen erscheinenden Uebel, Veränderungen und Beschwerden, die keine Beschädigung von außen zur Ursache haben oder nur von kleinen äußern Verletzungen veranlaßt worden sind; diese haben ihre Quelle in einem innern Leiden. Sie für bloß örtliche Uebel auszugeben und bloß oder fast bloß mit örtlichen Auflegungen oder andern ähnlichen Mitteln gleichsam wundärztlich zu behandeln, wie die bisherige Medicin seit allen Jahrhunderten that, war so ungereimt, als von den schädlichsten Folgen.

§ 188

Man hielt diese Uebel für bloß örtliche und nannte sie deßhalb **Local-Uebel**, gleichsam an diesen Theilen ausschließlich stattfindende Erkrankungen, woran der Organism wenig oder keinen Theil nehme, oder Leiden dieser einzelnen, sichtbaren Theile, wovon, so zu sagen, der übrige lebende Organism nichts wisse (1).

(1) Eine von den vielen verderblichen Hauptthorheiten der alten Schule.

§ 189

Und dennoch ist schon bei geringem Nachdenken einleuchtend, daß kein (ohne sonderliche Beschädigung von außen entstandenes), äußeres Uebel ohne innere Ursachen, ohne Zuthun des ganzen (folglich kranken) Organisms entstehen und auf seiner Stelle verharren, oder wohl gar sich verschlimmern kann. Es könnte gar nicht zum Vorschein kommen, ohne die Zustimmung des ganzen sonstigen Befindens und ohne die Theilnahme des übrigen lebenden Ganzen (d.i. des, in allen andern, empfindenden und reizbaren Theilen des Organisms waltenden Lebens-Princips); ja dessen Emporkommen läßt sich, ohne vom ganzen (verstimmten) Leben dazu veranlaßt zu seyn, nicht einmal denken, so innig hängen alle Theile des Organisms zusammen und bilden ein untheilbares Ganze in Gefühlen und Thätigkeit. Keinen Lippen-Ausschlag, kein Nagelgeschwür giebt es, ohne vorgängiges und gleichzeitiges inneres Uebelbefinden des Menschen.

§ 190

Jede ächt ärztliche Behandlung eines, fast ohne Beschädigung von außen, an äußern Theilen des Körpers entstandenen Uebels, muß daher auf das Ganze, auf die Vernichtung und Heilung des allgemeinen Leidens, mittels innerer

§ 187 An äußeren Teilen erscheinende Beschwerden ohne äußere Ursache oder nach geringer Verletzung haben stets **innere Ursachen.** Die Vorstellung rein lokaler Erkrankungen führt zu schädlichen Therapien.

§ 188 Man glaubte, mit solchen vermeintlich lokalen Übeln habe der sonstige Organismus nichts zu tun.

§ 188, Anm.: Dies meinte die alte Schule.

§ 189 Inniger Zusammenhang aller Teile des Organismus in Gefühlen und Tätigkeiten.

§ 190 Jede Behandlung richtet sich daher auf das allgemeine Leiden mittels inneren Heilmitteln.

Heilmittel gerichtet seyn, wenn sie zweckmäßig, sicher, hülfreich und gründlich seyn soll.

§ 191

Unzweideutig wird dieß durch die Erfahrung bestätigt, welche in allen Fällen zeigt, daß jede kräftige, innere Arznei gleich nach ihrer Einnahme bedeutende Veränderungen, so wie in dem übrigen Befinden eines solchen Kranken, so insbesondere im leidenden äußern, (der gemeinen Arzneikunst isolirt scheinenden) Theile, in einem sogenannten **Local-Uebel** selbst der äußersten Stellen des Körpers verursacht und zwar die heilsamste Veränderung, die Genesung des ganzen Menschen, unter Verschwindung des äußern Uebels (ohne Zuthun irgend eines äußern Mittels), wenn die innere, auf das Ganze gerichtete Arznei passend homöopathisch gewählt war.

§ 192

Dieß geschiehet am zweckmäßigsten, wenn bei Erörterung des Krankheitsfalles, nächst der genauen Beschaffenheit des Local-Leidens, zugleich alle im übrigen Befinden bemerkbaren und vordem, beim Nichtgebrauch von Arzneien bemerkten Veränderungen, Beschwerden und Symptome in Vereinigung gezogen werden, zum Entwurfe eines vollständigen Krankheits-Bildes, ehe man ein, dieser Gesammtheit von Zufällen entsprechendes Heilmittel unter den nach ihren eigenthümlichen Krankheitswirkungen gekannten Arzneien sucht, um darunter eine homöopathische Wahl zu treffen.

§ 193

Durch diese bloß innerlich gegebene Arznei (und wenn das Uebel erst kürzlich entstanden war, oft schon durch die erste Gabe) wird dann der gemeinsame Krankheitszustand des Körpers, mit dem Local-Uebel zugleich aufgehoben, und letzteres mit ersterem zugleich geheilt, zum Beweise, daß das Local-Leiden einzig und allein von einer Krankheit des übrigen Körpers abhing und nur als ein untrennbarer Theil des Ganzen, als eins der größten und auffallendsten Symptome der Gesammtkrankheit anzusehen war.

§ 194

Weder bei den schnell entstehenden, acuten Local-Leiden, noch bei den schon lange bestandenen örtlichen Uebeln, ist es dienlich, ein äußeres Mittel, und wäre es auch das specifische und, innerlich gebraucht, homöopathisch heilsame, äußerlich an die Stelle einzureiben oder aufzulegen; selbst dann nicht, wenn es innerlich zugleich angewendet würde; denn die acuten topischen Uebel (z. B. Entzündungen einzelner Theile, Rothlauf u.s.w.), die nicht durch verhältnißmäßig eben so heftige, äußere Beschädigung, sondern

§ 191 Genesung des ganzen Menschen und der angeblich lokalen Beschwerden zugleich mit homöopathisch passender Arznei.

§ 192 **Umfassende Anamnese** daher auch bei „Lokalleiden".

§ 193 Auch in der Heilung erweist sich das lokale Übel als untrennbarer Bestandteil einer Gesamtkrankheit.

§ 194 **Keine äußerlich aufgebrachten Mittel** (und sei es das Simile!) bei nicht grob äußerlich verursachten akuten oder chronischen Leiden. Wenn das innerlich verabreichte Mittel nicht ausheilt, so liegt dies an schlummernder Psora.

durch dynamische oder innere Ursachen entstanden waren, weichen am sichersten und gewöhnlich ganz allein, den, dem gegenwärtigen äußerlich und innerlich wahrnehmbaren Befindens-Zustande homöopathisch angemessenen, innern Mitteln, aus dem allgemeinen Vorrathe geprüfter Arzneien gewählt; weichen sie ihnen nicht völlig, bleibt an der leidenden Stelle und im ganzen Befinden, bei guter Lebensordnung, dennoch ein Rest von Krankheit zurück, den die Lebenskraft zur Normalität wieder zu erheben nicht im Stande ist, so war (wie nicht selten) das acute Local-Uebel ein Product auflodernder, bisher im Innern schlummernder Psora, welche im Begriff ist, sich zu einer offenbaren, chronischen Krankheit entwickeln.

§ 195

In solchen, nicht seltnen Fällen, muß dann, nach erträglicher Beseitigung des acuten Zustandes, gegen die noch übrig gebliebenen Beschwerden und die, dem Leidenden vorher gewöhnlichen, krankhaften Befindens-Zustände zusammen, eine angemessene, antipsorische Behandlung gerichtet werden (wie in dem Buche **von den chronischen Krankheiten** gelehrt worden), um eine gründliche Heilung zu erzielen. Bei chronischen Local-Uebeln, die nicht offenbar venerisch sind, ist ohnehin die antipsorische, innere Heilung vorzugsweise erforderlich (1).

(1) Wie ich dieß in meinem Buche v. d. chron. Krankheiten angegeben habe.

§ 196

Es könnte nun zwar scheinen, als ob die Heilung solcher Krankheiten beschleunigt würde, wenn man das, für den ganzen Inbegriff der Symptome als homöopathisch richtig erkannte Arzneimittel nicht nur innerlich anwendete, sondern auch äußerlich auflegte, weil die Wirkung einer, an der Stelle des Local-Uebels selbst angebrachten Arznei, eine schnellere Veränderung darin hervorbringen könnte.

§ 197

Diese Behandlung ist aber nicht nur bei den Local-Symptomen die das Miasm der Psora, sondern auch bei denen, die das Miasm der Syphilis, oder der Sykosis zum Grunde haben, durchaus verwerflich, denn **die neben dem innern Gebrauche gleichzeitige, örtliche Anwendung des Heilmittels, bei Krankheiten welche ein stetiges Local-Uebel zum Haupt-Symptome haben**, führt den großen Nachtheil herbei, daß durch eine solche örtliche Auflegung, dieses Hauptsymptom (Local-Uebel (1)) gewöhnlich früher aus den Augen verschwindet, als die innere Krankheit vernichtet ist und uns nun mit dem Scheine einer völligen Heilung täuscht, wenigstens uns die Beurtheilung, ob auch die Gesammtkrankheit durch den Beigebrauch der innern

§ 195 **Antipsorische Weiterbehandlung** muss folgen, sobald dem akuten (lokalen) Zustand die Spitze genommen ist.

§ 195, Anm.: siehe S.H., ‚Die chronischen Krankheiten'.

§ 196 Vielleicht scheint es, man könne die Heilung beschleunigen, indem das Simile innerlich und äußerlich zugleich gegeben wird.

§ 197 Der große Nachteil: das frühere Schwinden der örtlichen Beschwerden täuscht dann über die noch weiterhin vorhandene innere Krankheit.

§ 197, Anm.: So bei Krätz-Ausschlag, Schanker, Feigwarzen (vgl. aber auch Anm. § 282).

Arznei vernichtet sey, durch die vorzeitige Verschwindung dieses örtlichen Symptoms erschwert und in einigen Fällen selbst unmöglich macht.

(1) Frischer Krätz-Ausschlag, Schanker, Feigwarze.

§ 198

Die **bloß örtliche Anwendung** der von innen heilkräftigen Arznei, auf die Local-Symptome chronisch miasmatischer Krankheiten, ist aus gleichem Grunde durchaus verwerflich; denn ist das Local-Uebel der chronischen Krankheit bloß örtlich und einseitig aufgehoben worden, so bleibt nun die, zur völligen Herstellung der Gesundheit unerläßliche innere Cur, im ungewissen Dunkel; das Haupt-Symptom (das Local-Uebel) ist verschwunden und es sind nur noch die andern, unkenntlichern Symptome übrig, welche weniger stetig und bleibend, als das Local-Leiden und oft von zu weniger Eigenthümlichkeit und zu wenig charakteristisch sind, als daß sie noch ein Bild der Krankheit in deutlichem und vollständigem Umrisse darstellen sollten.

§ 199

Wenn nun vollends das, der Krankheit homöopathisch angemessene Heilmittel, zu der Zeit noch nicht gefunden war (1), als das örtliche Symptom durch ein beizendes oder austrocknendes äußeres Mittel oder durch den Schnitt vernichtet ward, so wird der Fall wegen der allzu unbestimmten (uncharakteristischen) und unsteten Erscheinung der noch übrigen Symptome noch weit schwieriger, weil, was die Wahl des treffendsten Heilmittels und seine innere Anwendung bis zum Punkte der völligen Vernichtung der Krankheit noch am meisten hätte leiten und bestimmen können, nämlich das äußere Hauptsymptom unserer Beobachtung entzogen worden ist.

(1) Wie, vor mir, die Heilmittel der Feigwarzen-Krankheit (und die antipsorischen Arzneien).

§ 200

Wäre es bei der innern Cur noch da, so würde das homöopathische Heilmittel für die Gesammtkrankheit haben ausgemittelt werden können, und wäre dieses gefunden, so würde bei dessen alleinigem, innerm Gebrauche, die noch bleibende Gegenwart des Local-Uebels zeigen, daß die Heilung noch nicht vollendet sey; heilte es aber auf seiner Stelle, und unangetastet von irgend einem äußern, zurücktreibenden Mittel, so bewiese dies überzeugend, daß das Uebel bis zur Wurzel ausgerottet und die Genesung von der gesammten Krankheit bis zum erwünschten Ziele gediehen sey. Ein unschätzbarer, unentbehrlicher Vortheil um zu vollkommner Heilung zu gelangen.

§ 198 Jede äußere Anwendung bei inneren Leiden **verschleiert** das Gesamtbild.

§ 199 Noch mehr wird die Mittelwahl erschwert, wenn das äußere Hauptsymptom durch beizende, austrocknende Mittel oder Schnitt gänzlich entfernt wurde.

§ 199, Anm.: Vor S.H. gab es kein Mittel für Sykosis und Psora.

§ 200 Andersherum: die Heilung eines örtlichen Übels nur durch innere Mittel beweist, dass auch die innere Krankheit bis zur Wurzel getilgt ist.

Dazu: Besserung von Einzelsymptomen ist also Folge, nicht Wesen der Heilung. Letztere sollte die von S.H. in § 205 miasmatisch genannte Wurzel erreichen. Wenn innerlich gegebene Mittel vorwiegend nur auf äußere Lokalsymptome passen, sind diese nicht weniger problematisch als dirkete äußere Behandlungen. Auch potenzierte Mittel können unterdrücken.

§ 201

Offenbar entschließt sich (instinktartig) die menschliche Lebenskraft, wenn sie mit einer chronischen Krankheit beladen ist, die sie nicht durch eigne Kräfte überwältigen kann, zur Bildung eines Local-Uebels an irgend einem äußern Theile, bloß aus der Absicht, um, durch Krankmachung und Krankerhaltung dieses zum Leben des Menschen nicht unentbehrlichen äußern Theils, jenes außerdem die Lebensorgane zu vernichten und das Leben zu rauben drohende, innere Uebel zu beschwichtigen und, so zu sagen, auf ein stellvertretendes Local-Uebel überzutragen, es dahin gleichsam abzuleiten. Die Anwesenheit des Local-Uebels, bringt auf diese Art die innere Krankheit vor der Hand zum Schweigen, ohne sie jedoch weder heilen, noch wesentlich vermindern zu können (1). Indessen bleibt immer das Local-Uebel weiter nichts, als ein Theil der Gesammtkrankheit, aber ein, von der organischen Lebenskraft einseitig vergrößerter Theil derselben, an eine gefahrlosere (äußere) Stelle des Körpers hin verlegt, um das innere Leiden zu beschwichtigen. Es wird aber wie gesagt, durch dieses, die innere Krankheit zum Schweigen bringende Local-Symptom, von Seiten der Lebenskraft für die Minderung oder Heilung des Gesammt-Uebels so wenig gewonnen, daß im Gegentheile dabei das innere Leiden dennoch allmälig zunimmt und die Natur genöthigt ist, das Local-Symptom immer mehr zu vergrößern und zu verschlimmern, damit es zur Stellvertretung für das innere, vergrößerte Uebel und zu seiner Beschwichtigung noch zureiche. Die alten Schenkelgeschwüre verschlimmern sich, bei ungeheilter, innerer Psora, der Schanker vergrößert sich bei noch ungeheilter, innerer Syphilis und die Feigwarzen vermehren sich und wachsen, so lange die Sykosis nicht geheilt ist, wodurch die letztere immer schwieriger und schwieriger zu heilen wird, so wie die innere Gesammtkrankheit mit der Zeit von selbst wächst.

(1) Die Fontanellen des Arztes alter Schule thun etwas Aehnliches; sie beschwichtigen als künstliche Geschwüre an den äußern Theilen mehrere innere chronische Leiden, doch nur für eine sehr kurze Zeit, (so lange sie noch einen, dem kranken Organism ungewohnten, schmerzhaften Reiz verursachen,) ohne sie heilen zu können, schwächen aber auf der andern Seite und verderben den ganzen Befindens-Zustand weit mehr, als die instinktartige Lebenskraft durch die meisten ihrer veranstalteten Metastasen thut.

§ 202

Wird nun von dem Arzte der bisherigen Schule, in der Meinung er heile dadurch die ganze Krankheit, das Local-Symptom durch äußere Mittel örtlich vernichtet, so ersetzt es die Natur durch Erweckung des innern Leidens und der vorher schon neben dem Local-Uebel bestandenen, bisher noch schlummernden übrigen Symptome, das ist, durch Erhöhung der innern Krankheit – in welchem Falle man dann **unrichtig** zu sagen pflegt, das Local-Uebel sey

§ 201 „**Ventilfunktion**" örtlicher Erscheinungen: **Ableitung** von Störungen durch die Lebenskraft an weniger lebenswichtige Organe, die dadurch zentrale Funktionen von Störungen freihält. Die innere Krankheit nimmt dennoch weiterhin zu.

§ 201, Anm.: Naturheilkundliche Behandlungen, wie blutiges Schröpfen, bewirken vor der Hand das Gleiche ohne heilen zu können.

§ 202 **Örtliche Behandlung** innerlich bedingter Krankheiten kehren diesen Prozess um.

durch die äußern Mittel **zurück** in den Körper oder auf die Nerven **getrieben** worden.

§ 203

Jede äußere Behandlung solcher Local-Symptome, um sie, ohne die innere miasmatische Krankheit geheilt zu haben, von der Oberfläche des Körpers wegzuschaffen, also den Krätz-Ausschlag durch allerlei Salben von der Haut zu vertilgen, den Schanker äußerlich wegzubeizen und die Feigwarze einzig durch Wegschneiden, Abbinden oder glühendes Eisen auf ihrer Stelle zu vernichten; diese bisher so allgewöhnliche, äußere, verderbliche Behandlung, ist die allgemeinste Quelle aller der unzähligen, benannten und unbenannten, chronischen Leiden geworden, worüber die Menschheit so allgemein seufzet; sie ist eine der verbrecherischsten Handlungen, deren sich die ärztliche Zunft schuldig machen konnte, und gleichwohl war sie bisher die allgemein eingeführte und wurde von den Kathedern als die alleinige gelehrt (1).

(1) Denn was dabei an Arzneien innerlich gegeben werden sollte, diente bloß zur Verschlimmerung des Uebels, da diese Mittel keine specifische Heilkraft für das Total der Krankheit besaßen, wohl aber den Organism angriffen, ihn schwächten und ihm andere chronische Arzneikrankheiten zur Zugabe beibrachten.

§ 204

Wenn wir alle langwierigen Uebel, Beschwerden und Krankheiten, welche von einer anhaltenden, ungesunden Lebensart abhängen, (§ 77) so wie jene unzähligen Arznei-Siechthume (s. § 74), welche durch unverständige, anhaltende, angreifende und verderbliche Behandlung oft selbst nur kleiner Krankheiten, durch Aerzte alter Schule entstanden, wegrechnen, so rührt der größte Theil der übrigen chronischen Leiden, von der Entwickelung genannter drei chronischen Miasmen: der innern Syphilis, der innern Sykosis, vorzüglich aber und in ungleich größerm Verhältnisse, von der innern Psora her. Jedes dieser Miasmen war schon im Besitze des ganzen Organisms, und hatte ihn schon in allen seinen Theilen durchdrungen, ehe dessen primäres, stellvertretendes und den Ausbruch verhütendes Local-Symptom (bei der Psora der Krätz-Ausschlag, bei der Syphilis der Schanker oder die Schooßbeule und bei der Sykosis die Feigwarze) zum Vorschein kam. Werden nun diesen Miasmen, ihre genannten, stellvertretenden, und das innere Allgemeinleiden beschwichtigenden Local-Symptome, durch äußere Mittel geraubt, so müssen unausbleiblich, die, vom Urheber der Natur jedem bestimmten, eigenthümlichen Krankheiten bald oder spät zur Entwickelung und zum Ausbruche kommen, und so all das namenlose Elend, die unglaubliche Menge chronischer Krankheiten verbreiten, welche das Menschengeschlecht seit Jahrhunderten und Jahrtausenden quälen, deren keine so häufig

§ 203 Erhöhung der **miasmatischen** Belastung durch die üblichen Lokalbehandlungen.

§ 203, Anm.: Weiteren Schaden richteten innerlich gegebene, unhomöopathische Arzneien an.

§§ 204 ff. Behandlung chronischer Miasmen … (vgl. §§ 78 ff.!)

§ 204 Weitaus die meisten chronischen Krankheiten, abgerechnet die durch Fehlbehandlung oder ungesunde Lebensweise verursachten, beruhen auf den drei chronischen Miasmen, insbesondere der **Psora**. Alle lokalen Erscheinungen dieser Miasmen sind nur Folge der vorausgegangenen inneren Ansteckung. Das innere Leiden wird durch die äußeren Symptome beschwichtigt. Wird die Krankheit nur als lokales Geschehen behandelt, so erhöht sich das innere Leiden. Damit werden die Miasmen schließlich zum Ausgangspunkt unzähliger weiterer Beschwerden.

zur Existenz gekommen wäre, hätten die Aerzte diese drei Miasmen, ohne ihre äußern Symptome durch topische Mittel anzutasten, bloß durch die innern homöopathischen, für jede derselben gehörigen Arzneien gründlich zu heilen und im Organism auszulöschen sich verständig beeifert (m. s. Anm. zu § 282).

§ 205

Der homöopathische Arzt behandelt nie eines dieser Primär-Symptome der chronischen Miasmen, noch eines ihrer secundären, aus ihrer Entwickelung entsprossenen Uebel durch örtliche (weder durch äußere dynamisch wirkende (1) noch durch mechanische) Mittel, sondern heilt, wo sich die einen oder die andern zeigen, einzig nur das große, ihnen zum Grunde liegende Miasm, wovon dann auch (wenn man einige Fälle von veralteter Sykosis ausnimmt) sein primäres, so wie seine secundären Symptome von selbst mit verschwinden; der homöopathische Arzt hat es aber, da dergleichen vor ihm nicht geschah und er leider meist die Primär-Symptome (2) von den bisherigen Aerzten schon äußerlich vernichtet findet, jetzt mehr mit den secundären, d. i. den von den Ausbrüchen und der Entwickelung dieser inwohnenden Mismen herrührenden Uebeln, am meisten aber mit den, aus innerer Psora entfalteten, chronischen Krankheiten zu thun. Ich selbst habe mich beflissen deren innere Heilung, so viel ein einzelner Arzt nach vieljährigem Nachdenken, Beobachtung und Erfahrung sie an den Tag zu bringen vermochte, in meinem Buche von den chronischen Krankheiten darzulegen, worauf ich hier verweise.

(1) Ich kann daher z. B. nicht zur örtlichen Ausrottung des sogenannten Lippen- oder Gesichts-Krebses (einer Frucht weit entwickelter Psora? nicht selten mit Syphilis in Vereinigung?) durch das kosmische Arsenik-Mittel rathen, nicht nur weil es äußerst schmerzhaft ist und öfter mißlingt, sondern mehr deshalb weil, wenn ja dieses Mittel die Körperstelle von dem bösen Geschwüre örtlich befreiet, das Grund-Uebel doch hiedurch nicht zum kleinsten Theile vermindert wird, die Lebens-Erhaltungs-Kraft also genöthigt ist, den Heerd für das innere große Uebel an eine noch edlere Stelle (wie sie bei allen Metastasen thut) zu versetzen, und Blindheit, Taubheit, Wahnsinn, Erstickungs-Asthma, Wasser-Geschwulst, Schlagfluß u.s.w. folgen zu lassen. Diese zweideutige, örtliche Befreiung der Stelle von dem bösen Geschwüre, durch das topische Arsenik-Mittel, gelingt aber obendrein nur da, wo das Geschwür noch nicht groß, und wo es nicht venerischen Ursprungs, die Lebenskraft auch noch sehr energisch ist; aber eben in dieser Lage der Sache ist auch die innere, vollständige Heilung des ganzen Ur-Uebels noch ausführbar.

Eine gleiche ist, ohne vorgängige Heilung des inwohnenden Miasms, die Folge des, bloß durch den Schnitt weggenommenen Gesichts- oder Brust-Krebses und der Ausschälung der Balg-Geschwülste; es erfolgt etwas noch Schlimmeres darauf, wenigstens wird der Tod beschleunigt. Dieß ist un-

§ 205 Durch **Heilung des zugrundeliegenden Miasmas** verschwinden auch dessen lokale primäre und sekundäre Erscheinungen von selbst, ohne alle äußerlich aufgebrachten Mittel. Verweis auf das Buch ‚Die chronischen Krankheiten'.

§ 205, 1. Anm.: Kritik der lokalen Arsenik-Behandlung von Krebs oder Geschwüren.

§ 205, 2. Anm.: Primärsymptome der Miasmen sind der psorische (Erst-) Ausschlag, die syphilitische Schoßbeule und die sykotischen Feigwarzen.

zählige Male der Erfolg gewesen; aber die alte Schule fährt doch bei jedem neuen Falle in ihrer Blindheit fort, gleiches Unglück anzurichten.

(2) Krätz-Ausschlag, Schanker (Schooßbeule), Feigwarzen .

§ 206

Vor dem Beginnen der Cur eines chronischen Uebels muß nothwendig die sorgfältigste Erkundigung (1) vorausgehen, ob der Kranke eine venerische Ansteckung (oder auch eine Ansteckung mit Feigwarzen-Tripper) gehabt hatte; denn dann muß gegen **diese** die Behandlung gerichtet werden und zwar ausschließlich, wenn bloß Zeichen der Lustseuche (oder der, seltnern, Feigwarzen-Krankheit) vorhanden sind, dergleichen aber in neuern Zeiten sehr selten allein angetroffen werden. Rücksicht aber, wenn dergleichen Ansteckung vorangegangen war, muß auf sie auch in dem Falle genommen werden, wo Psora zu heilen, weil dann letztere mit ersterer complicirt ist, wie immer, wenn die Zeichen jener nicht rein sind; denn stets, oder fast stets wird der Arzt, wenn er eine alte, venerische Krankheit vor sich zu haben wähnt, eine vorzüglich mit Psora vergesellschaftete (complicirte) zu behandeln haben, indem das innere Krätz-Siechthum (die Psora) bei weitem **die häufigste Grundursache der chronischen Krankheiten** ist. Er wird auch zuweilen diese beiden Miasmen noch mit Sykosis, in chronisch kranken Körpern komplicirt, zu bekämpfen haben, wenn eingeständig, letztere Ansteckungen einst geschehen waren, oder er findet, wie ungleich öfterer vorkommt, die Psora als alleinige Grund-Ursache aller übrigen chronischen Leiden (sie mögen Namen haben wie sie wollen) die vorher durch allöopathische Unkunst oft noch obendrein verpfuscht und zu Ungeheuern erhöhet und verunstaltet zu werden pflegen.

(1) Man lasse sich bei Erkundigungen dieser Art nicht von den öftern Behauptungen der Kranken oder ihrer Angehörigen bethören, welche zur Ursache langwieriger, ja der größten und langwierigsten Krankheiten entweder eine vor vielen Jahren erlittene Verkältung (Durchnässung, einen kalten Trunk auf Erhitzung), oder einen ehemals gehabten Schreck, ein Verheben, ein Aergerniß (auch wohl eine Behexung) u.s.w. angeben. Diese Veranlassungen sind viel zu klein, um eine langwierige Krankheit **in einem gesunden Körper** zu erzeugen, lange Jahre zu unterhalten und von Jahr zu Jahr zu vergrößern, wie die chronischen Krankheiten von entwickelter Psora alle geartet sind. Ungleich wichtigere Ursachen als jene erinnerlichen Schädlichkeiten müssen dem Anfange und Fortgange eines bedeutenden, hartnäckigen, alten Uebels zum Grunde liegen; jene angeblichen Veranlassungen können nur Hervorlockungs-Momente eines chronischen Miasms abgeben.

§ 207

Daher hat, wenn Obiges berichtigt ist, der homöopathische Arzt noch die Erkundigung nöthig: welche allöopathische Curen mit dem langwierig Kran-

§ 206 Miasmatische Belastung durch **Geschlechtskrankheiten** sind ebenso zu erkunden.

§ 206, Anm.: Oft werden Geringfügigkeiten als vermeintliche Ursache angegeben, die als solche jedoch allenfalls ein schlummerndes Miasma (die eigentliche Ursache) hervorlocken konnten.

§ 207 Auch **Vorbehandlungen** sind in Erfahrung zu bringen.

ken bis daher vorgenommen worden, welche eingreifende Arzneien vorzüglich und am häufigsten, auch welche mineralische Bäder und mit welchen Erfolgen er sie gebrauchte, um einiger Maßen die Ausartung seines ursprünglichen Zustandes begreifen und wo möglich diese künstlichen Verderbnisse zum Theil wieder bessern, oder doch die schon gemißbrauchten Arzneien vermeiden zu können.

§ 208

Nächstdem muß das Alter des Kranken, seine Lebens-Weise und Diät, es müssen seine Beschäftigungen, seine häusliche Lage, seine bürgerlichen Verhältnisse u.s.w. in Rücksicht genommen werden, ob diese Dinge zur Vermehrung seines Uebels beigetragen, oder in wiefern alles dieß die Cur begünstigen oder hindern könnte. So darf auch seine Gemüths- und Denkungs-Art, ob sie die Cur hindere, oder ob sie psychisch zu leiten, zu begünstigen oder abzuändern sey, nicht aus der Acht gelassen werden.

§ 209

Dann erst sucht der Arzt in mehren Unterredungen, das Krankheits-Bild des Leidenden so vollständig als möglich zu entwerfen, nach obiger Anleitung, um die auffallendsten und sonderbarsten (charakteristischen) Symptome auszeichnen zu können, nach denen er das erste (antipsorische u.s.w.) Arzneimittel nach möglichster Zeichen-Aehnlichkeit, für den Anfang der Cur, u.s.f. auswählt.

§ 210

Der Psora gehört fast alles an, was ich oben einseitige Krankheiten nannte, welche dieser Einseitigkeit wegen, (wo vor dem einzelnen, großen, hervorragenden Symptome alle übrigen Krankheits-Zeichen gleichsam verschwinden) schwieriger heilbar scheinen. Dieser Art sind die sogenannten **Gemüths- und Geistes-Krankheiten**. Sie machen jedoch keine von den übrigen scharf getrennte Classe von Krankheiten aus, indem auch in jeder der übrigen sogenannten Körperkrankheiten, die Gemüths- und Geistes-Verfassung **allemal** geändert ist (1), und in allen zu heilenden Krankheitsfällen, der Gemüthszustand des Kranken, als eins der vorzüglichsten mit in den Inbegriff der Symptome aufzunehmen ist, wenn man ein treues Bild von der Krankheit verzeichnen will, um sie hienach mit Erfolg homöopathisch heilen zu können.

(1) Wie oft trifft man nicht, z.B. in den schmerzhaftesten, mehrjährigen Krankheiten, ein mildes, sanftes Gemüth an, so daß der Heilkünstler Achtung und Mitleid gegen den Kranken zu hegen sich gedrungen fühlt. Besiegt er aber die Krankheit und stellt den Kranken wieder her – wie nach homöopathischer Art nicht selten möglich ist – da erstaunt und erschrickt

§ 208 **Lebensweise** und Lebenseinstellung, Notwendigkeit von Änderungen oder psychischer Führung ist zu eruieren.

§ 209 Dann erst Aufnahme der Symptome, gegebenenfalls in mehreren Unterredungen.

§§ 210–13 Bedeutung von Geistes- und Gemütssymptomen

§ 210 Psychische Erkrankungen sind ‚einseitig' (siehe § 215) und wie diese fast stets psorisch. Sie sind keine scharf getrennte Klasse von Krankheiten, da auch **jede Körperkrankheit eine veränderte Geistes- und Gemütsverfassung** mit sich bringt, die bevorzugt in den Symptomeninbegriff aufzunehmen ist.

§ 210, Anm.: Leiden und Krankheit kann Gemüt und Charakter positiv wie negativ verändern. In ersterem Falle kann eine homöopathische Heilung neagtive Veränderungen im Charakterlichen nach sich ziehen.

Dazu: Hier ist ein gewisser Widerspruch zu § 253 und den später so zu bezeichneten Hering'schen Regeln. Verschiedene Schlussfolgerungen wären möglich, unter anderem: (a) der Heilungsprozess wäre in solchen Fällen noch weiter zu führen, (b) homöopathische Beeinflussbarkeit kann auf Grenzen stoßen, wo es sich nicht nur um Gemütszustände, sondern um Charakterliches handelt.

der Arzt oft über die schauderhafte Veränderung des Gemüths, da sieht er oft Undankbarkeit, Hartherzigkeit, ausgesuchte Bosheit und die, die Menschheit entehrendsten und empörendsten Launen hervortreten, welche gerade diesem Kranken in seinen ehemaligen gesunden Tagen eigen gewesen waren.

Die in gesunden Zeiten Geduldigen, findet man oft in Krankheiten störrisch, heftig, hastig, auch wohl unleidlich, eigensinnig und wiederum auch wohl ungeduldig oder verzweifelt; die ehedem Züchtigen und Schamhaften findet man nun geil und schamlos. Den hellen Kopf trifft man nicht selten stumpfsinnig, den gewöhnlich Schwachsinnigen hinwiederum gleichsam klüger, sinniger und den von langsamer Besinnung zuweilen voll Geistesgegenwart und schnellem Entschlusse u.s.w.

§ 211

Dieß geht so weit, daß bei homöopathischer Wahl eines Heilmittels, der Gemüthszustand des Kranken oft am meisten den Ausschlag giebt, als Zeichen von bestimmter Eigenheit, welches dem genau beobachtenden Arzte unter allen am wenigsten verborgen bleiben kann.

§ 212

Auf diese Haupt-Ingredienz aller Krankheiten, auf den veränderten Gemüths- und Geisteszustand, hat auch der Schöpfer der Heilpotenzen vorzüglich Rücksicht genommen, indem es keinen kräftigen Arzneistoff auf der Welt giebt, welcher nicht den Gemüths- und Geisteszustand des ihn versuchenden, gesunden Menschen, sehr merkbar veränderte, und zwar jede Arznei auf verschiedene Weise.

§ 213

Man wird daher nie naturgemäß, das ist nie homöopathisch heilen, wenn man nicht bei jedem, selbst acutem Krankheitsfalle, zugleich mit auf das Symptom der Geistes- und Gemüths-Veränderungen siehet und nicht zur Hülfe eine solche Krankheits-Potenz unter den Heilmitteln auswählt, welche nächst der Aehnlichkeit ihrer andern Symptome mit denen der Krankheit, auch einen ähnlichen Gemüths- oder Geistes-Zustand **für sich** zu erzeugen fähig ist (1).

(1) So wird bei einem stillen, gleichförmig gelassenen Gemüthe, der Napell-Sturmhut selten oder **nie** eine, weder schnelle noch dauerhafte Heilung bewirken, eben so wenig, als die Krähenaugen bei einem milden, phlegmatischen, die Pulsatille bei einem frohen, heitern und hartnäckigen, oder die Ignazbohne bei einem unwandelbaren, weder zu Schreck, noch zu Aerger geneigten Gemüthszustande.

§ 211 Der Gemütszustand ist oft am meisten ausschlaggebend zur Arzneiwahl. Dem ‚genau beobachtendem Arzte' sollte er am wenigsten verborgen sein.

Dazu: Hahnemann gebraucht das Wort ‚Zustand', der weiter gefasst ist als ‚Symptome'. Tatsächlich werden wir den wenigsten Patienten gerecht, wenn wir alle Seelenäußerungen zu ‚Symptomen' zurecht klopfen würden. Temperament, Charakter usw. sind *Wesenszüge*, aber nicht unbedingt Störungen. Die Wahrnehmung von Temperament, Charakter kann uns beim letzten Schritt der Mittelentscheidung helfen (vgl. § 213 + Anm.). Beginnen sollten wir stets bei ‚handfesteren', mehr Trennschärfe ermöglichenden Befindensänderungen. Nur psychische *Symptome* im Sinne des Krankhaften haben einen hohen Rang.

§ 212 Es gibt kein geprüftes Arzneimittel ohne spezifische Gemütssymptome.

Dazu: es gibt also keine begrenzt wirksamen, sondern nur unzureichend geprüfte Mittel.

§ 213 Bei jeder akuten und chronischen **Krankheit** ist ein Mittel zu wählen, das auch den gegebenen Gemütszustand erzeugen könnte.

§ 213, Anm.: Beispiele *Acon.*, *Nux-v.*, *Puls.*, *Ign.*... Kontraindikation bei völlig unpassendem Zustande.

Dazu: Allgemeine Beschreibungen wie Temperament, Charakter dienen uns zur Bestätigung oder Elimination von Mittel, die wir anhand trennschärferer Hinweise in die engere Auswahl ziehen konnten

§ 214

Was ich also über die Heilung der Geistes- und Gemüths-Krankheiten zu lehren habe, wird sich auf Weniges beschränken können, da sie nur auf dieselbe Art und gar nicht anders als alle übrigen Krankheiten zu heilen sind, das ist, durch ein Heilmittel was eine, dem Krankheitsfalle möglichst ähnliche Krankheits-Potenz in ihren, an Leib und Seele des gesunden Menschen zu Tage gelegten Symptomen darbietet.

§ 215

Fast alle sogenannten Geistes- und Gemüths-Krankheiten sind nichts anderes als Körper-Krankheiten, bei denen das, jeder eigenthümliche Symptom der Geistes- und Gemüths-Verstimmung, sich unter Verminderung der Körper-Symptome (schneller oder langsamer) erhöhet und sich endlich bis zur auffallendsten Einseitigkeit, fast wie ein Local-Uebel in die unsichtbar feinen Geistes- oder Gemüths-Organe versetzt.

§ 216

Die Fälle sind nicht selten, wo eine den Tod drohende, sogenannte Körper-Krankheit – eine Lungenvereiterung, oder die Verderbniß irgend eines andern, edeln Eingeweides, oder eine andere hitzige (acute) Krankheit, z. B. im Kindbette u.s.w., durch schnelles Steigen des bisherigen Gemüths-Symptoms, in einen Wahnsinn, in eine Art Melancholie, oder in eine Raserei ausartet und dadurch alle Todesgefahr der Körper-Symptome verschwinden macht; letztere bessern sich indeß fast bis zur Gesundheit, oder verringern sich vielmehr bis zu dem Grade, daß ihre dunkel-fortwährende Gegenwart nur von dem beharrlich und fein beobachtenden Arzte noch erkannt werden kann. Sie arten auf diese Weise zur einseitigen Krankheit, gleichsam zu einer Local-Krankheit aus, in welcher das vordem nur gelinde Symptom der Gemüths-Verstimmung zum Haupt-Symptome sich vergrößert, welches dann größtentheils die übrigen (Körper-) Symptome vertritt, und ihre Heftigkeit palliativ beschwichtiget, so daß, mit einem Worte, die Uebel der gröbern Körper-Organe auf die fast geistigen, von keinem Zergliederungs-Messer je erreichten oder erreichbaren Geistes- und Gemüths-Organe gleichsam übergetragen und auf sie abgeleitet werden.

§ 217

Mit Sorgfalt muß bei ihnen die Erforschung des ganzen Zeichen-Inbegriffs unternommen werden, in Absicht der Körper-Symptome sowohl, als auch, und zwar vorzüglich, in Absicht der genauen Auffassung der bestimmten Eigenheit (des Charakters) seines Hauptsymptoms, des besondern, jedesmal vorwaltenden Geistes- und Gemüths-Zustandes, um zur Auslöschung der Gesammtkrankheit eine homöopathische Arzneikrankheits-Potenz unter

§§ 214–30 Therapie bei Geistes- und Gemütserkrankungen

§ 215 Fast alle Gemütserkrankungen kommen zustande durch **einseitige Steigerung und Verlagerung** von Krankheiten, die sich vordem körperlich äußerten (Umgekehrter Fall: § 225. Vgl. auch einseitige Krankheiten, §§ 172–84).

§ 216 **Beziehung** zwischen körperlichen und Gemüts-Krankheiten. **Ableitung** der sich vormals körperlich äußernden Störung auf die geistigen Organe.

§§ 217–20 **Anamnese** bei Gemütserkrankungen

§ 217 Körper- und Gemütssymptome stets gleichermaßen erkunden.

den, nach ihren reinen Wirkungen gekannten Heilmitteln auszufinden, ein Heilmitte!, welches in seinem Symptomen-Inhalte nicht nur die, in diesem Krankheitsfalle gegenwärtigen Körperkrankheits-Symptome, sondern auch vorzüglich diesen Geistes- und Gemüths-Zustand in möglichster Aehnlichkeit darbietet.

§ 218

Zu dieser Symptomen-Schilderung gehört zuerst die genaue Beschreibung der sämmtlichen Zufälle der vormaligen sogenannten Körper-Krankheit, ehe sie zur einseitigen Erhöhung des Geistes-Symptoms, zur Geistes- und Gemüths-Krankheit ausartete. Aus dem Berichte der Angehörigen wird dieses erhellen.

§ 219

Die Vergleichung dieser ehemaligen Körperkrankheits-Symptome mit den davon jetzt noch übrigen, obgleich unscheinbarer gewordenen Spuren (welche auch jetzt noch sich zuweilen hervorthun, wenn ein lichter Zwischenraum und eine überhingehende Minderung der Geistes-Krankheit eintritt) wird zur Bestätigung der fortdauernden, verdeckten Gegenwart derselben dienen.

§ 220

Setzt man hiezu noch den, genau von den Angehörigen und dem Arzte selbst beobachteten Geistes- und Gemüths-Zustand (1), so ist das vollständige Krankheitsbild zusammengesetzt, für welches dann eine, treffend ähnliche Symptome und vorzüglich die ähnliche Geistes-Zerrüttung zu erregen fähige Arznei, unter den (antipsorischen u.s.w.) Arzneimitteln zur homöopathischen Heilung des Uebels aufgesucht werden kann, wenn die Geistes-Krankheit schon seit einiger Zeit fortgedauert hatte.

(1) Welcher nicht selten in Perioden abwechselnd erscheint, z. B. auf mehre Tage stürmischen Wahnsinns oder Wuth folgen andre Tage tiefsinniger, stiller Traurigkeit, u.s.w. auch wohl nur in gewissen Monaten des Jahres wiederkehrend.

§ 221

War jedoch aus dem gewöhnlichen, ruhigen Zustande plötzlich ein Wahnsinn oder eine Raserei (auf Veranlassung von Schreck, Aergerniß, geistigem Getränke u.s.w.) als eine acute Krankheit ausgebrochen, so kann, ob sie gleich fast ohne Ausnahme aus innerer Psora entsprang, (gleichsam als eine von ihr auflodernde Flamme) sie doch in diesem, ihrem acuten Anfange, nicht sogleich mit antipsorischen, sondern muß mit den hier angedeuteten Arzneien,

§ 218 **Vorangegangene Körperzustände**, ehe die Krankheit zur – einseitigen – Geisteskrankheit ausartete, erfragen. Angehörige befragen.

§ 219 Diese ehemaligen, in geistig lichteren Momenten mitunter wieder hervor tretenden Körpersymptome vervollständigen das Bild.

§ 220 **Antimiasmatisches Mittel** mit entsprechenden Gemüts- und Körpersymptomen auswählen, wenn Krankheit schon länger angedauert hatte.

§ 220, Anm.: Psychosen erscheinen häufig in bipolaren oder periodisch wechselnden Phasen.

§ 221 **Akut ausgebrochener Wahnsinn:** zuerst nicht-miasmatisches Akutmittel geben, jedoch unbedingt antimiasmatische Weiterbehandlung.

§ 221, Anm.: Akut beispielsweise *Acon.*, *Bell.*, *Stram.*, *Hyos.*, *Merc.* usw.

aus der Classe der übrigen geprüften Heilmittel (1) gewählt, in hoch potenzirten, feinen, homöopathischen Gaben erst behandelt werden, um sie so weit zu beseitigen, daß die Psora in ihren vorigen, fast latenten Zustand vor der Hand wieder zurückkehre, in welchem der Kranke genesen erscheint.

(1) z. B. Aconit, Belladonne, Stechapfel, Bilsen, Quecksilber u.s.w.

§ 222

Doch darf ein solcher, aus einer acuten Geistes-oder Gemüths-Krankheit durch gedachte, apsorische Arzneien Genesener nie als geheilt angesehen werden; im Gegentheile darf man keine Zeit verlieren, um ihn durch eine fortgesetzte, antipsorische, vielleicht auch antisyphilitische Cur von dem chronischen Miasm der, jetzt zwar wieder latenten, aber zu ihrem Wiederausbruche in Anfällen der vorigen Geistes- oder Gemüths-Krankheit, von nun an sehr geneigten Psora, gänzlich zu befreien (1), da dann kein ähnlicher, künftiger Anfall wieder zu befürchten ist, wenn der Kranke der diätetisch geordneten Lebensart treu bleibt.

(1) Es ist sehr selten, daß eine schon etwas langwierige Geistes- oder Gemüthskrankheit von selbst nachläßt (indem das innere Sichthum wieder in die gröbern Körper-Organe übergeht); dieß geschieht in den Fällen, wo hie und da ein bisheriger Bewohner der Irrenhäuser als scheinbar genesen entlassen ward. Außerdem blieben bisher alle Irrenhäuser bis oben angefüllt, so daß die Menge andrer auf die Aufnahme in diese Häuser harrender Irren, fast nie Platz darin fand, wenn nicht einige der Wahnsinnigen im Hause mit Tode abgingen. **Keiner wird darin durch die alte Schule wirklich und dauerhaft geheilt!** Ein sprechender Beweis (unter vielen andern) von der gänzlichen Nullität der bisherigen Unheilkunst, die von der allöopathischen Prahlerei mit dem Namen **rationelle Heilkunst** lächerlich genug beehrt ward. Wie oft konnte dagegen nicht schon die wahre Heilkunst, (die ächte, reine Homöopathik) solche Unglückliche wieder in den Besitz ihrer Geistes- und Körper-Gesundheit setzen und ihren erfreuten Angehörigen und der Welt wieder geben!

§ 223

Wird aber die antipsorische, (auch wohl antisyphilitische) Cur unterlassen, so ist bei noch geringerer Veranlassung, als bei der ersten Erscheinung des Wahnsinns statt fand, bald ein neuer und zwar anhaltenderer, größerer Anfall davon, fast mit Sicherheit zu erwarten, während welchem sich die Psora vollends zu entwickeln pflegt und in eine entweder periodische oder anhaltende Geistes-Zerrüttung übergeht, welche dann schwieriger antipsorisch geheilt werden kann.

§ 222 Damit es keine Rückfälle gibt, unverzüglich mit antipsorischer, seltener antisyphilitischer Kur fortfahren.

§ 222, Anm.: Wie selten ‚heilen' Psychosen von selbst, indem die innere Krankheit sich wieder in Körpersymptome verlagert; wie unheilbar sind Psychosen für die alte Schule; wie oft schon konnte die Homöopathik diesen Unglücklichen der Welt wiedergeben.

§ 223 Rückfälle durch Unterlassung einer antimiasmatischen Kur sind schon schwieriger zu behandeln.

§ 224

Ist die Geistes-Krankheit noch nicht völlig ausgebildet und es wäre noch einiger Zweifel vorhanden, ob sie wirklich aus Körper-Leiden entstanden sey, oder vielmehr von Erziehungsfehlern, schlimmer Angewöhnung, verderbter Moralität, Vernachlässigung des Geistes, Aberglauben oder Unwissenheit herrühre; da dient als Merkmal, daß durch verständigendes, gutmeinendes Zureden, durch Trostgründe oder durch ernsthafte und vernünftige Vorstellungen dieselbe nachlassen und sich bessern, dagegen aber wahre, auf Körper-Krankheit beruhende Gemüths- oder Geistes-Krankheit schnell dadurch verschlimmert, Melancholie noch niedergeschlagener, klagender, untröstlicher und zurückgezogener, so auch boshafter Wahnsinn dadurch noch mehr erbittert und thörichtes Gewäsch offenbar noch unsinniger wird (1).

(1) Es scheint, als fühle hier die Seele des Kranken mit Unwillen und Betrübniß, die Wahrheit dieser vernünftigen Vorstellungen, und wirke auf den Körper, gleich als wolle sie die verlorene Harmonie wieder herstellen, dieser aber wirke zu stark mittels seiner Krankheit zurück auf die Geistes- und Gemüths-Organe und setze sie in desto größern Aufruhr durch erneuertes Uebertragen seiner Leiden auf sie.

§ 225

Es giebt dagegen wie gesagt, allerdings einige wenige Gemüths-Krankheiten, welche nicht bloß aus Körper-Krankheiten dahin ausgeartet sind, sondern auf umgekehrtem Wege, bei geringer Kränklichkeit, vom Gemüthe aus, Anfang und Fortgang nehmen, durch anhaltenden Kummer, Kränkung, Aergerniß, Beleidigungen und große, häufige Veranlassungen zu Furcht und Schreck. Diese Art von Gemüthskrankheiten verderben dann oft mit der Zeit, auch den körperlichen Gesundheits-Zustand, in hohem Grade.

§ 226

Bloß diese, durch die Seele zuerst angesponnenen und unterhaltenen Gemüths-Krankheiten, lassen sich, **so lange sie noch neu sind und den Körper-Zustand noch nicht allzusehr zerrüttet haben**, durch psychische Heilmittel, Zutraulichkeit, gütliches Zureden, Vernunftgründe, oft aber auch durch eine wohlverdeckte Täuschung, schnell in Wohlbefinden der Seele (und bei angemessener Lebensordnung, auch scheinbar in Wohlbefinden des Leibes) verwandeln.

§ 227

Aber auch bei diesen liegt ein Psora-Miasm zum Grunde, was nur seiner völligen Entwickelung noch nicht ganz nahe war, und es ist der Sicherheit gemäß, damit der Genesene nicht wieder, wie nur gar zu leicht, in eine

§ 224 Unterscheidung zwischen echten Geisteskrankheiten und **reaktiven** psychischen Störungen. Nur letztere sind psychisch beeinflussbar.

§ 224, Anm.: Bei echten Psychosen dagegen scheint die im Körper sitzende Krankheit die Seele an der Heilung zu hindern.

§ 225 Einige Gemütserkrankungen nehmen ihren ersten Ausgang in der Veränderung des Geisteszustandes – meist als **Resultat seelischer Erschütterungen** wie Schreck, Kummer usw.. In der Folge ist dann meistens auch der körperliche Gesundheitszustand betroffen (sonst eher umgekehrter Verlauf, vgl. § 215).

§ 226 Nur in diesen Fällen, solange sie noch neu sind, kann durch psychische Heilmittel wenigstens Wohlbefinden der Seele wieder hergestellt werden.

§ 227 Doch auch hier liegt Psora zugrunde und Weiterbehandlung ist erforderlich.

ähnliche Geistes-Krankheit verfalle, ihn einer gründlichen, antipsorischen (auch wohl antisyphilitischen) Cur zu unterwerfen.

§ 228

Bei den durch Körper-Krankheit entstandenen Geistes- und Gemüths-Krankheiten, welche einzig durch homöopathische, gegen das innere Miasm gerichtete Arznei, nächst sorgfältig angemessener Lebensordnung zu heilen sind, muß allerdings auch, als beihülfliche Seelen-Diät, ein passendes, psychisches Verhalten von Seiten der Angehörigen und des Arztes gegen den Kranken sorgfältig beobachtet werden. Dem wüthenden Wahnsinn muß man stille Unerschrockenheit und kaltblütigen, festen Willen, – dem peinlich klagenden Jammer, stummes Bedauern in Mienen und Gebehrden, – dem unsinnigen Geschwätze, nicht ganz unaufmerksames Stillschweigen, – einem ekelhaften und gräuelvollen Benehmen und ähnlichem Gerede, völlige Unaufmerksamkeit entgegensetzen. Den Verwüstungen und Beschädigungen der Außendinge beuge man bloß vor, verhüte sie, **ohne dem Kranken Vorwürfe darüber zu machen**, und richte alles so ein, daß durchaus alle körperlichen Züchtigungen und Peinigungen (1) wegfallen. Dieß geht um desto leichter an, da beim Arzneieinnehmen – dem einzigen Falle, wo noch Zwang als Entschuldigung gerechtfertigt werden könnte – in der homöopathischen Heilart die kleinen Gaben hülfreicher Arznei dem Geschmacke **nie** auffallen, also dem Kranken ganz unbewußt in seinem Getränke gegeben werden können, so daß aller Zwang unnöthig wird.

(1) Man muß über die Hartherzigkeit und Unbesonnenheit der Aerzte in mehren Krankenanstalten dieser Art erstaunen; ohne die wahre Heilart solcher Krankheiten auf dem einzig hülfreichen, homöopathisch **arzneilichen** (antipsorischen) Wege zu suchen, begnügen sich diese Grausamen, jene bedauernswürdigsten aller Menschen durch die heftigsten Schläge und andre qualvolle Martern zu peinigen. Sie erniedrigen sich durch dieß gewissenslose und empörende Verfahren tief unter den Stand der Zuchtmeister in Strafanstalten, denn diese vollführen solche Züchtigungen nur nach Pflicht ihres Amtes und an Verbrechern, jene aber scheinen ihre Bosheit gegen die vorausgesetzte Unheilbarkeit der Geistes- und Gemüths-Krankheiten, im demüthigenden Gefühle ihrer ärztlichen Nichtigkeit, durch Härte an den bedauernswürdigen, schuldlosen Leidenden selbst auszulassen, da sie zur Hülfe zu unwissend und zu träge zur Annahme eines zweckmäßigen Heilverfahrens sind.

§ 229

Auf der andern Seite sind Widerspruch, eifrige Verständigungen, heftige Zurechtweisungen und Schmähungen, so wie schwache, furchtsame Nachgiebigkeit bei ihnen ganz am unrechten Orte, sind gleiche schädliche Behandlungen ihres Geistes und Gemüths. Am meisten werden sie jedoch durch Hohn, Betrug und ihnen merkliche Täuschungen erbittert und in ihrer

§ 228 **Therapeutische Führung**, Lebensordnung und Begleitung bei echten Psychosen. Humane Psychiatrie!

§ 228, Anm.: Wie erniedrigen sich hartherzige Ärzte doch durch die oftmals grausamen psychiatrischen Praktiken.

§ 229 Weiteres zum Umgang mit Geisteskranken.

§ 229, Anm.: Nur in speziellen Einrichtungen können diese Voraussetzungen geboten werden.

Dazu: Eine offensichtliche Lücke in unserem Gesundheitssystem ist das Fehlen stationärer Einrichtungen, die homöopathische Betreuung und Behandlung integrieren. Wohl auf, mutige Kollegen ...

Krankheit verschlimmert. **Immer müssen Arzt und Aufseher den Schein annehmen, als ob man ihnen Vernunft zutraue**. Dagegen suche man alle Arten von Störungen ihrer Sinne und ihres Gemüths von außen zu entfernen; es giebt keine Unterhaltungen für ihren umnebelten Geist, keine wohlthätigen Zerstreuungen, keine Belehrungen, keine Besänftigung durch Worte, Bücher oder andere Gegenstände für ihre, in den Fesseln des kranken Körpers schmachtende, oder empörte Seele, keine Erquickung für sie, als die Heilung; erst von ihrem zum Bessern umgestimmten Körper-Befinden strahlet Ruhe und Wohlbehagen auf ihren Geist zurück (1).

(1) Nur in einer, eigens dazu eingerichteten Anstalt läßt sich die Heilung Wahnsinniger, Wüthender und Melancholischer bewerkstelligen, aber nicht im Kreise der Familie des Kranken.

§ 230

Sind die, für den besondern Fall der jedesmaligen Geistes- oder Gemüths-Krankheit (– sie sind unglaublich verschieden –) gewählten Heilmittel, dem treulich entworfenen Bilde des Krankheits-Zustandes ganz homöopathisch angemessen, welches, wenn nur genug der nach ihren reinen Wirkungen gekannten Arzneien dieser Art zur Wahl vorhanden sind, auch desto leichter bei unermüdlicher Aufsuchung des passendst homöopathischen Heilmittels zu erreichen ist, da der Gemüths- und Geistes-Zustand eines solchen Kranken, als das Haupt-Symptom, sich so unverkennbar deutlich an den Tag legt –, so sind oft die kleinstmöglichen Gaben hinreichend, in nicht gar langer Zeit, die auffallendste Besserung hervorzubringen, was durch die größten, öftern Gaben aller übrigen, unpassenden (allöopathischen) Arzneien, bis zum Tode gebraucht, nicht zu erreichen war. Ja, ich kann aus vieler Erfahrung behaupten, daß sich der erhabne Vorzug der homöopathischen Heilkunst vor allen denkbaren Curmethoden, nirgend in einem so triumphirenden Lichte zeigt, als in alten Gemüths- und Geistes-Krankheiten, welche ursprünglich aus Körper-Leiden, oder auch nur gleichzeitig mit denselben entstanden waren.

§ 231

Eine eigne Betrachtung verdienen noch die **Wechselkrankheiten**, sowohl diejenigen welche in bestimmten Zeiten zurückkehren – wie die große Zahl der Wechselfieber und die wechselfieberartig zurückkehrenden, fieberlos scheinenden Beschwerden – als auch die, worin gewisse Krankheitszustände in unbestimmten Zeiten mit Krankheitszuständen andrer Art abwechseln.

§ 232

Diese letztern, die **alternirenden** Krankheiten, sind ebenfalls sehr vielfach (1), gehören aber sämmtlich unter die Zahl der chronischen Krankheiten,

§ 230 Die Erfolge bei den Geisteskrankheiten sind der größte Triumph der Homöopathie!

§§ 231–44 Wechselkrankheiten und alternierende Zustände

§ 231 Dazu zählen Wechselfieber, fieberlos periodisch rezidivierende Zustände und sonst alternierende Krankheitsbilder (z.B. Rheuma im Wechsel mit Durchfall).

§ 232 Die letztgenannten alternierenden Krankheiten haben sämtlich chronischen Hintergrund, meist **psorischer** Art, seltener psorisch-syphilitisch.

§ 232, Anm.: Beispiele von Erkrankungen mit alternierenden, wechselnden Zuständen.

sind meist ein Erzeugniß bloß entwickelter Psora, und nur zuweilen, wiewohl selten, mit einem syphilitischen Miasm complicirt; sie werden daher im erstern Falle mit antipsorischen Arzneien geheilt, im letztern aber, mit antisyphilitischen abwechselnd, wie im Buche von den chronischen Krankheiten gelehrt wird.

(1) Es können zwei- und selbst dreierlei Zustände mit einander abwechseln. Es können z. B. bei zwiefachen Wechselzuständen gewisse Schmerzen unabgesetzt in den Füßen u.s.w. erscheinen, sobald eine Augen-Entzündung sich legt, welche dann wieder empor kommt, sobald der Gliederschmerz vor der Hand vergangen ist – es können Zuckungen und Krämpfe mit irgend einem andern Leiden des Körpers oder eines seiner Theile, unmittelbar abwechseln – es können aber auch bei dreifachen Wechsel-Zuständen, in einer anhaltenden Kränklichkeit, schnell Perioden von scheinbar erhöheter Gesundheit und einer gespannten Erhöhung der Geistes- und Körperkräfte (eine übertriebene Lustigkeit, eine allzu regsame Lebhaftigkeit des Körpers, Ueberfülle von Wohlbehagen, übermäßigen Appetit u.s.w.) eintreten, worauf dann, eben so unerwartet, düstere, melancholische Laune, unerträgliche, hypochondrische Gemüths-Verstimmung mit Störung mehrerer Lebens-Verrichtungen in Verdauung, Schlaf u.s.w. erscheint, die dann wiederum eben so plötzlich, dem gemäßigten Uebelbefinden der gewöhnlichen Zeiten Platz macht und so mehrere andre, mannigfache Wechselzustände. Oft ist keine Spur des vorigen Zustandes mehr zu bemerken, wann der neue eintritt. In andern Fällen sind dann nur noch wenige Spuren des vorhergegangenen Wechsel-Zustandes vorhanden; es bleibt wenig von den Symptomen des ersten Zustandes bei der Entstehung und Fortdauer des zweiten übrig. Zuweilen sind die krankhaften Wechsel-Zustände, ihrer Natur nach, einander völlig entgegengesetzt, wie z B. Melancholie mit lustigem Wahnsinn oder Raserei in Perioden abwechselnd.

§ 233

Die **typischen Wechselkrankheiten** sind solche, wo in einer ziemlich bestimmten Zeit bei scheinbarem Wohlbefinden, ein sich gleichbleibender, krankhafter Zustand zurückkehrt, und in einer ebenfalls bestimmten Zeit wieder abtritt; man findet dieß sowohl in den anscheinend fieberlosen, aber typisch (zu gewissen Zeiten) kommenden und wieder vergehenden, krankhaften Zuständen, als auch in den fieberhaften – den vielfältigen Wechselfiebern.

§ 234

Die gedachten, bei einem einzelnen Kranken zu bestimmten Zeiten, typisch, wiederkehrenden, fieberlos scheinenden Krankheits-Zustände (-sporadisch oder epidemisch pflegen sie nicht vorzukommen -) gehören jedesmal unter die chronischen, meist rein psorischen, nur selten mit Syphilis complicirten, und erhalten mit Erfolg dieselbe Behandlung; zuweilen ist jedoch der Zwi-

§ 233 Typisch sind Wechselkrankheiten, bei denen ein bestimmter krankhafter Zustand, mit oder ohne Fieber, periodisch mit relativem Wohlbefinden wechselt.

§ 234 Antipsorische Behandlung fieberloser wiederkehrender Zustände, eventuell mit **Zwischengabe von Chinarinde**.

schen-Gebrauch einer sehr kleinen Gabe potenzirter Chinarinde-Auflösung erforderlich, um ihren wechselfieberartigen Typus vollends auszulöschen.

§ 235

Was die sporadisch oder epidemisch herrschenden (nicht in Sumpf- Gegenden endemisch hausenden) **Wechselfieber** (1) anlangt, so treffen wir dabei oft jeden Anfall (Paroxysm) gleichfalls aus zwei sich entgegen gesetzten Wechselzuständen Kälte, Hitze – Hitze, Kälte), öfterer auch aus dreien (Kälte, Hitze, Schweiß) zusammengesetzt an. Deßhalb muß auch das für diese, aus der allgemeinen Classe geprüfter, gewöhnlich nicht antipsorischer Arzneien gewählte Heilmittel, entweder, (was das sicherste ist) ebenfalls beide, oder alle drei Wechselzustände ähnlich in gesunden Körpern erregen können, oder doch dem stärksten und sonderlichsten Wechselzustande (entweder dem Zustande des Frostes mit seinen Nebensymptomen, oder dem der Hitze mit ihren Neben-Symptomen, oder auch dem des Schweißes mit seinen Nebenbeschwerden, je nachdem der eine oder der andre Wechselzustand der stärkste und sonderlichste ist) homöopathisch, an Symptomen-Aehnlichkeit, möglichst entsprechen; doch müssen vorzüglich die Symptome des Befindens des Kranken, in der fieberfreien Zeit, zur Wahl des treffendsten, homöopathischen Heilmittels leiten (2).

(1) Die bisherige, noch in der unverständigen Kindheit liegende Pathologie, weiß nur von einem einzigen **Wechselfieber**, was sie auch das **kalte Fieber** nennt, und nimmt keine andre Verschiedenheit an, als nach der Zeit, in welcher die Anfälle wiederkehren, das tägliche, dreitägige, viertägige u.s.w. Es giebt aber außer den Rückkehr-Zeiten der Wechselfieber, noch weit bedeutendere Verschiedenheiten derselben; es giebt dieser Fieber unzählige, deren viele nicht einmal **kalte Fieber** genannt werden können, da ihre Anfälle in bloßer Hitze bestehen; wieder andere, welche bloß Kälte haben, mit oder ohne darauf folgenden Schweiß; wieder andere, welche Kälte über und über, zugleich mit Hitzempfindung oder bei äußerlich fühlbarer Hitze, Frost haben; wieder andre, wo der eine Paroxysm aus bloßem Schüttelfroste, oder bloßer Kälte, mit darauf folgendem Wohlbefinden, der andre aber aus bloßer Hitze besteht, mit oder ohne darauf folgenden Schweiß; wieder andere, wo die Hitze zuerst kommt und Frost erst darauf folgt; wieder andre, wo nach Frost und Hitze Apyrexie eintritt, und dann als zweiter Anfall, oft viele Stunden hernach, bloß Schweiß erfolgt; andere, wo gar kein Schweiß erfolgt, und noch andre, wo der ganze Anfall, ohne Frost oder Hitze, bloß aus Schweiß besteht, oder wo der Schweiß bloß während der Hitze vorhanden ist; – und so zeigen sich noch unglaubliche andre Verschiedenheiten, vorzüglich in Rücksicht der Neben-Symptome, des besondern Kopfwehes, des bösen Geschmacks, der Uebelkeit, des Erbrechens, des Durchlaufs, des fehlenden oder heftigen Durstes, der Leib- oder der Gliederschmerzen besondrer Art, des Schlafs, der Delirien, der Gemüths-Verstimmungen, der Krämpfe u.s.w., – vor, bei oder nach dem Froste, vor, bei oder nach der Hitze, vor, bei oder nach dem Schweiße, und so noch andre zahllose Abweichungen. Alle diese sind

§ 235 **Wechselfieber** benötigen ein Simile, das nach Möglichkeit alle zwei oder drei Wechselzustände für sich erzeugen kann, wenigstens aber den auffälligsten dieser Zustände (vgl. § 239).

§ 235, 1. Anm.: Es gibt sehr unterschiedliche Formen des Wechselfiebers, nicht nur das tägliche, das drei- oder viertägige usw.. Fast alle können durch Chinin unterdrückt werden, was den Patienten jedoch nicht wirklich heilt und oft nur kränker macht.

§ 235, 2. Anm.: Hinweis auf Bönninghausen, ‚Versuch einer homöopathischen Therapie der Wechselfieber' (Versuch bedeutet hier Abhandlung).

offenbar sehr verschieden geartete Wechselfieber, deren jedes, **ganz natürlich**, seine eigne (homöopathische) Behandlung verlangt. Unterdrückt, das muß man gestehen, können zwar fast alle werden (wie so oft geschieht) durch große, ungeheure Gaben Rinde und ihres pharmaceutischen, schwefelsauern Auszugs, **Chinin** genannt, das ist, ihr periodisches Wiederkehren (ihr Typus) wird von ihr ausgelöscht, aber die Kranken, welche an solchen, nicht für Chinarinde geeigneten Wechselfiebern gelitten hatten (wie alle die, ganze Länder und selbst Gebirge überziehenden, epidemischen Wechselfieber sind) werden durch diese Auslöschung des Typus nicht gesund, nein! sie bleiben nur andersartig krank und kränker, oft weit kränker, als vorher, an eigenartigen, chronischen China-Sichthumen, die, selbst durch ächte Heilkunst, oft kaum in langer Zeit, vielleicht auch wohl nie wieder zur völligen Gesundheit herzustellen sind – und das will man **Heilen** nennen!

(2) Zuerst hat der Hr. Regierungsrath, Freiherr von Bönninghausen diesen, so viele Umsicht erfordernden Gegenstand am besten erläutert und die Wahl des, für die verschiednen Fieber-Epidemieen hülfreichen Heilmittels erleichtert durch seine Schrift: Versuch einer homöopathischen Therapie der Wechselfieber, 1833. Münster bei Regensberg.

§ 236

Die Arzneigabe in diesem Falle, wird am zweckmäßigsten und hülfreichsten gleich, oder doch sehr bald nach Beendigung des Anfalls, sobald sich der Kranke einigermaßen davon wieder erholt hat, gegeben; da hat sie Zeit alle ihr möglichen Veränderungen des Organisms zur Gesundheit zu bewirken, ohne Sturm und ohne heftigen Angriff; während die Wirkung einer, gleich vor dem Paroxysm gereichten, auch noch so specifisch angemessenen Arznei, mit der natürlichen Krankheits-Erneuerung zusammentrifft und eine solche Gegenwirkung im Organism, einen so heftigen Widerstreit veranlaßt, daß ein solcher Angriff wenigstens viel Kräfte raubt, wo nicht gar das Leben in Gefahr setzt (1). Giebt man aber die Arznei gleich nach Beendigung des Anfalls, das ist, zu der Zeit, wo die fieberfreieste Zwischenzeit eingetreten ist und ehe, auch nur von weitem, der künftige Paroxysm sich wieder vorbereitet, so ist die Lebenskraft des Organisms in möglichst guter Verfassung, von dem Heilmittel sich ruhig verändern und so in den Gesundheitszustand versetzen zu lassen.

(1) Dieß sieht man an den nicht ganz seltenen Todesfällen, wo eine mäßige Gabe Mohnsaft, im Fieber-Froste eingegeben, schnell das Leben raubte.

§ 237

Ist aber die fieberfreie Zeit sehr kurz, wie in einigen sehr schlimmen Fiebern, oder von Nachwehen des vorigen Paroxysms entstellt, so muß die homöopathische Arzneigabe schon zu der Zeit, wann der Schweiß sich zu mindern,

§§ 236–38 Zeitpunkt der Arzneigabe bei Wechselfiebern.

§ 236 Gabe gleich nach Ende des Anfalls, nie aber zu Anfallsbeginn.

§ 237 Gabe schon bei erstem Abklingen des Fiebers, wenn die fieberfreie Zeit nur kurz ist.

oder die späteren Zufälle des verfließenden Anfalls sich zu mildern anfangen, gereicht werden.

§ 238

Nicht selten tilgt die angemessene Arznei, mit einer einzigen, kleinen Gabe mehrere Anfälle, bringt auch wohl allein die Gesundheit wieder; in den meisten Fällen aber muß man nach jedem Anfalle eine neue Gabe reichen; im besten Falle, das ist, wenn die Art der Symptome sich nicht geändert hat, Gaben derselben Arznei, welches nach der neuern Entdeckung der besten Gaben-Wiederholung (s. Anm. zu § 270) unbeschwerlich geschieht mittels Dynamisirens jeder folgenden Gabe (durch 10, 12 Schüttel-Schläge der, die Arznei-Auflösung enthaltenden Flasche). Indessen findet sich dennoch zuweilen, wiewohl selten, nach mehren Tagen Wohlbefindens das Wechselfieber wieder ein. Diese Wiederkunft desselben Fiebers nach einer gesunden Zwischenzeit, ist aber nur dann möglich, wenn die Schädlichkeit, die das Wechselfieber zuerst erregte, noch immer wieder auf den Genesenden einwirkte, wie in Sumpf-Gegenden, in welchem Falle eine dauerhafte Wiederherstellung oft nur durch Entfernung dieser Erregungs-Ursache (wie durch Aufenthalt in einer bergigen Gegend, wenn es ein Sumpfwechselfieber war) möglich ist.

§ 239

Da fast jede Arznei in ihrer reinen Wirkung ein eignes, besonderes Fieber und selbst eine Art Wechselfieber mit seinen Wechselzuständen erregt, was von allen den Fiebern, die von andern Arzneien hervorgebracht werden, abweicht, so findet man für die zahlreichen natürlichen Wechselfieber homöopathische Hülfe in dem großen Reiche der Arzneien und schon, für viele solche Fieber, in der mäßigen Zahl der bis jetzt an gesunden Körpern geprüften Arzneien.

§ 240

Wenn aber das, für die damals herrschende Epidemie von Wechselfieber gefundene, homöopathisch specifische Heilmittel bei dem einen oder dem andern Kranken keine vollkommne Heilung bewirkt, so ist stets, wenn nicht Sumpfgegend die Heilung verhindert, das psorische Miasm im Hinterhalte und es müssen dann antipsorische Arzneien bis zur völligen Hülfe angewendet werden.

§ 241

Epidemieen von Wechselfiebern, wo sonst keine endemisch sind, haben die Natur chronischer Krankheiten, aus einzelnen, acuten Anfällen zusammen-

§ 238 Es kann eine Gabenwiederholung in höherer Dynamisierung jeweils nach einem Anfall erforderlich sein. Heilungshindernisse beseitigen.

Dazu: ‚Höhere Dynamisierung' bezieht sich auf Q-Potenzen. Auch bei sonstigen Beschwerden, die eine bestimmte Periodizität oder Zeitmodalität aufweisen (< abends; < Vollmond...), sollte die Arznei nicht zeitgleich mit der verschlechternden Modalität gegeben werden.

§ 239 Praktisch alle geprüften Arzneien haben in ihrer Erstwirkung Beziehung zu einer jeweils entsprechenden Art von Wechselzustand oder Wechselfieber.

Dazu: Wechselzustände der ‚reinen Wirkung' sind zu unterscheiden von Nachwirkungen (vgl. § 115).

§§ 240–44 Psora und Wechselkrankheiten

§ 240 Antipsorische Weiterbehandlung, wenn das der Epidemie entsprechende Mittel keine vollständige Heilung bringt.

§ 241 **„Genius epidemicus"** der Wechselfieber-Epidemien. (vgl. § 73; **„akute Miasmen"**; § 101 ff.).

gesetzt; jede einzelne Epidemie ist eines eignen, den erkrankten Individuen gemeinsamen, sich gleichen Charakters, der, wenn er nach dem Inbegriffe der, Allen gemeinsamen Symptome aufgefunden ist, auf das, für die Gesammtheit der Fälle homöopathisch (specifisch) passende Heilmittel hinweist, welches dann auch fast immer hilft, bei Kranken, welche vor dieser Epidemie einer erträglichen Gesundheit genossen, das ist, die nicht an entwickelter Psora chronisch krank waren.

§ 242

Hat man aber bei einer solchen Wechselfieber-Epidemie die ersten Anfälle ungeheilt gelassen, oder waren die Kranken durch allöopathische Mißhandlung geschwächt worden, so entwickelt sich die, leider bei so vielen Menschen schon, obgleich schlummernd inwohnende Psora, nimmt hier den Wechselfieber-Typus an und spielt dem Anscheine nach, die Rolle des epidemischen Wechselfiebers fort, so daß die Arznei, welche für die anfänglichen Paroxysmen hülfreich gewesen wäre, nun nicht mehr passend ist und nicht mehr helfen kann. Da hat man es vor der Hand bloß mit einem psorischen Wechselfieber zu thun, was dann gewöhnlich durch die feinsten Gaben Schwefel und Schwefelleber in hoher Potenz besiegt wird.

§ 243

Bei denjenigen, oft sehr bösartigen Wechselfiebern, die, außer in den Sumpfgegenden, eine einzelne Person befallen, muß zwar **anfangs** ebenfalls, wie bei den acuten Krankheiten überhaupt, denen sie in Rücksicht ihres psorischen Ursprungs ähneln, zuerst ein aus der Classe der übrigen, geprüften (nicht antipsorischen) Arzneien, homöopathisch für den speciellen Fall gewähltes Heilmittel, einige Tage über angewendet werden zur möglichsten Hülfe; wenn aber hiebei die Genesung dennoch zögert, so muß man wissen, daß man es mit der ihrer Entwickelung nahen Psora zu thun habe und daß hier bloß antipsorische Arznei gründliche Hülfe schaffen kann.

§ 244

Die in Sumpf-Gegenden und solchen, die den Ueberschwemmungen oft ausgesetzt sind, einheimischen Wechselfieber, machten der bisherigen Arztwelt viel zu schaffen und doch kann auch an Sumpf-Gegenden, ein gesunder Mensch in jungen Jahren sich gewöhnen und gesund bleiben, wenn er eine fehlerfreie Lebensordnung führt und nicht von Mangel, Strapazen oder zerstörenden Leidenschaften niedergedrückt wird. Die, dort endemischen Wechselfieber werden ihn höchstens nur als Ankömmling ergreifen, aber eine oder zwei **der kleinsten** Gaben hoch potenzirter Chinarinden-Auflösung, werden ihn bei einer, wie gesagt geordneten Lebensweise, bald davon befreien. Bei Personen aber, die bei gehöriger Leibes-Bewegung und gesun-

§ 242 Nach vorangegangenen Fehlbehandlungen oder spätem Behandlungsbeginn nicht mehr Akutmittel, sondern gleich antipsorische Behandlung (z.B. mit Hepar sulphuris oder Sulphur).

§ 243 In Wechselfiebern bösartigen Verlaufs anfangs nicht psorisches Akutmittel geben; danach oder bei zögerlicher Genesung antipsorische Behandlung.

§ 244 Gesunde Menschen werden in Sumpfgegenden bei gesunder Lebensweise höchstens als Ankömmling erkranken. Heilung kann dann durch wenige Gaben potenziertes China bewirkt werden. Bei zugrunde liegender Psora dagegen wird weder gesunde Diät noch Klimawechsel dauerhaft helfen.

§ 244, Anm.: Massive Dosen Chinarinden heilen nur vor der Hand.

der Geistes- und Körper-Diät, vom Sumpf-Wechselfieber nicht durch eine oder ein Paar solcher kleinen Gaben China-Arznei befreiet werden können – liegt stets eine zur Entwickelung aufstrebende Psora zum Grunde und ihr Wechselfieber kann in der Sumpf-Gegend ohne antipsorische Behandlung nicht geheilt werden (1). Zuweilen erfolgt bei diesen Kranken, wenn sie ohne Verzug die Sumpf-Gegend mit einer trocknen, bergigen vertauschen, anscheinend wieder Genesung, das Fieber verläßt sie, wenn sie noch nicht tief in Krankheit versunken sind, d.i. wenn die Psora noch nicht völlig bei ihnen entwickelt war und daher wieder in ihren latenten Zustand zurückkehren kennte; aber gesund werden sie ohne antipsorische Hülfe doch nie.

(1) Größere, oft wiederholte Gaben Chinarinde, auch wohl concentrirte China-Mittel, wie das Chininum sulphuricum, können solche Kranke allerdings von dem Typischen des Sumpf-Wechselfiebers befreien, aber die so Getäuschten bleiben wie schon oben bemerkt, andersartig leidend, an einem, zuweilen unheilbaren, China-Siechthume (s. Anm. zu § 276).

§ 245

Nachdem wir nun gesehen haben, welche Rücksicht man bei der homöopathischen Heilung auf die Hauptverschiedenheiten der Krankheiten und auf die besondern Umstände in denselben zu nehmen hat, so gehen wir zu dem über, was **von den Heilmitteln und ihrer Gebrauchsart, so wie von der dabei zu beobachtenden Lebensordnung** zu sagen ist.

§ 246

Jede, in einer Cur merklich fortschreitende und auffallend zunehmende Besserung ist ein Zustand der, so lange er anhält, jede Wiederholung irgend eines Arznei-Gebrauchs durchgängig ausschließt, weil alles Gute, was die genommene Arznei auszurichten fortfährt, hier seiner Vollendung zueilt. Dies ist in acuten Krankheiten nicht selten der Fall; bei etwas chronischen Krankheiten hingegen, vollendet zwar auch bei langsam fortgehender Besserung, zuweilen Eine Gabe treffend gewählter, homöopathischer Arznei die Hülfe, die dieses Mittel in solchem Falle seiner Natur nach auszurichten im Stande ist, in einem Zeitraume von 40, 50, 60, 100 Tagen. Aber theils ist dies sehr selten der Fall, theils muß dem Arzte, so wie dem Kranken viel daran liegen, daß, wäre es möglich, dieser Zeitraum bis zur Hälfte, zum Viertel, ja noch mehr abgekürzt und so weit schnellere Heilung erlangt werden könnte.

Und dieß läßt sich auch, wie neueste, vielfach wiederholte Erfahrungen mich gelehrt haben, recht glücklich ausführen, unter folgenden Bedingungen: erstens, wenn die Arznei mit aller Umsicht recht treffend homöopathisch gewählt war – zweitens, wenn sie hoch potenzirt, in Wasser und in gehörig kleiner Gabe in, von der Erfahrung als die schicklichsten, ausgesprochenen Zeiträumen zur möglichsten Beschleunigung der Cur gereicht wird, doch mit der Vorsicht, **daß der Potenz-Grad jeder Gabe von dem der vorgängigen**

§§ 245–85 Die Heilmittel, Anwendung von Q-Potenzen, Lebensordnung

§ 245 Nun zu den Heilmitteln, ihrer Gebrauchsart und zur zu beobachtenden Lebensordnung.

§ 246 zur **Gabenwiederholung**:

- *keine*, solange *deutlich fortschreitende* Besserung
- zu frühe Wiederholung der Arznei stört den Heilungsprozess erheblich
- jedoch ein Nachteil so seltener Gaben, vor allem bei Behandlung chronischer Krankheiten: längere Heilungsdauer
- nur unter folgender Voraussetzung ist eine häufigere Arzneiwiederholung möglich:
- minimale Gabe des passendsten Mittels in jedesmal geringfügig erhöhter Potenz (bezieht sich auf Q-Potenzen!)

§ 246, Anm.: Die fünfte Auflage des Organons beruhte auf S.H.s Erfahrung mit C-Potenzen und kann für diese auch heute geltend gemacht werden. Nur bei Beachtung der hier und folgend beschriebenen, damals neuen Vorgehensweise kann eine gut gewählte Arznei in chronischen Fällen Monate lang bis zu einmal täglich gegeben werden. Man beginnt bei den unteren Graden und geht nach ein bis zwei Wochen zum nächst höheren Potenzgrad.

Dazu: die Interpretation und praktische Umsetzung von § 246 wird nicht in allen homöopathischen Schulen gleich gehandhabt. Das ändert nichts daran, dass zu frühe Gabenwiederholung, ein häufiger Anfängerfehler, gerade bei der richtigen Arznei alles bereits erreichte zunichtemachen kann. Das besonders in der Kent'schen Schule betonte extrem lange Warten ist gerade bei hohen C-Potenzen angebracht. Die folgend genannten Ausnahmen beziehen sich auf die Weiterentwicklung der Homöopathie in den sog. **Q-Potenzen**, richtigen Umgang damit vorausgesetzt.

5. Org., § 246
(relevant für C-Potenzen!) Die Problematik ungün-

und nachgängigen Gaben um Etwas abweiche, damit das, zur ähnlichen Arzneikrankheit umzustimmende Lebensprincip, nie zu widrigen Gegenwirkungen sich aufgeregt und empört fühlen könne, wie bei unmodificirt erneuerten Gaben, vorzüglich schnell nach einander wiederholt, stets geschieht (1).

(1) Was ich, um diese widrigen Reactionen der Lebenskraft zu verhüten, in der fünften Ausgabe des Organons zu diesem Paragraph in einer langen Anmerkung sagte,war alles, was meine damalige Erfahrung mir gestattete; seit den letzten 4, 5 Jahren aber, durch mein, seitdem abgeändertes, neues, vervollkommtes Verfahren, sind alle diese Schwierigkeiten völlig gehoben. Dieselbe wohlgewählte Arznei kann nun täglich und zwar Monate lang, wo nöthig, fortgebraucht werden; und zwar so, daß wenn der niedre Potenz-Grad binnen einer oder zweier Wochen verbraucht ist, (denn bei der, nachstellend gelehrten, neuen Dynamisations-Weise, fängt der Gebrauch mit den untersten Graden an) man bei Behandlung chronischer Krankheiten, in gleicher Art zu den höheren Graden übergeht.

§ 247

Ganz dieselbe, unabgeänderte (1) Gabe Arznei, selbst nur einmal, geschweige viele Male nach einander (und, wenn die Cur nicht verzögert werden soll, in kurzen Zeiträumen) zu wiederholen, bleibt ein unausführbares Vorhaben. Das Lebensprincip nimmt solche **ganz gleiche** Gaben nicht ohne Widerstreben an, das ist, nicht ohne andere Symptome der Arznei laut werden zu lassen als die, der zu heilenden Krankheit ähnlichen, weil die vorige Gabe schon die von ihr zu erwartende Umstimmung des Lebensprinzips vollführt hatte, eine zweite, an Dynamisation ganz gleiche, unveränderte Gabe derselben Arznei daher ganz dasselbe auf das Lebensprinzip nicht mehr auszuführen vorfindet. Nun kann der Kranke durch eine solche **unabgeänderte** Gabe nur noch anders krank, im Grunde nur kränker werden als er schon war, indem jetzt nur diejenigen Symptome derselben Arznei zur Wirkung übrig bleiben, welche für die ursprüngliche Krankheit nicht homöopathisch sind, also kann auch kein Schritt vorwärts zur Heilung, sondern nur wahre Verschlimmerung des Kranken erfolgen. Sobald man aber die folgende Gabe jedesmal in ihrer Potenz um etwas abändert, das ist, etwas höher dynamisirt, (§ 269, § 270) so läßt das Kranke Lebensprinzip sich unbeschwert ferner durch dieselbe Arznei umstimmen (sein Gefühl von der natürlichen Krankheit ferner vermindern) und so der Heilung näher bringen.

(1) Man durfte daher von der, selbst bestens homöopathisch gewählten Arznei, z. B. ein Kügelchen von demselben Potenz-Grade, was zum ersten Male so wohl bekommen war, dem Kranken nicht bald darauf zum zweiten, dritten Male trocken einnehmen lassen, und wenn man von der in Wasser aufgelöseten Arznei, deren erste Gabe so wohl gethan, eine gleiche, selbst kleinere Gabe zum zweiten, dritten Male aus der **ruhig da stehenden** Flasche genommen und sie dem Kranken eingegeben hatte, selbst nach Zwischenräumen von ein paar Tagen, so bekam ganz dieselbe Arznei dem

stiger Folgen zu rascher Gabenwiederholung versus langsamen Fortschritt bei seltener Gabenwiederholung wird zunächst in den gleichen Worten wie auch in der 6. Organon-Ausgabe dargelegt. Im Unterschied zur 4. Organon-Ausgabe, die noch das maximal lange Auswirken lassen einer Arzneimittelgabe befürwortet, wird im 5. Organon nach Möglichkeiten gesucht, die Mittelgaben doch rascher wiederholen zu können. Die hier vorgestellte Lösung besteht in der Gabe so genannter Zwischenmittel, nach denen die zunächst angezeigte Arznei rascher als sonst wiederholt werden kann. Dies wird in einer langen Anmerkung ausführlich dargelegt.

5. Org., § 246, Anm.
Ungünstige Arzneireaktionen, sonst auch durch Verdünnen der Arznei nicht auszuschließen, können durch Zwischenmittelgabe vermieden werden. Besonders, um das therapeutische Potenzial von *Sulph.* auszuschöpfen, bedarf es der Zwischengabe von Mitteln wie *Nux-v.*, *Puls.* oder *Merc.*. Bei geschwächten und übererregbaren Kranken sind Riechgaben vorzuziehen. Wird dies alles beachtet, so kann Sulph. C30 (‚X') alle 14, 10 oder sogar alle 8 Tage wiederholt werden.

5. Org., § 247
Unter diesen Bedingungen können die feinsten Gaben der best gewählten Arznei in chronischen Fällen alle 14, 12, 10 oder sogar alle 8 Tage wiederholt werden; in akuten Fällen alle 24, 12, 8, 4; in den akutesten stündlich bis alle 5 Minuten – je nach dem mehr oder weniger schnellen Krankheitsverlauf und gewählter Arznei.

Dazu: Hahnemann ging hier von maximal der 30sten Potenz aus. Maßgeblich ist nach wie vor § 246: *Jede, in einer Cur merklich fortschreitende und auffallend zunehmende Besserung ist ein Zustand der, so lange er anhält, jede Wiederholung irgend eines Arznei-Gebrauchs durchgängig ausschließt...* – und vor allem bei Potenzen über der 30sten muss von häufiger Wiederholung in der Regel abgeraten werden.

5. Org., § 248
Die Arznei wird nur so lange wiederholt, bis Genesung erfolgt oder das Mittel nicht mehr bessert oder ein anderes angezeigt ist.

Kranken doch nicht wieder wohl, man mochte sie nun bei ihrer ursprünglichen Bereitung mit 10 Schüttelschlägen, oder wie ich, um diesen Nachtheil zu vermeiden, später vorschlug, selbst nur mit 2 Schüttelschlägen potenzirt gehabt haben; und zwar bloß aus oben angeführten Gründen. **Aber bei Modificirung jeder Gabe in ihrem Dynamisations-Grade**, wie ich hier lehre, findet kein Anstoß statt, selbst bei öfterer Wiederholung der Gaben, und wäre die Arznei auch noch so hoch, mit noch so vielen Schüttel-Schlägen potenzirt worden. Man möchte fast sagen, daß **erst unter mehreren verschiednen Formen angewandt**, auch die best gewählte, homöopathische Arznei dem Lebensprincipe die krankhafte Verstimmung am besten entziehen und bei chronischen Krankheiten in ihm auslöschen könne.

§ 248

Zu dieser Absicht wird die Arznei-Auflösung (1) **vor jedem Male Einnehmen** (mit etwa 8, 10, 12 Schüttel-Schlägen der Flasche) von Neuem potenzirt, wovon man den Kranken Einen, oder (steigend) mehrere Kaffee- oder Thee-Löffelchen einnehmen läßt, in langwierigen Krankheiten täglich, oder jeden zweiten Tag, in acuten aber, alle 6, 4, 3, 2 Stunden, in den dringendsten Fällen, alle Stunden und öfter. So kann in chronischen Krankheiten, jede richtig homöopathisch gewählte Arznei, selbst die, an sich von langer Wirkungs-Dauer, in täglicher Wiederholung Monate lang eingenommen werden, mit steigendem Erfolge. Ist aber die Auflösung (in 7, 8, oder in 14, 15 Tagen) verbraucht, so muß zu der folgenden Auflösung derselben Arznei – wenn ihr Gebrauch noch angezeigt ist – ein, oder (obwohl selten) mehre Kügelchen von einem andern (höhern) Potenz-Grade genommen werden, womit man so lange fortfährt, als der Kranke noch immer mehr Besserung davon spürt, ohne eine oder die andre, nie im Leben gehabte bedeutende Beschwerde davon zu erleiden. Denn wenn dieß sich ereignet, wenn der Rest der Krankheit in einer Gruppe **abgeänderter** Symptome erscheint, dann **muß eine andre, jetzt mehr homöopathisch angemessene Arznei, an der Stelle der letztern gewählt**, aber auch in ebenso wiederholten Gaben angewendet **werden**; doch nur auf gedachte Weise, das ist, nie ohne die Auflösung, bei jedesmaliger Gabe, durch gehörig starkes Schütteln um etwas zu modificiren, – in ihrem Potenz-Grade abzuändern, und so um etwas zu erhöhen. Zeigen sich hingegen bei fast täglicher Wiederholung der völlig homöopathisch passenden Arznei, zu Ende der Cur einer chronischen Krankheit, **sogenannte** (§ 161) **homöopathische Verschlimmerungen**, so daß der Rest der Krankheits-Symptome sich wieder etwas zu erhöhen scheint (indem die, der ursprünglichen Krankheit so ähnliche Arznei-Krankheit, nun fast noch allein laut wird), dann müssen die Gaben entweder noch mehr verkleinert, und auch in längern Zeiträumen wiederholt, oder auch wohl mehrere Tage ganz ausgesetzt werden, um zu sehen, ob die Genesung keiner arzneilichen Hülfe mehr bedürfe, wo dann auch diese, bloß vom Ueberfluß der homöopathischen Arznei herrührende Schein-Symptome ebenfalls bald von selbst verschwinden und ungetrübte Gesundheit zurück lassen. Bedient man sich zur Cur bloß eines Fläschchens, (etwa Ein Quentchen verdünnten Weingeistes

§§ 247 ff. und Anm.: Q – POTENZEN (vgl. §§ 161; 246; 280–81)

§ 247 Die Arznei unverändert wiederholt zu verabreichen, würde die Lebenskraft stören und den Patienten nur noch kränker machen. Darum **modifizierte Gaben**. Jedesmal in ihrer Potenz geringfügig erhöhte, sehr kleine Gaben stimmen das Lebensprinzip ohne weitere Beschwerden um (Idealziel: ohne Erstverschlimmerung, vgl. § 161).

§ 247, Anm.: Die hier und folgend beschriebene Vorgehensweise ist eine Vervollkommnung der vormals in manchen Fällen von S.H. praktizierten Verabreichung einer Arznei aus einer einzigen, ruhig dastehenden oder auch geschüttelten Flasche (‚Wasserglasmethode bei C-Potenzen').

§ 248 **Anleitung für Q-Potenzen, ‚Wasserglasmethode'**; Hinweise zur Gabenhäufigkeit.

Bei ausreichend geringer (und nicht zu häufiger) Gabe sollte sich keine Erstverschlimmerung zeigen (§ 161). Allerdings können die natürliche Krankheit nachahmende Arzneisymptome auftreten (scheinbarer Rückfall), wenn die Heilung nahe gerückt ist (sozusagen ‚verspätete Erstverschlimmerung'). Es genügt, die Gabengröße und -Häufigkeit herunter zu setzen oder auch einige Tage ganz auszusetzen.

Dazu: Das Aussetzen der Arznei hilft auch Klarheit zu bringen, wenn es Zweifel gibt zur Interpretation der Lage; * vgl. §§ 280–281!!.

Eigene Erfahrung: Die von Hahnemann aufgezeigten Dosierungsvorschläge können, vor allem bei gut hergestellten Mitteln, durchaus zu Überreaktionen führen! Für manche Patienten ist zweimal wöchentliche Einnahme aus einem Wasserglas, das drei bis vier Tropfen einer Dilution enthält aus einem Globulus entsprechender Q-Stufe in 10ml Wasser-Alkohol, genug oder vielleicht sogar schon zuviel des Guten. Gemeint ist nicht das ganze Wasserglas, sondern 1 Tropfen bis ¼ Teel.

enthaltend, worin ein Kügelchen von der Arznei durch Schütteln aufgelöst sich befindet) worin täglich, oder alle 2, 3, 4 Tage gerochen werden soll, so muß auch dieses vor dem jedesmaligen Riechen 8, 10 Mal stark geschüttelt worden seyn.

(1) In 40, 30, 20, 15 oder 8 Eßlöffeln Wasser mit Zusatz von etwas Weingeist oder einem Stücke Holzkohle, um die Auflösung unverdorben zu erhalten. Nimmt man Holzkohle, so läßt man sie an einem Faden in der Flasche hängen, und zieht sie jedesmal nur heraus, wenn die Flasche geschüttelt werden soll. Die Auflösung des Arznei-Kügelchens (denn mehr als Ein Kügelchen braucht man von einer gehörig dynamisirten Arznei selten dazu) in einer sehr großen Menge Wassers, kann man dadurch ersetzen, daß man von einer Auflösung z. B. in nur 7, 8 Eßlöffeln Wassers, **nach vorgängigem, starkem Schütteln der Flasche**, einen Eßlöffel in ein Trinkglas Wasser (von etwa 8, 10 Eßlöffel Inhalt) gießt, letzteres mehrmals **stark umrührt** und dem Kranken hievon die bestimmte Gabe eingiebt. Wenn der Kranke ungewöhnlich erregbar und empfindlich ist, so nimmt man aus dem, so stark umgerührten Glase, einen Thee- oder Kaffee-Löffel voll, den man in ein zweites Trinkglas Wasser stark einrührt, um davon dem Kranken einen Kaffeelöffel (oder etwas mehr) einzugeben. Es giebt Kranke von so hoher Erregbarkeit, daß man für sie ein drittes oder viertes Trinkglas zu gehöriger Verdünnung der Arznei-Auflösung, auf ähnliche Weise bereitet, anzuwenden nöthig hat. Jeden Tag nach dem Einnehmen schüttet man das so bereitete Trinkglas (oder die mehreren) weg, um es jeden Tag von Neuem zu bereiten. Das Streukügelchen in hoher Potenz wird am besten in einem Pülverchen zerquetscht, was ein paar Gran Milch-Zucker enthält, welches der Kranke dann nur in die, zur Auflösung bestimmte Flasche zu schütten braucht, um es in der bestimmten Menge Wasser aufzulösen.

§ 249

Jede für den Krankheits-Fall verordnete Arznei, welche im Verlaufe ihrer Wirkung neue, der zu heilenden Krankheit nicht eigenthümliche und zwar beschwerliche Symptome hervorbringt, ist nicht vermögend wahre Besserung zu erzeugen (1) und nicht für homöopathisch gewählt zu halten; sie muß daher sobald als möglich, entweder wenn diese Verschlimmerung bedeutend war, erst durch ein Antidot zum Theil ausgelöscht werden (2), ehe man das, genauer nach Wirkungs-Aehnlichkeit gewählte, nächste Mittel giebt, oder bei nicht allzu heftigen widrigen Symptomen muß letzteres sogleich gereicht werden, um die Stelle jenes unrichtig gewählten zu ersetzen.

(1) Da nach allen Erfahrungen, fast keine Gabe einer hoch potenzirten, specifisch passenden, homöopathischen Arznei bereitet werden kann, welche zur Hervorbringung einer deutlichen Besserung in der angemessenen Krankheit zu klein wäre (§ 161, § 279), so würde man zweckwidrig und schädlich handeln, wenn man, wie von der bisherigen Curmethode geschieht, bei Nicht-Besserung, oder kleiner Verschlimmerung, dieselbe

daraus nach schwachem Umrühren einnehmen, später langsam mehr. Wem das absurd vorkommt, der wird bald seine eigenen Erfahrungen machen. Q-Potenzen sind nicht von vornherein ‚*mild*', sie sind in erster Linie *besser steuerbar* als C-Potenzen! Das setzt häufigere Verlaufskontrollen voraus. Vgl. § 281, letzter Satz.

§ 248, Anm.: Weitere Details zur Wasserglasmethode. Bei empfindlichen Patienten mehrere Gläser möglich.

§ 249 Vorgehen nach unpassender Verschreibung

- Antidotierung, falls bedeutende Beschwerden
- sofort bessere Verschreibung bei geringfügigen Arzneiprüfsymptomen oder heftigen Krankheitssymptomen. Sonst erst nach Antidotierung.

Dazu: Heftige Arzneiprüfsymptome sind bei den von Hahnemann geforderten ‚kleinstmöglichen Gaben' relativ selten, jedoch möglich, wenn die Arznei falsch war, doch in Teilbereichen des Patienten auf eine besondere Resonanz trifft. Auch Antidote sollten dann nach homöopathischen Gesichtspunkten gewählt werden. Nux-v. oder Kaffee sind keine ‚Universalantidote'.

§ 249, 1. Anm.: Auf keinen Fall die Dosis steigern, wenn die Arznei nicht anspricht oder gar neue Symptome verursacht.

§ 249, 2. Anm.: Nach ausreichend kleiner Gabe wird Antidotierung kaum je nötig sein.

Arznei, in dem Wahne, daß sie ihrer geringen Menge (ihrer allzu kleinen Gabe) wegen nicht habe dienlich seyn können, wiederholen oder sie wohl gar noch verstärken wollte. **Jede Verschlimmerung durch neue Symptome** – wenn in der Geistes- und Körper-Diät nichts Böses vorgefallen ist – **beweiset stets nur Unangemessenheit der vorigen Arznei** in diesem Krankheitsfalle, **deutet aber nie auf Schwäche der Gabe.**

(2) Dem wohl unterrichteten und gewissenhaft behutsamen Arzt, kann nie der Fall vorkommen, daß er nöthig hätte, ein Antidot in seiner Praxis zu geben, wenn er, wie er soll, in der kleinst möglichen Gabe seine wohl gewählte Arznei zu brauchen anfangt; eine eben so kleine Gabe der besser ausgewählten bringt alles wieder in Ordnung.

§ 250

So, wenn dem scharfsichtigen, genau nach dem Krankheitszustande forschenden Heilkünstler, sich in dringenden Fällen schon nach Verlauf von 6, 8, 12 Stunden offenbarte, daß er bei der zuletzt gegebenen Arznei eine Mißwahl gethan, indem der Zustand des Kranken, unter Entstehung neuer Symptome und Beschwerden, sich deutlich von Stunde zu Stunde, obschon nur immer um etwas verschlimmert, ist es ihm nicht nur erlaubt, sondern die Pflicht gebeut es ihm, den begangenen Mißgriff durch Wahl und Reichung eines nicht bloß erträglich passenden, sondern dem gegenwärtigen Krankheits-Zustande möglichst angemessenen homöopathischen Heilmittels wieder gut zu machen (§ 167).

§ 251

Es giebt einige Arzneien (z. B. Ignazsamen, auch wohl Zaunrebe und Wurzelsumach, zum Theil auch Belladonne), deren Veränderungskraft des Befindens der Menschen, größtentheils in Wechsel-Wirkungen – einer Art sich zum Theil entgegengesetzter Erstwirkungs-Symptome – besteht. Fände da, bei Verordnung einer derselben, nach strenger homöopathischer Wahl, der Heilkünstler dennoch keine Besserung, so wird er (in acuten Krankheiten, schon nach einigen Stunden) durch eine neue, eben so feine Gabe desselben Mittels, in den meisten Fällen, bald seinen Zweck erreichen (1).

(1) Wie ich im Vorworte zum Ignazsamen (im zweiten Theile der reinen Arzneimittellehre) umständlicher angegeben habe.

§ 252

Fände man aber beim Gebrauche der übrigen Arzneien, daß in der chronischen Krankheit die bestens homöopathisch gewählte Arznei, in der angemessenen (kleinsten) Gabe, die Besserung nicht förderte, so ist dieß ein **gewisses** Zeichen, daß die, die Krankheit unterhaltende Ursache noch fortwährt und daß sich in der Lebensordnung des Kranken oder in seinen

§ 250 **Zeitraum, bis Beurteilung möglich**: in akuten Fällen sechs bis zwölf Stunden.

§ 251 Wiederholte Gaben evtl. nötig bei Arzneien mit ausgeprägter Wechselwirkung.

Dazu: bei hohen Potenzen wird dies selten der Fall sein.

§ 251, Anm.: Vgl. Vorwort zu Ignatia in der ‚Reinen Arzneimittellehre'.

§ 252 Möglichkeit von Heilungshindernissen in der Lebensordnung.

Umgebungen, ein Umstand befindet, welcher abgeschaltet werden muß, wenn die Heilung dauerhaft zu Stande kommen soll.

§ 253

Unter den Zeichen die in allen, vorzüglich in den schnell entstandenen (acuten) Krankheiten, einen kleinen, nicht jedermann sichtbaren Anfang von Besserung oder Verschlimmerung zeigen, ist der Zustand des Gemüths und des ganzen Benehmens des Kranken das sicherste und einleuchtendste. Im Falle des, auch noch so kleinen Anfanges von Besserung – eine größere Behaglichkeit, eine zunehmende Gelassenheit, Freiheit des Geistes, erhöhter Muth, eine Art wiederkehrender Natürlichkeit. Im Falle des, auch noch so kleinen Anfangs von Verschlimmerung aber, das Gegentheil- ein befangener, unbehülflicher, mehr Mitleid auf sich ziehender Zustand des Gemüthes, des Geistes, des ganzen Benehmens und aller Stellungen, Lagen und Verrichtungen, was bei genauer Aufmerksamkeit sich leicht sehen oder zeigen, nicht aber in Worten beschreiben läßt (1).

(1) Die Besserungszeichen am Gemüthe und Geiste lassen sich aber nur dann bald nach dem Einnehmen der Arznei erwarten, wenn die Gabe **gehörig** (d. i. möglichst) **klein** war; eine unnöthig größere, selbst der homöopathisch passendsten Arznei, wirkt zu heftig und stört Geist und Gemüth anfänglich allzu sehr und allzu anhaltend, als daß man an dem Kranken die Besserung **bald** gewahr werden könnte; anderer Nachtheile (§ 276) allzu großer Gaben hier zu geschweigen. Hier bemerke ich, daß gegen diese so nöthige Regel, am meisten von dünkelhaften Anfängern in der Homöopathik und von den, aus der alten Schule zur homoopathischen Heilkunst übergehenden Aerzten gesündigt wird. Diese scheuen in solchen Fällen, aus alten Vorurtheilen, die kleinsten Gaben der höheren Dynamisationen der Arzneien und müssen so, die großen Vorzüge und Segnungen jenes, in tausend Erfahrungen heilsamst befundenen Verfahrens entbehren, können nicht leisten, was die ächte Homöopathik vermag, und gehen sich daher mit Unrecht für deren Schüler aus.

§ 254

Die übrigen neuen, der zu heilenden Krankheit fremden Zufälle, oder im Gegentheile, die Verminderung der ursprünglichen Symptome, ohne Zusatz von neuen, werden dem scharf beobachtenden und forschenden Heilkünstler über die Verschlimmerung oder Besserung vollends bald keinen Zweifel mehr übrig lassen, obgleich es unter den Kranken einige giebt, welche theils die Besserung, theils die Verschlimmerung überhaupt, weder von selbst anzugeben unfähig, noch sie zu gestehen geartet sind.

§§ 253–56 Beurteilung der Arzneiwirkung (vgl. §§ 154–84).

§ 253 Besserung der Gemütsverfassung als **erstes Zeichen richtiger Arzneiwahl**, vor allem bei akuten Krankheiten.

§ 253, Anm.: Zu große Gaben verwischen diese ersten Zeichen der Besserung.

§ 254 Der übrige Verlauf wird bald keinen Zweifel mehr lassen. Einige Kranke gestehen die Besserung nicht ein.

§ 255

Dennoch wird man auch bei diesen zur Ueberzeugung hierüber gelangen, wenn man jedes, im Krankheitsbilde aufgezeichnete Symptom einzeln mit ihnen durchgeht und sie außer diesen, über keine neuen, vorher ungewöhnlichen Beschwerden klagen können, auch keines der alten Zufälle sich verschlimmert hat. Dann muß, bei schon beobachteter Besserung des Gemüthes und Geistes, die Arznei auch durchaus wesentliche Minderung der Krankheit hervorgebracht haben, oder, wenn jetzt noch die Zeit dazu zu kurz gewesen wäre, bald hervorbringen. Zögert nun, im Fall der Angemessenheit des Heilmittels, die sichtbare Besserung doch zu lange, so liegt es entweder am unrechten Verhalten des Kranken, oder an andern, die Besserung hindernden Umständen.

§ 256

Auf der andern Seite, wenn der Kranke diese oder jene neu entstandenen Zufälle und Symptome von Erheblichkeit erzählt – Merkmale der nicht homöopathisch passend gewählten Arznei – so mag er noch so gutmüthig versichern: er befinde sich in der Besserung (1), man hat ihm in dieser Versicherung dennoch nicht zu glauben, sondern seinen Zustand als verschlimmert anzusehen, wie es denn ebenfalls der Augenschein bald offenbar lehren wird.

(1) Dieß ist nicht selten der Fall bei Schwindsüchtigen mit Lungen-Eiterung.

§ 257

Der ächte Heilkünstler wird es zu vermeiden wissen, sich Arzneien vorzugsweise zu Lieblingsmitteln zu machen, deren Gebrauch er, zufälliger Weise, vielleicht öfterer angemessen gefunden und mit gutem Erfolge anzuwenden Gelegenheit gehabt hatte. Dabei werden seltener angewendete, welche homöopathisch passender, folglich hülfreicher wären, oft hintangesetzt.

§ 258

Eben so wird der ächte Heilkünstler auch die, wegen unrichtiger Wahl (also aus eigner Schuld) hie und da mit Nachtheil angewendeten Arzneien nicht aus mißtrauischer Schwäche beim fernern Heilgeschäfte hintansetzen, oder aus andern (unächten) Gründen, als denen, weil sie für den Krankheitsfall unhomöopathisch waren, vermeiden, eingedenk der Wahrheit, daß stets bloß diejenige unter den arzneilichen Krankheitspotenzen Achtung und Vorzug verdient, welche, in dem jedesmaligen Krankheitsfalle, der Gesammtheit der charakteristischen Symptome am treffendsten in Aehnlichkeit entspricht

§ 255 Bei Folgeterminen alle aufgezeichneten Symptome durchgehen. Eventuelle Heilungshindernisse beobachten.

§ 256 Neue Symptome oft von unpassendem Mittel. Der Bericht des Patienten kann zu optimistisch sein.

§ 256 Anm.: Letzteres ist bei fortgeschrittener Schwindsucht häufig der Fall.

§ 257 Keine „**Lieblingsmittel**" !

§ 258 Schlechte Erfahrungen mit einem im Einzelfall unhomöopathischen Mittel ebenso wenig verallgemeinern.

und daß keine kleinlichen Leidenschaften sich in diese ernste Wahl mischen dürfen.

§ 259

Bei der so nöthigen als zweckmäßigen Kleinheit der Gaben, im homöopathischen Verfahren, ist es leichtbegreiflich, daß in der Cur alles Uebrige aus der **Diät und Lebensordnung** entfernt werden müsse, was nur irgend arzneilich wirken könnte, damit die feine Gabe nicht durch fremdartig arzneilichen Reiz überstimmt und verlöscht, oder auch nur gestört werde (1).

(1) Die sanftesten Flötentöne, die aus der Ferne, in stiller Mitternacht, ein weiches Herz zu überirdischen Gefühlen erheben und in religiöse Begeisterung, hinschmelzen würden, werden unhörbar und vergeblich, unter fremdartigem Geschrei und Tags-Getöse.

§ 260

Für chronisch Kranke ist daher die sorgfältige Aufsuchung solcher Hindernisse der Heilung um so nöthiger, da ihre Krankheit durch dergleichen Schädlichkeiten und andere krankhaft wirkende, oft unerkannte Fehler in der Lebensordnung gewöhnlich verschlimmert worden war (1).

(1) Kaffee, feiner chinesischer und anderer Kräuterthee; Biere mit arzneilichen, für den Zustand des Kranken unangemessenen Gewächssubstanzen angemacht, sogenannte feine, mit arzneilichen Gewürzen bereitete Liqueure, alle Arten Punsch, gewürzte Schokolade, Riechwasser und Parfümerieen mancher Art, stark duftende Blumen im Zimmer, aus Arzneien zusammengesetzte Zahnpulver und Zahnspiritus. Riechkißchen, hochgewürzte Speisen und Saucen, gewürztes Backwerk und Gefrornes mit arzneilichen Stoffen, z.B. Kaffee, Vanille u.s.w. bereitet, rohe, arzneiliche Kräuter auf Suppen, Gemüße von Kräutern, Wurzeln und Keim-Stengeln (wie Spargel mit langen, grünen Spitzen), Hopfenkeime und alle Vegetabilien, welche Arzneikraft besitzen, Selerie, Petersilie, Sauerampfer, Dragun, alle Zwiebel-Arten, u.s.w.; alter Käse und Thierspeisen, welche faulicht sind, (Fleisch und Fett von Schweinen, Enten und Gänsen, oder allzu junges Kalbfleisch und saure Speisen; Salate aller Art), welche arzneiliche Nebenwirkungen haben, sind eben so sehr von Kranken dieser Art zu entfernen als jedes Uebermaß, selbst das des Zuckers und Kochsalzes, so wie geistige, nicht mit viel Wasser verdünnte Getränke; Stubenhitze, schafwollene Haut-Bekleidung, sitzende Lebensart in eingesperrter Stuben-Luft, oder öftere, bloß negative Bewegung (durch Reiten, Fahren, Schaukeln), übermäßiges Kind-Säugen, langer Mittagsschlaf im Liegen (in Betten), Lesen in wagerechter Lage, Nachtleben, Unreinlichkeit, unnatürliche Wohllust, Entnervung durch Lesen schlüpfriger Schriften, Onanism oder, sei es aus Aberglauben, sei es um Kinder-Erzeugung in der Ehe zu verhüten, unvollkommner, oder ganz unterdrückter Beischlaf; Gegenstände des Zornes, des Grames, des Aergernisses, leidenschaftliches Spiel, übertriebene Anstrengung des Geistes und Körpers, vorzüglich gleich nach der Mahlzeit; sump-

§§ 259–63 Diät und Lebensweise

§§ 259–61; + Anm. §§ 260+66: Diäthinweise: Speisen, Lebensordnung, Seelendiät, meiden alles Arzneilichen; besonders bei chronisch Kranken.

§ 259 Alles sonst Arzneiliche fernhalten.

§ 259, Anm.: Dies würde die Mittelwirkung übertönen.

§ 260 Bei chronisch Kranken potentielle Heilungshindernisse eruieren, die ja meist schon die Krankheit verschlimmerten.

§ 260, Anm.: Auflistung von diätetisch problematischen Nahrungsmitteln und Gewohnheiten.

Dazu: Praktisch jeder heutige Homöopath würde diese Liste ganz erheblich reduzieren. Potentielle Störfaktoren generell fernzuhalten war für Hahnemann freilich bereits aus wissenschaftlichen Gründen notwendig, um die Homöopathie auf einem soliden Fundament weiterentwickeln zu können.

fige Wohngegend und dumpfige Zimmer; karges Darben~ u.s.w. Alle diese Dinge müssen möglichst vermieden oder entfernt werden, wenn die Heilung nicht gehindert oder gar unmöglich gemacht werden soll. Einige meiner Nachahmer scheinen durch Verbieten noch weit mehrer, ziemlich gleichgültiger Dinge die Diät des Kranken unnöthig zu erschweren, was nicht zu billigen ist.

§ 261

Die, beim Arzneigebrauche in chronischen Krankheiten zweckmäßigste Lebensordnung, beruht auf Entfernung solcher Genesungs-Hindernisse und dem Zusatze des hie und da nöthigen Gegentheils: unschuldige Aufheiterung des Geistes und Gemüths, active Bewegung in freier Luft, fast bei jeder Art von Witterung, (tägliches Spazierengehen, kleine Arbeiten mit den Armen), angemessene, nahrhafte, unarzneiliche Speisen und Getränke u.s.w..

§ 262

In hitzigen Krankheiten hingegen – außer bei Geistesverwirrung – entscheidet der feine, untrügliche, innere Sinn des hier sehr regen, instinktartigen Lebens-Erhaltungs-Triebes, so deutlich und bestimmt, daß der Arzt die Angehörigen und die Krankenwärter bloß zu bedeuten braucht, dieser Stimme der Natur kein Hinderniß in den Weg zu legen, sei es durch Versagung dessen, was der Kranke sehr dringend an Genüssen fordert, oder durch schädliche Anerbietungen und Ueberredungen.

§ 263

Zwar geht das Verlangen des acut Kranken, an Genüssen und Getränken, größtentheils auf palliative Erleichterungsdinge; sie sind aber nicht eigentlich arzneilicher Art und bloß einem derzeitigen Bedürfniß angemessen. Die geringen Hindernisse, welche diese, **in mäßigen Schranken gehaltene Befriedigung**, etwa der gründlichen Entfernung der Krankheit in den Weg legen könnte (1), werden von der Kraft der homöopathisch passenden Arznei und des durch sie entfesselten Lebensprincips, so wie von der durch das sehnlich Verlangte erfolgten Erquickung reichlich wieder gut gemacht, ja überwogen. Eben so muß auch in acuten Krankheiten die Temperatur des Zimmers und die Wärme oder Kühle der Bedeckungen, ganz nach dem Wunsche des Kranken eingerichtet werden. Alle geistigen Anstrengungen, so wie alle Gemüths-Erschütterungen, sind von ihm entfernt zu halten.

(1) Dieß ist jedoch selten. So hat z.B. in reinen Entzündungskrankheiten, wo Aconit so unentbehrlich ist, dessen Wirkung aber durch Gewächssäure-Genuß im Organism aufgehoben werden würde, der Kranke fast stets nur auf reines kaltes Wasser Verlangen.

§ 261 Angemessen sind unarzneiliche Speisen und aktive Bewegung an frischer Luft bei jedem Wetter.

§ 262 Bei hitzigen, **akuten** Krankheiten ist innerer Sinn (Instinkt) des Kranken maßgeblich.

§ 263 Auch unarzneiliche Palliativa schaden hier nicht. Bedeckung und Raumtemperatur ebenso nach Wunsch des Kranken.

§ 263, Anm.: Nur selten verlangt der akut Kranke nach etwas, das ihm nicht bekäme.

§ 264

Der wahre Heilkünstler muß die **vollkräftigsten, ächtesten Arzneien** in seiner Hand haben, um sich auf ihre Heilkraft verlassen zu können, er muß sie **selbst** nach ihrer Aechtheit kennen .

§ 265

Es ist Gewissenssache für ihn, in jedem Falle untrüglich überzeugt zu sein, daß der Kranke jederzeit die rechte Arznei einnehme, und deßhalb muß er die richtig gewählte Arznei dem Kranken **aus seinen eignen Händen geben**, auch sie selbst zubereiten (1).

(1) Um dieses wichtige Grundprincip meiner Lehre aufrecht zu erhalten, habe ich seit dem Beginne ihrer Entdeckung viele Verfolgungen erduldet.

§ 266

Die Substanzen des Thier- und Pflanzen-Reiches, sind in ihrem rohen Zustande am arzneilichsten (1). Doch auch die arzneikräftigsten Pflanzen verlieren ihre Arzneikraft zum Theil oder auch gänzlich durch solche Behandlungen. Durch völliges Trocknen verlieren alle Wurzeln der Iris-Arten, des Märrettigs, der Aron-Arten und der Päonien, fast alle ihre Arzneikraft. Der Saft der heftigst arzneilich wirkenden Pflanzen wird durch die Hitze der gewöhnlichen Extract-Bereitung oft zur ganz unkräftigen, pechartigen Masse. Schon durch langes Stehen an der Luft wird der ausgepreßte Saft der an sich tödtlichsten Pflanzen ganz kraftlos; er geht von selbst bei milder Luftwärme schnell in Weingährung über, wodurch er schon viel Arzneikraft verloren hat und unmittelbar darauf in Essig- und Faul-Gährung, und wird so aller eigenthümlichen Arzneikräfte beraubt; das sich am Boden gesammelte und ausgewaschene Satzmehl, ist dann völlig unschädlich, wie jedes andere Stärkemehl. Selbst beim Schwitzen einer Menge über einander liegender, grüner Kräuter, geht der größte Theil ihrer Arzneikräfte verloren.

(1) Alle rohen Thier- und Pflanzen-Substanzen haben mehr oder weniger Arzneikräfte und können das Befinden der Menschen ändern, jede auf ihre eigne Art. Diejenigen Pflanzen und Thiere, deren die aufgeklärtesten Völker sich zur Speise bedienen, haben den Vorzug eines größern Gehaltes an Nahrungsstoffen, und weichen auch darin von den übrigen ab, daß die Arzneikräfte ihres rohen Zustandes, theils an sich nicht sehr heftig sind, theils vermindert werden durch die Zubereitung in der Küche und Haushaltung, durch Auspressen des schädlichen Saftes (wie die Cassave-Wurzel in Süd-Amerika), durch Gähren des Getreide-Mehls im Teige zur Brodbereitung, des ohne Essig bereiteten Sauerkrautes und der Salz-Gurken, durch Räuchern und durch die Gewalt der Hitze (beim Kochen, Schmoren, Rösten, Braten, Backen; der Kartoffeln, durch Gahr-Sieden mittels Wasser-Dampfes), wodurch die Arzneitheile mancher solcher Substanzen, zum Theil zerstört und verflüchtigt werden. Durch Zusatz des Kochsalzes (Ein-

§§ 264–71 (einschl. Anm.) **Arzneiherstellung**

§ 264 Wir benötigen Arzneien, auf die wir uns in jeder Hinsicht verlassen können.

§ 265 Der Therapeut sollte die Arznei daher **selbst herstellen**.

§ 265, Anm.: Dadurch erlitt S.H. viele Verfolgungen.

Dazu: Eine Dispenserlaubnis zur Arzneiabgabe haben bis heute die wenigsten Homöopathen. Kaum einer würde sich die Herstellung, selbst wenn legal, zumuten wollen. *Herbert Fritsche* (S.H., Idee und Wirklichkeit der Homöopathie) beschreibt immerhin Fälle, in denen Apotheker statt nicht verfügbarer Mittel freizügig Alkohol offerierten. Auch wenn wir den meisten Produzenten heute trauen können, so müssen wir derzeit (2001) doch wieder um die Legalität der Herstellung mancher Mittel ohne denaturierende Behandlung kämpfen.

§§ 266–68 Qualität der **Ausgangssubstanzen**

§ 266 Organische Substanzen sind in rohem Zustande am arzneilichsten.

§ 266, Anm.: Unterschied zwischen Nahrungsmitteln und Arzneisubstanzen. Qualitätsverluste durch Trocknung sowie ungeeignete Lagerung.

pökeln) und des Essigs (Saucen, Salate) verlieren wohl die Thier- und Gewächs-Substanzen viel von ihrer arzneilichen Schädlichkeit, erhalten aber dagegen andre Nachtheile von diesen Zusätzen.

§ 267

Der Kräfte der einheimischen und frisch zu bekommenden Pflanzen, bemächtigt man sich am vollständigsten und gewißesten, wenn ihr ganz frisch ausgepreßter Saft **unverzüglich** mit gleichen Theilen Schwamm-zündenden Weingeistes wohl gemischt wird. Von dem nach Tag und Nacht in verstopften Gläsern abgesetzten Faser und Eiweiß-Stoffe wird dann das Helle abgegossen, zum Verwahren für den arzneilichen Gebrauch (1). Von dem zugemischten Weingeiste wird alle Gährung des Pflanzensaftes augenblicklich gehemmt und auch für die Folge unmöglich gemacht und die ganze Arzneikraft des Pflanzensaftes erhält sich so (vollständig und unverdorben) **auf immer**, in wohl verstopften, an der Mündung mit geschmolzenem Wachse gegen alle Verdünstung des Inhaltes wohl verdichteten und vor dem Sonnenlichte verwahrten Gläsern (2).

(1) Buchholz (Taschenb. f. Scheidek. u. Apoth. a. d. J. 1815. Weimar, Abth. I. VI.) versichert seine Leser (und sein Recensent in der Leipziger Literaturzeitung 1816. N. 82. widerspricht nicht): diese vorzügliche Arzneibereitung habe man dem Feldzuge in Rußland (1812) zu danken, von woher sie (1813) nach Deutschland gekommen sey. Daß diese Entdeckung und diese Vorschrift, die er **mit meinen eignen Worten** aus der ersten Ausgabe des Organon's der rat. Heilkunde (§ 230 und Anmerk.) anführt, von mir herrühre und daß ich sie in diesem Buche schon zwei Jahre vor dem russischen Feldzuge (1810 erschien das Organon) **zuerst** der Welt mittheilte, das verschweigt er, nach der edeln Sitte vieler Deutschen, gegen das Verdienst ihrer Landsleute ungerecht zu seyn. Aus Asiens Wildnissen her erdichtet man lieber den Ursprung einer Erfindung, deren Ehre einem Deutschen gebührt. Welche Zeiten! Welche Sitten!

Man hat wohl ehedem auch zuweilen Weingeist zu Pflanzensäften gemischt, z. B. um sie zur Extractbereitung einige Zeit aufheben zu können, aber nie in der Absicht, sie in dieser Gestalt einzugeben.

(2) Obwohl gleiche Theile Weingeist und frisch ausgepreßter Saft, gewöhnlich das angemessenste Verhältniß bilden, um die Absetzung des Faser- und Eiweiß-Stoffes zu bewirken, so hat man doch für Pflanzen, welche viel zähen Schleim (z. B. Beinwellwurzel, Freisam-Veilchen u.s.w.) oder ein Uebermaß an Eiweiß-Stoff enthalten (z. B. Hundsdill-Gleiß, Schwarz-Nachtschatten u.s.w.), gemeiniglich ein doppeltes Verhältniß an Weingeist zu dieser Absicht nöthig. Die sehr saftlosen, wie Oleander, Buchs und Eibenbaum, Porst, Sadebaum u.s.w., müssen zuerst für sich zu einer feuchten, feinen Masse gestoßen, dann aber mit einer doppelten Menge Weingeist zusammengerührt werden, damit sich mit letzterm der Saft vereinige, und so ausgezogen, durchgepreßt werden könne; man kann letztere aber auch getrocknet, (wenn man gehörige Kraft beim Reiben in der Reibeschale anwendet) zur millionfachen Pulver-Verreibung mit Milch-

§ 267 Aus allen frisch zu bekommenden Pflanzen gleich den Saft pressen und unverzüglich mit Alkohol konservieren.

§ 267, 1. Anm.: Urheberschaft Hahnemanns für diese Arzneibereitung.

§ 267, 2. Anm.: Besondere Behandlung schleimreicher, eiweißreicher oder saftarmer Pflanzenteile.

zucker bringen, und dann nach Auflösung eines Grans davon, die fernern flüssigen Dynamisationen verfertigen (s. § 271).

§ 268

Die übrigen, nicht frisch zu erlangenden, ausländischen Gewächse, Rinden, Samen und Wurzeln, wird der vernünftige Heilkünstler nie in Pulverform auf Treu und Glauben annehmen, sondern sich von ihrer Aechtheit in ihrem rohen, ungepulverten Zustande vorher überzeugen, ehe er die mindeste arzneiliche Anwendung von ihnen macht (1).

(1) Um sie als Pulver zu verwahren, bedarf man einer Vorsicht, die man bisher in Apotheken fast nicht kannte und daher Pulver, von selbst gut getrockneten Thier- und Gewächs-Substanzen, in wohlverstopften Gläsern nicht unverdorben aufheben konnte. Die auch völlig trocknen, ganzen, rohen Gewächs-Substanzen, enthalten doch noch immer als unentbehrliche Bedingung des Zusammenhanges ihres Gewebes, einen gewissen Antheil Feuchtigkeit, welcher zwar die ganze, ungepülverte Drogue nicht hindert, in einem so trocknen Zustande zu verharren, als zu ihrer Unverderblichkeit gehört, für den Zustand des feinen Pulvers aber bei weitem zu viel wird. Die im ganzen Zustande völlig trockne Thier- und Gewächs-Substanz giebt daher, fein gepülvert, ein einigermaßen feuchtes Pulver, welches, ohne in baldige Verderbniß und Verschimmelung überzugehen, in verstopften Gläsern nicht aufgehoben werden kann, wenn es nicht vorher von dieser überflüssigen Feuchtigkeit befreit worden war. Dieß geschieht am besten, wenn das Pulver auf einer flachen Blechschale mit hohem Rande, die in einem Kessel kochenden Wassers schwimmt (d. i. im Wasserbade), ausgebreitet und so weit mittels Umrührens getrocknet wird, daß alle kleinen Theile desselben nicht mehr klümperig zusammenhängen, sondern wie trockner, feiner Sand sich leicht von einander entfernen und leicht verstieben. In diesem trocknen Zustande, lassen sich die feinen Pulver, **auf immer** unverderblich, in wohl verstopften und versiegelten Gläsern aufbewahren, in ihrer ursprünglichen, vollständigen Arzneikraft, **ohne je mietig oder schimmlicht zu werden**; am besten, wenn die Gläser vor dem Tageslichte (in verdeckten Büchsen, Kasten, Schachteln) verwahrt werden. In nicht luftdicht verschlossenen Gefäßen und nicht vom Zugange des Sonnen- und Tageslichtes entfernt, verlieren alle Thier- und Gewächs-Substanzen mit der Zeit immer mehr und mehr an ihrer Arzneikraft, selbst im ganzen, weit mehr aber noch im Pulverzustande.

§ 269

Die homöopathische Heilkunst entwickelt zu ihrem besondern Behufe die innern, geistartigen Arzneikräfte der rohen Substanzen, mittels einer ihr eigenthümlichen, bis zu meiner Zeit unversuchten Behandlung, zu einem, früher unerhörten Grade, wodurch sie sämmtlich erst recht sehr, ja unermeßlich – „durchdringend" wirksam und hülfreich werden (1), **selbst diejenigen** unter ihnen, **welche im rohen Zustande nicht die geringste Arznei-**

§ 268 Pulver nicht frisch erhältlicher, ausländischer Gewächse auf Echtheit prüfen.

§ 268, Anm.: Zur Lagerung und Schimmelverhütung Restfeuchte entziehen.

§ 269 Die **Dynamisierung** entwickelt selbst aus sonst unarzneilichen Substanzen die ‚vorher gleichsam schlafenden Kräfte... bis zu einem unglaublichen'(vgl. § 128).

§ 269, 1. Anm.: Unterschied dieser neu entdeckten Behandlung durch ‚Reiben und Schütteln mittels Zwischentritt eines indifferenten Mediums' zu früheren, eher physikalischen Einwirkungen.

§ 269, 2. Anm.: Vergleich mit dem Magnetisieren eines Stahlstabes durch Reibung.

5. Org., § 270
Herstellung von C-Potenzen durch Verschüttelung pflanzlicher Tinkturen; nur zwei Schüttelschläge je Potenzierungsstufe. ‚X' =C30.

kraft im menschlichen Körpern äußern. Diese merkwürdige Veränderung in den Eigenschaften der Natur-Körper, durch mechanische Einwirkung auf ihre kleinsten Theile, durch Reiben und Schütteln (**während sie mittels Zwischentritts einer indifferenten Substanz, trockner oder flüssiger Art, von einander getrennt sind**) entwickelt die latenten, vorher unmerklich, wie schlafend (2) in ihnen verborgen gewesenen, **dynamischen** (§ 11) Kräfte, welche vorzugsweise auf das Lebensprinzip, auf das Befinden des thierischen Lebens Einfluß haben (3). Man nennt daher diese Bearbeitung derselben **Dynamisiren, Potenziren** (Arzneikraft-Entwickelung) und die Produkte davon, **Dynamisationen** (4), oder Potenzen in verschiednen Graden.

(1) Lange vor dieser meiner Erfindung, waren schon durch die Erfahrung mehrere Veränderungen bekannt geworden, welche in verschiednen Natur-Substanzen **durch Reiben** hervorgebracht werden; z. B. Wärme, Hitze, Feuer, Geruchs-Entwickelung in an und für sich geruchlosen Körpern, Magnetisirung des Stahls u.s.w. Doch hatten alle diese, durch Reiben erzeugten Eigenschaften, nur auf das Physische und Leblose Bezug; aber das Natur-Gesetz, nach welchem physiologische und pathogenische, den lebenden Organism in seinem Befinden umändernde Kräfte, in der rohen Materie der Arzneimittel, ja selbst in den, sich noch nie als arzneilich erwiesenen Natur-Substanzen, durch Reiben und Schütteln erzeugt werden doch unter der Bedingung, daß dies mittels Zwischentritts eines unarzneilichen (indifferenten) Mediums in gewissen Verhältnissen geschehe – Dieses wunderbare physische, vorzüglich aber physiologisch-pathogenische Natur-Gesetz, war vor meiner Zeit noch nicht entdeckt worden.

Was Wunder also, wenn die jetzigen Naturkündiger und Aerzte (**hiemit noch unbekannt**) bisher an die zauberische Heilkraft der, nach homöopathischer Lehre bereiteten (dynamisirten) und in so kleiner Gabe angewendete Arzneimittel, bisher nicht glaubten!

(2) So ist auch in der Eisen-Stange und dem Stahl-Stabe eine im Innern derselben schlummernde Spur von latenter Magnet-Kraft nicht zu verkennen, indem beide, wenn sie nach ihrer Verfertigung durch Schmieden aufrecht gestanden haben, mit dem untern Ende den Nordpol einer Magnet-Nadel abstoßen und den Südpol anziehen, während ihr oberes Ende sich an der Magnet-Nadel als Südpol erweist. Aber dies ist nur eine **latente** Kraft; nicht einmal die feinsten Eisen-Späne können von einem der beiden Enden eines solchen Stabes magnetisch angezogen oder festgehalten werden. Nur erst wenn wir diesen Stahl-Stab **dynamisiren**, ihn mit einer stumpfen Feile stark **nach Einer Richtung hin** reiben, wird er zum wahren, thätigen, kräftigen Magnete, kann Eisen und Stahl an sich ziehen und selbst einem andern Stahl-Stabe, durch bloße Berührung, ja selbst sogar in einiger Entfernung gehalten, magnetische Kraft mittheilen, in desto höherem Grade je mehr man ihn so gerieben hatte, und ebenso entwickelt Reiben der Arznei-Substanz und Schütteln ihrer Auflösung (**Dynamisation, Potenzirung**) die medicinischen, in ihr verborgen liegenden Kräfte und enthüllt sie mehr und mehr, oder vergeistiget vielmehr die Materie selbst, wenn man so sagen darf.

Für Notizen

(3) Sie bezieht sich aus diesem Grunde bloß auf die Erhöhung und stärkere Entwickelung ihrer Macht, Veränderungen **im Befinden** der Thiere und Menschen hervorzubringen, wenn jene Naturkörper in diesem verbesserten Zustande der lebenden, empfindenden Faser ganz nahe gebracht werden, oder dieselbe berühren (beim Einnehmen oder Riechen); so wie ein Magnet-Stab, vorzüglich wenn seine magnetische Kraft verstärkt (dynamisirt) worden, in einer, dessen Pol nahe liegenden oder ihn berührenden Stahlnadel, nur magnetische Kraft erzeugt, den Stahl aber in seinen übrigen chemischen und physischen Eigenschaften nicht ändert, auch keine Veränderung in andern Metallen (z. B. im Messing) hervorbringt; eben so wenig, als die dynamisirten Arzneien auf leblose Dinge irgend eine Wirkung ausüben.

(4) Man hört noch täglich die homöopathischen Arznei-Potenzen **bloß Verdünnungen** nennen, da sie doch das Gegentheil derselben, d.i. wahre Aufschließung der Natur-Stoffe und zu Tage-Förderung und Offenbarung der in ihrem innern Wesen verborgen gelegenen, specifischen Arzneikräfte sind, durch Reiben und Schütteln bewirkt, wobei ein zu Hülfe genommenes, unarzneiliches Verdünnungs-Medium bloß als **Neben-Bedingung** hinzutritt. Verdünnung allein, z. B. die, der Auflösung eines Grans Kochsalz, wird schier zu bloßem Wasser; der Gran Kochsalz verschwindet in der Verdünnung mit vielem Wasser und wird nie dadurch zur **Kochsalz-Arznei**, die sich doch zur bewundernswürdigsten Stärke, durch unsere wohlbereiteten Dynamisationen, erhöht.

§ 270

Um nun diese Kraft-Entwickelung am besten zu bewirken, wird ein kleiner Theil der zu dynamisirenden Substanz, etwa Ein Gran, zuerst durch dreistündiges Reiben mit dreimal 100 Gran Milchzucker auf die unten (1) angegebne Weise zur millionfachen Pulver-Verdünnung gebracht. Aus Gründen die weiter unten in der Anmerkung angegeben sind, wird zuerst Ein Gran dieses Pulvers in 500 Tropfen eines, aus einem Theile Branntwein und vier Theilen destillirtem Wasser bestehenden Gemisches und hievon **ein einziger Tropfen** in ein Fläschchen gethan. Hiezu fügt man 100 Tropfen guten Weingeist (2) und giebt dann dem, mit seinem Stöpsel zugepfropften Fläschchen, 100 starke Schüttelstöße mit der Hand gegen einen harten, aber elastischen Körper (3) geführt. Dies ist die Arznei im **ersten** Dynamisations-Grade, womit man feine Zucker-Streukügelchen (4) erst wohl befeuchtet (5) dann schnell auf Fließpapier ausbreitet, trocknet und in einem zugepfropften Gläschen aufbewahrt, mit dem Zeichen des ersten (I.) Potenzgrades. Hievon wird nur ein einziges (6) Kügelchen zur weitern Dynamisirung genommen, in ein zweites, neues Fläschchen gethan (mit Einem Tropfen Wasser, um es aufzulösen) und dann mit 100 Tropfen guten Weingeistes auf gleiche Weise, mittels 100 starker Schüttel-Stöße dynamisirt. Mit dieser geistigen Arznei-Flüssigkeit werden wiederum Streukügelchen benetzt, schnell auf Fließpapier ausgebreitet, getrocknet, in einem verstopften Glase vor Hitze und Tageslicht verwahrt und mit dem Zeichen des zweiten Potenz-Grades (II.)

§ 270 Herstellung von Q-Potenzen. Zuerst Verreibung bis zur C3. Von der C3–Verreibung 1 Gran (altes Apothekergewicht, einem Tropfen entsprechend, ca. 0,06g) in 500 Tropfen 20%igem Alkohol auflösen (1:500).

Einen Tropfen davon mit 100 Tropfen ‚gutem Weingeist' (ca. 73%) mit 100 starken Schüttelschlägen potenzieren. Damit Globuli befeuchten und trocknen lassen (resultierende Verdünnung bei richtiger Globuli-Größe ca. 1:500, nach HAB nur ca. 1:220–vgl. A. Grimm). Dies ist die (heute so bezeichnete!) ‚Q1'.

Nur ein Globulus der Q1 wird dann in einem Wassertropfen aufgelöst und mit 100 Tropfen Weingeist mittels 100 Schlägen weiter potenziert. Damit werden wiederum Globuli imprägniert – dies ist die (heute so bezeichnete) Q2. Und so fort.

So subtilisiert sich die Arzneisubstanz immer mehr zu geistartiger Arzneikraft.

Dazu: Auch für C-Potenzen bevorzugte Hahnemann in seinen letzten Schaffensphasen Arzneien, die, wann immer technisch möglich, bis zur C3 in beschriebener Weise verriebenen wurden.

§ 270, 1. Anm.: Details der Verreibung bis zur C3. Je Potenzstufe insgesamt sechs mal 6–7 min. Reiben und 3–4 min. Aufscharren, also insgesamt mind. eine Stunde bearbeiten. Der Milchzucker wird dabei in drei Teilen nach und nach hinzugegeben.

§ 270, Anm. zur 1. Anm.: Damit ist schon ein guter Anfang der Dynamisierung erreicht.

§ 270, 2. Anm.: Zum Verschütteln werden die Fläschlein nur zu ca. 2/3 gefüllt.

§ 270, 3. Anm.: Schüttelstöße z.B. gegen Buch mit Ledereinband.

§ 270, 4. Anm.: Herstellung von Globuli aus Rohrzucker (Saccharose). Zu verwenden sind nach Hahnemann (HAB abweichend) ‚mohnsamengroße' Globuli, deren hundert 1 Gran wiegen. Damit

versehen. Und so fährt man fort, bis durch gleiche Behandlung Ein aufgelöstes Kügelchen XXIX mit 100 Tropfen Weingeist, mittels 100 Schüttel-Stößen, eine geistige Arznei-Flüssigkeit gebildet hat, wodurch damit befeuchtete und getrocknete Streukügelchen den Dynamisations-Grad XXX erhalten. Durch diese Bearbeitung roher Arznei-Substanzen, entstehen Bereitungen, welche hiedurch erst die volle Fähigkeit erlangen, die leidenden Theile im kranken Organism treffend zu berühren und so durch ähnliche, künstliche Krankheits-Affection dem in ihnen gegenwärtigen Lebensprincipe das Gefühl der natürlichen Krankheit zu entziehen. Durch diese mechanische Bearbeitung, wenn sie nach obiger Lehre gehörig vollführt worden ist, wird bewirkt, daß die, im rohen Zustande sich uns nur als Materie, zuweilen selbst als unarzneiliche Materie darstellende Arznei-Substanz, mittels solcher höhern und höhern Dynamisationen, sich endlich ganz (7) zu geistartiger Arznei-Kraft subtilisirt und umwandelt, welche **an sich** zwar nun nicht mehr in unsere Sinne fällt, für welche aber das arzneilich gewordene Streukügelchen, schon trocken, weit mehr jedoch in Wasser aufgelöst, **der Träger** wird und in dieser Verfassung die Heilsamkeit jener unsichtbaren Kraft im kranken Körper beurkundet.

(1) Man trägt den dritten Theil von 100 Gran Milchzucker-Pulver in eine glasirte, porcellanene, am Boden mit feinem, feuchtem Sande mattgeriebene Reibeschale und thut **dann oben auf** dies Pulver Einen Gran von der zu bearbeitenden gepülverten Arznei-Substanz (Einen Tropfen Quecksilbers, Steinöhls u.s.w.). Der, zur Dynamisation anzuwendende Milchzucker muß von jener vorzüglich reinen Gattung sein, welche an Fäden krystallisirt, in Form rundlicher Stangen zu uns kömmt. Einen Augenblick lang mischt man Arznei und Pulver mittels eines Spatels von Porcellan zusammen und reibt etwa 6, 7 Minuten lang mit dem, unten matt geriebenen, porcellanenen Pistill, die Mischung ziemlich stark; darauf scharrt man vom Boden der Reibeschaale und unten vom ebenfalls unten matt geriebenen Pistill die Masse wohl auf, um sie gleichartig zu machen, binnen etwa 3, 4 Minuten; sechs bis sieben Minuten lang fährt man dann wieder, ohne Zusatz, mit der Reibung in gleicher Stärke fort und scharrt während 3, 4 Minuten vom Boden des Mörsers und unten vom Pistill, das Geriebene auf, worauf man das zweite Drittheil des Milchzuckers hinzuthut, einen Augenblick lang das Ganze mit dem Spatel umrührt, mit gleicher Stärke 6, 7 Minuten lang reibt, darauf etwa 3, 4 Minuten lang wieder aufscharrt, das Reiben 6, 7 Minuten lang ohne Zusatz wiederholt und 3, 4 Minuten lang aufscharrt; ist dies geschehen, so nimmt man das letzte Drittheil Milchzukker, rührt mit dem Spatel um, reibt wieder 6, 7 Minuten lang stark, scharrt während etwa 3, 4 Minuten zusammen und schließt endlich mit der letzten, 6, 7 minütlichen Reibung und sorgfältigsten Einscharrung. Das so bereitete Pulver, wird in einem wohl zugepfropften, vor Sonne und Tageslicht geschützten Fläschchen aufbewahrt, welches man mit dem Namen der Substanz und mit der Aufschrift des ersten Products 100, bezeichnet. Um nun dies Product bis zu 10.000 zu erheben, nimmt man einen Gran des Pulvers /100, trägt ihn mit dem Drittheil von 100 Gran gepülverten Milchzuckers in die Reibeschaale, mischt das Ganze mit dem Spatel zusammen und verfährt dann wie oben angezeigt; indem man jedoch sorgfältig jedes

1 Globulus = 0,0006 Gramm; 1 Gramm = ca. 1666 Globuli!!

§ 270, 5. Anm.: Technik der Imprägnierung der Globuli.

§ 270, 6. Anm.: Die ‚Zwischenschaltung' der Verdünnung mittels Globulibefeuchtung erlaubt es, die Arznei kräftiger zu Potenzieren. Heftige Potenzierung, noch mehr mit Maschinen, wäre sonst schädlich. Die richtige Herstellung trägt zu durchdringender und zugleich sanfter Wirkung bei. Solche Mittel können (wenn nachverdünnt etc....) in akuten wie in chronischen Fällen in erheblich kürzeren Abständen gegeben werden.

§ 270, Anm. zur 6. Anm.: Bei hartnäckigen Lokalübeln bei sonst weitgehend hergestellter Gesundheit sei massive Dosierung und Potenzierung notwendig.

Dazu: Etwas anders stellt sich das gleiche Thema in Anm. § 282 dar. Nach J. M. Schmidt (Organon, Textkritische Ausgabe der 6. Auflage, Haug-Verlag) ist die Authenzität dieser Notiz, eingefügt in der Handschrift Haehls, unsicher! In diesem Falle, wie auch bei Anm. § 284, nicht ohne therapeutische Konsequenzen.

§ 270, 7. Anm.: Betrachtung über die Dimension der Verdünnung und Auflösung der Materie in ihr geistartiges Wesen.

Dazu: Nach J. M. Schmidt handelt es sich, nach einem angefangenen Satz Hahnemanns, auch hier um eine eingeklebte Notiz Haehls. Somit scheint unklar, wessen Gedanken hier geäußert werden.

Drittheil zweimal stark verreibt, jedesmal während etwa 6, 7 Minuten und unterdeß während etwa 3, 4 Minuten aufscharrt, bevor man das zweite und letzte Drittheil des Milchzuckers dazuthut. Nach Hinzufügung eines jeden dieser Drittheile, verfährt man auf dieselbe Weise wie zuvor. Wenn alles beendigt ist, thut man das Pulver in ein wohl verpfropftes, mit der Aufschrift /10.000 versehenes Fläschchen. Wenn man nun in derselben Art mit Einem Gran dieses letzten Pulvers verfährt, so erhebt man dasselbe auf I.d.h. auf die millionste Potenz, dergestalt, daß jeder Gran dieses Pulvers den millionsten Theil eines Grans der ursprünglichen Substanz enthält. Demnach erfordert eine solche Pulverbereitung für drei Grade sechsmal 6, 7 Minuten zur Verreibung und sechsmal 3, 4 Minuten zum Aufscharren, was folglich **eine Stunde** für jeden Grad bedingt. Dann enthält nach der ersten, einstündigen Reibung das Präparat in jedem Grane 1:100, nach der zweiten jeder Gran 1:10.000 und nach der dritten und letzten in jedem Grane 1/1000000 der dazu angewendeten Arzneisubstanz (*). Mörser, Pistill und Spatel müssen wohl gereinigt sein, ehe die Bereitung einer andern Arznei damit unternommen wird. Mit warmem Wasser wohl gewaschen und rein abgetrocknet, werden Mörser, Pistill und Spatel, dann nochmals eine halbe Stunde lang in einem mit Wasser gefüllten Kessel ausgekocht; man müßte denn etwa die Vorsicht so weit treiben wollen, diese Werkzeuge auf Kohlen einer, bis zum Anfang des Glühens gesteigerten Hitze auszusetzen.

(*) Dies sind die drei Grade der trockenen Pulver-Verreibung, welche wohl vollführt, schon einen guten Anfang zur Kraft-Entwickelung (Dynamisation) der Arzneisubstanz bewirkt haben.

(2) Womit das Potenzirungs-Fläschchen zu zwei Dritteln angefüllt wird.

(3) Etwa auf ein mit Leder eingebundenes Buch.

(4) Man läßt sie unter seinen Augen vom Zuckerbäcker aus Stärke-Mehl und Rohr-Zucker verfertigen, und die so verkleinten Streukügelchen mittels der nöthigen Siebe zuerst von den allzu feinen, staubartigen Theilen befreien, dann aber durch einen Durchschlag gehen, dessen Löcher nur solche Kügelchen durchlassen, wovon 100 Einen Gran wiegen, – die brauchbarste Kleinheit für den Bedarf eines homöopathischen Arztes.

(5) Man hat ein kleines zylindrisches Gefäß von der Form eines Fingerhutes von Glas, Porcellan oder Silber, mit einer feinen Oeffnung am Boden, worein man die Streukügelchen tut, welche man arzneilich machen will; hierin befeuchtet man sie mit etwas von dem so dynamisirten arzneilichen Weingeiste, rührt sie um, und klopft dann das kleine (umgekehrte) Gefäß, auf das Fließpapier aus, um sie schnell zu trocknen.

(6) Als noch nach der anfänglichen Vorschrift immer ein voller Tropfen der Flüssigkeit niedrern Potenz-Grades zu 100 Tropfen Weingeist zum höher Potenziren genommen ward, war dies Verhältniß des Verdünnungs-Mediums zu der, darin zu dynamisirenden Arznei-Menge, (100. zu 1.) viel zu eng beschränkt, als daß eine Menge solcher Schüttel-Schläge, ohne große Gewalt anzuwenden, die Kräfte der angewendeten Arznei-Substanz gehörig und in hohem Grade hätten entwickeln können, wie mich mühsame Versuche davon überzeugt haben. Nimmt man aber ein einziges solches

Für Notizen

Streukügelchen, wovon 100 einen Gran wiegen, um es mit hundert Tropfen (Weingeist) zu dynamisiren, so wird das Verhältniß wie 1 zu 50,000, ja größer noch, indem 500 solcher Streukügelchen noch nicht völlig Einen Tropfen zu ihrer Befeuchtung annehmen können. Bei diesem ungleich höherm Verhältnisse zwischen Arzneistoff und Verdünnnngs-Medium, können **viele** Schüttel-Schläge des mit Weingeist bis zu 2/3 angefüllten Fläschchens eine bei weitem größere Kraft-Entwickelung hervorbringen. Werden aber bei einem so geringen Verdünnungs-Medium, wie 100. zu 1. der Arznei sehr viele Stöße mittels einer kräftigen Maschine gleichsam eingezwungen, so entstehen Arzneien, welche, vorzüglich in den höhern Dynamisations-Graden, fast augenblicklich, aber mit stürmischer, ja gefährlicher Heftigkeit, besonders auf den schwächlichen Kranken einwirken, ohne dauernde, gelinde Gegenwirkung des Lebensprincips zur Folge zu haben. Die von mir angegebne Weise hingegen, erzeugt Arznei von höchster Kraft-Entwickelung und gelindester Wirkung, die aber, wohl gewählt, alle kranken Punkte heilkräftig berührt (*). Von diesen weit vollkommner dynamisirten Arzneibereitungen, kann man in acuten Fiebern die kleinen Gaben von den niedrigsten Dynamisations-Graden, selbst der Arzneien von langdauernder Wirkung, (z. B. Belladonne) auch in kurzen Zwischenräumen wiederholen, so wie in Behandlung chronischer Krankheiten am besten mit den niedrigsten Dynamisations-Graden den Anfang machen und wo nöthig, zu den höhern Graden übergehen, den immer kräftiger werdenden, obgleich stets nur gelind wirkenden.

(*) Nur in den sehr seltenen Fällen, wo bei schon fast völlig hergestellter Gesundheit und bei guter Lebenskraft, dennoch ein altes, beschwerliches Localübel unverrückt fortdauert ist es nicht nur erlaubt, sondern sogar **unumgänglich** nöthig, die, sich dafür als homöopathisch hülfreich erwiesene Arznei, jedoch mittelst vieler Hand-Schüttelschläge bis zu einem sehr hohen Grade potenzirt, in steigenden Dosen einzugeben, worauf ein solches Localübel oft wunderbarer Weise sehr bald verschwindet.

Nach J. M. Schmidt (Organon der Heilkunst, textkritische Ausgabe der 6. Auflage, Haug-Verlag Heidelberg) unsichere Authenzität dieses letzten Abschnitts! Zufügung durch Haehl kann nicht ausgeschlossen werden.

(7) Man wird diese Behauptung nicht unwahrscheinlich finden, wenn man erwägt, daß bei dieser Dynamisations-Weise, (deren Präparate ich nach vielen mühsamen Versuchen und Gegen-Versuchen als die kräftigsten und zugleich mildest wirkenden, d.i. als die vollkommensten befunden habe) das Materielle der Arznei sich bei jedem Dynamisations-Grade um 50.000 mal verringert und dennoch Unglaublich an Kräftigkeit zunimmt, so daß die fernere Dynamisation der in 125.000.000.000.000.000.000 erst zur dritten Potenz, zum Kubik- Inhalt erhobnen Cardinale, (50.000), wenn man letztere mit sich selbst multiplicirt und so in stetiger Progression bis zum dreißigsten Grade der Dynamisation fortschreitet, einen Bruchtheil giebt, der sich kaum mehr in Zahlen aussprechen lassen würde. Ungemein wahrscheinlich wird es hiedurch, daß die Materie mittels solcher Dynamisationen (Entwickelungen ihres wahren, innern, arzneilichen Wesens) sich zuletzt gänzlich in ihr individuelles geistartiges Wesen auf-

Für Notizen

löse und daher in ihrem rohen Zustande, eigentlich nur als aus diesem unentwickelten geistartigen Wesen bestehend betrachtet werden könne.

Nach J. M. Schmidt unsichere Authenzität auch dieser Anmerkung! Zufügung durch Haehl kann nicht ausgeschlossen werden.

§ 271

Wenn der Arzt seine homöopathischen Arzneien selbst bereitet, wie er zur Menschen-Rettung aus Krankheiten, billig immer thun sollte (1) so kann er, weil dazu wenig roher Stoff nöthig ist, wenn er den ausgepreßten Saft zum Behufe der Heilung nicht etwa nöthig hat, die frische Pflanze selbst anwenden, indem er etwa ein Paar Gran davon in die Reibeschale thut, um sie mit dreimal 100 Gran Milchzucker zur millionfachen Verreibung zu bringen (§ 270), ehe die weitere Potenzirung eines aufgelösten, kleinen Theiles der letztern, durch Schütteln vorgenommen wird; ein Verfahren, welches man auch mit den übrigen, rohen Arzneistoffen trockner und öliger Natur zu beobachten hat.

(1) Bis der Staat dereinst, nach erlangter Einsicht von der Unentbehrlichkeit vollkommen bereiteter homöopathischer Arzneien dieselbe durch eine fähige unparteiische Person verfertigen lassen wird, um sie den, in homöopathischen Spitälern im Heilen geübten und praktisch, wie theoretisch geprüften und so legitimierten, homöopathischen Aerzten des Landes unentgeltlich verabfolgen zu lassen, damit der Arzt nicht nur von der Güte dieser göttlichen Werkzeuge zum Heilen überzeugt sei, sondern sie auch seinen Kranken (Reichen und Armen) ohne Bezahlung geben könne.

§ 272

Ein solches Kügelchen (1) trocken auf die Zunge gelegt, ist eine der kleinsten Gaben für einen mäßigen, so eben entstandnen Krankheits-Fall. Hier werden nur wenige Nerven von der Arznei berührt, aber ein gleiches Kügelchen unter etwas Milchzucker zerquetscht, in vielem Wasser (§ 247) aufgelöst und vor jedem Einnehmen wohl geschüttelt, giebt eine weit stärkere Arznei zum Gebrauche auf viele Tage. Jede noch so kleine Menge hiervon als Gabe gereicht, berührt dagegen sogleich viele Nerven.

(1) Diese Streukügelchen (m. s. § 270) behalten ihre Arzneikraft **viele** Jahre lang, wenn sie gegen Sonnenlicht und Hitze verwahrt bleiben.

§ 273

In keinem Falle von Heilung ist es nöthig und deßhalb allein schon unzulässig, mehr als eine **einzige, einfache** Arzneisubstanz auf einmal beim Kranken anzuwenden. Es ist nicht einzusehen, wie es nur dem mindesten Zweifel unterworfen sein könne, ob es naturgemäßer und vernünftiger sey, nur einen

§ 271 Der Arzt soll die Mittel selbst herstellen, vorzugsweise durch Verreibung der frischen Pflanze (ebenso anderer, trockener oder öliger Stoffe) bis zu C3.

5. Org., § 271
Bei unlöslichen Ausgangsstoffen oder trockenen Pflanzenrohstoffen Verreibung bis zur C3, danach Verschüttelung mit Weingeist.

§§ 272–85 Einnahme / Dosierung

§§ 272, 275–79 Dosierung und Kleinheit der Gabe. (vgl. § 282+83)

§ 272 **Kleinstmögliche Gabe**: ein Kügelchen (mohnsamengroß!) einer Q-Potenz trocken auf die Zunge.

Dazu: Auflösen in Wasser oder Trinken nach Einnahme verstärkt die Wirkung. Als noch kleinere Gabe erwähnt Hahnemann das Riechen an einem trockenen Globulus; z.B. um ein richtig gewähltes Mittel bei zu heftiger Wirkung etwas zu antidotieren.

§ 272 Anm.: Globuli sind, gegen Sonne und Hitze verwahrt, viele Jahre haltbar.

§ 273 In jedem Fall **nur ein Mittel** zur gleichen Zeit (vgl. Anm. § 169 sowie § 274).

§ 273, Anm.: Auch chemische Verbindungen sind eine einfache Arznei. Doch Extrakte einer Pflanze können nicht dem Totalauszug gleichgesetzt werden.

Dazu: Vergleiche heutige Anwendungen von Komplexmitteln. Umstritten ist ein sog. ‚Doppelmittelparagraph 274b', den Hahnemann angeblich schon für die fünfte Organon-Auflage vorgesehen hatte.

einzelnen, einfachen (1), wohl gekannten Arzneistoff auf einmal in einer Krankheit zu verordnen, oder ein Gemisch von mehreren, verschiednen. In der einzig wahren und einfachen, der einzig naturgemäßen Heilkunst, in der Homöopathie, ist es durchaus unerlaubt, dem Kranken zwei verschiedne Arzneisubstanzen **auf einmal** einzugeben.

(1) Die durch chemische Verwandtschaft, in unabänderlichen Verhältnissen zweier einander entgegengesetzter Substanzen, zusammengesetzten Neutral- und Mittelsalze, so wie die im Schooß der Erde entstandnen, geschwefelten Metalle und die, durch Kunst in sich stets gleichbleibenden Verhältnissen zusammengesetzten Verbindungen des Schwefels mit Laugensalzen und Erden (z. B. geschwefeltes Natron, geschwefelte Kalkerde), so wie die, aus Weingeist und Säuren durch Destillation verbundenen Aether-Arten, könne sammt dem Phosphor als **einfache** Arznei-Substanzen vom homöopathischen Arzte angenommen und bei Kranken gebraucht werden. Hingegen sind jene, durch Säuren bewirkten Auszüge der sogenannten Alkaloiden aus den Pflanzen, großer Verschiedenheit in ihrer Bereitung unterworfen (z. B. Chinin, Strichnin, Morphin) und können daher von dem homöopathischen Arzte nicht als einfache, sich gleichbleibende Arzneien angenommen werden; zumahl da er an den Pflanzen selbst, in ihrer natürlichen Beschaffenheit (Chinarinde, Krähenaugen, Opium) schon alles besitzt, was er zum Heilen von ihnen bedarf. Ueberdieß sind ja die Alkaloiden nicht die einzigen Arznei-Bestandtheile der Pflanzen.

§ 274

Da der wahre Heilkünstler bei ganz einfachen, einzeln und unvermischt angewendeten Arzneien schon findet, was er nur irgend wünschen kann, (künstliche Krankheitspotenzen, welche die natürlichen Krankheiten durch homöopathische Kraft vollständig zu überstimmen, sie für das Gefühl des Lebensprincips auszulöschen und dauerhaft zu heilen vermögen,) so wird es ihm nach dem Weisheitsspruche: „daß es unrecht sei durch Vielfaches bewirken zu wollen, was durch Einfaches möglich," nie einfallen, je mehr als einen einfachen Arzneistoff als Heilmittel auf einmal einzugeben, schon deßhalb nicht, weil, gesetzt auch, die einfachen Arzneien waren auf ihre reinen, eigenthümlichen Wirkungen, im ungetrübten, gesunden Zustande des Menschen **völlig ausgeprüft**, es doch unmöglich vorauszusehen ist, **wie** zwei und mehrere Arznei-Stoffe in der Zusammensetzung einander in ihren Wirkungen auf den menschlichen Körper hindern und abändern konnten und weil dagegen ein einfacher Arzneistoff bei seinem Gebrauche in Krankheiten, deren Symptomen-Inbegriff genau bekannt ist, schon vollständig und allein hilft, wenn er homöopathisch gewahlt war, und selbst in dem schlimmsten Falle, wo er der Symptomen-Aehnlichkeit nicht ganz angemessen gewählt werden konnte, und also nicht hilft, doch dadadurch nützt, daß er die Heilmittel-Kenntniß befördert, indem durch die in solchem Falle von ihm erregten neuen Beschwerden diejenigen Symptome bestätigt werden, welche dieser Arzneistoff sonst schon in Versuchen am gesunden men-

§ 274 Bei Gabe mehrerer oder vermischter Arzneistoffe bliebe die gegenseitige Beeinflussung der Wirkungen unberechenbar. Nur nach Gabe eines einzelnen Mittels ist die Wirkung, selbst im Falle falscher Mittelwahl, klar zu beurteilen.

§ 274, Anm.: Daher auch kein Mischmasch von Naturheilkunde und Homöopathie.

schlichen Körper gezeigt hatte; ein Vortheil, der beim Gebrauche aller zusammengesetzten Mittel wegfällt (1).

(1) Bei der treffend homöopathisch für den wohl überdachten Krankheitsfall gewählten und innerlich gegebenen Arznei, nun vollends noch einen, aus andern Arzneistoffen gewählten Thee trinken, ein Krautersäckchen oder eine Bähung aus mancherlei andern Kräutern auflegen, oder ein andersartiges Klystier einspritzen und diese oder jene Salbe einreiben zu lassen, wird der vernünftige Arzt dem unvernünftigen allöopathischen Schlendrian überlassen.

§ 275

Die Angemessenheit einer Arznei für einen gegebnen Krankheitsfall, beruht nicht allein auf ihrer treffenden homöopathischen Wahl, sondern eben so wohl auf der erforderlichen, richtigen Größe oder vielmehr Kleinheit ihrer Gabe. Giebt man eine **allzu starke Gabe** von einer, auch für den gegenwärtigen Krankheitszustand völlig homöopathisch gewählten Arznei, so muß sie, ungeachtet der Wohlthätigkeit ihrer Natur an sich, dennoch schon durch ihre Größe und den hier unnöthigen, überstarken Eindruck schaden, welchen sie auf die Lebenskraft und durch diese gerade auf die empfindlichsten und von der natürlichen Krankheit schon am meisten angegriffenen Theile im Organism, vermöge ihrer homöopathischen Aehnlichkeits-Wirkung macht.

§ 276

Aus diesem Grunde schadet eine Arznei, wenn sie dem Krankheitsfalle auch homöopathisch angemessen war, in jeder allzu großen Gabe und in starken Dosen um so mehr, je homöopathischer und in je höherer Potenz (1) sie gewählt war, und zwar weit mehr als jede eben so große Gabe einer unhomöopathischen, für den Krankheitszustand in keiner Beziehung passenden (allöopathischen) Arznei. Allzu große Gaben einer treffend homöopathisch gewählten Arznei und vorzüglich eine öftere Wiederholung derselben, richten in der Regel großes Unglück an. Sie setzen nicht selten den Kranken in Lebensgefahr, oder machen doch seine Krankheit fast unheilbar. Sie löschen freilich die natürliche Krankheit für das Gefühl des Lebensprincips aus, der Kranke leidet nicht mehr an der ursprünglichen Krankheit von dem Augenblicke an, wo die allzu starke Gabe der homöopathischen Arznei auf ihn wirkt, aber er ist alsdann stärker krank von der ganz ähnlichen, nur weit heftigern Arznei-Krankheit, welche höchst schwierig wieder zu tilgen ist (2).

(1) Das in neuern Zeiten von einigen Homöopathikern, den größern Gaben ertheilte Lob beruht darauf, daß sie sich theils niedrigerer Potenzgrade der zu reichenden, nach bisheriger Art dynamisirten Arznei bedienten (wie etwa ich selbst vor vielen Jahren, in Ermangelung bessern Wissens gethan)

§ 275 Nicht nur die Arznei, auch die Gabengröße muss stimmen.

§ 276 Je ähnlicher die Arznei, desto mehr schadet sie in zu großer Gabe oder/und zu häufiger Wiederholung, besonders in hoher Potenz.

§ 276, 1. Anm.: Abweichende Erfahrungen von Kollegen beruhen auf mangelhaft hergestellten Mitteln, zu tiefen Potenzen oder mangelhaft passenden Verschreibungen (vgl. § 277).

§ 276, 2. Anm.: Schädigungen durch richtige Mittel in massiver Dosis in der Allopathie.

theils darauf, daß ihre Arzneien nicht homöopathisch gewahlt, und auch vom Verfertiger sehr unvollkommen bereitet waren.

(2) So entstehen fast unheilbare Quecksilber-Siechthume durch anhaltend gebrauchte, angreifende, allöopathisch in großen Gaben gegen die Syphilis verordnete Quecksilber-Mittel, da doch, wenn der Schanker nicht durch äußere Mittel vertrieben worden wäre (wie es durch die Allöopathie immer geschieht), eine oder etliche Gaben eines milden, aber wirksamen Quecksilber-Mittels, die ganze venerische Krankheit sammt dem Schanker in wenigen Tagen gewiß gründlich geheilt haben würden. Eben so giebt auch der Allöopath die Chinarinde und das Chinin in Wechselfiebern, wo solche richtig homöopathisch angezeigt waren und wo Eine sehr kleine Gabe hochpotenzirter China unfehlbar helfen mußte (in Sumpf-Wechselfiebern, und selbst bei Personen, die an keiner offenbaren Psora-Krankheit litten) in sehr großen Gaben, Tag für Tag, und erzeugt dadurch (während zugleich die Psora entwickelt wird), ein chronisches China-Siechthum, welches den Kranken wo nicht allmälig tödtet, durch Verderbniß innerer, für's Leben wichtiger Organe, vorzüglich der Milz und der Leber, ihn doch wenigstens Jahre lang in einem traurigen Gesundheits-Zustande leiden macht. Ein homöopathisches Gegenmittel wider diese Art, durch Uebermaß des Gebrauchs großer Gaben homöopathischer Arzneien erzeugter Uebel, ist kaum denkbar.

§ 277

Aus gleichem Grunde, und da eine wohl dynamisirte Arznei, bei vorausgesetzter, gehöriger Kleinheit ihrer Gabe, um desto heilsamer und fast bis zum Wunder hülfreich wird, je homöopathischer sie ausgesucht war, muß auch eine Arznei, deren Wahl passend homöopathisch getroffen worden, um desto heilsamer sein, je mehr ihre Gabe zu dem für sanfte Hilfe angemessensten Grade von Kleinheit herabsteigt.

§ 278

Hier entsteht nun die Frage, welches dieser, für so gewisse als sanfte Hülfe angemessenste Grad von Kleinheit sey, wie klein also, zum Behufe der besten Heilung die Gabe jeder einzelnen, für einen Krankheitsfall homöopathisch gewählten Arznei sein müsse? Diese Aufgabe zu lösen, für jede Arznei insbesondere zu bestimmen, welche Gabe derselben zu homöopathischem Heilzwecke genüge und dabei doch so klein sey, daß die sanfteste und schnellste Heilung dadurch erreicht werde, ist, wie man leicht einsehen kann, nicht das Werk theoretischer Muthmaßung; grübelnder Verstand, klügelnde Vernünftelei geben darüber eben so wenig Auskunft als es möglich ist, alle denkbaren Falle im Voraus in einer Tabelle zu verzeichnen. Einzig nur reine Versuche, sorgfältige Beobachtung der Erregbarkeit jedes Kranken und richtige Erfahrung können dieß **in jedem besondern Falle** bestimmen und es wäre thöricht, die großen Gaben unpassender (**allöopathischer**) Arznei der alten Praxis, welche die kranke Seite des Organismus nicht homöopathisch

§ 277 Je homöopathisch treffender, desto heilsamer ein Mittel und desto kleiner die angemessene Gabe.

Dazu: Im umgekehrten Falle werden umso höhere Dosen erforderlich, je weniger ähnlich das Mittel ist (vgl. § 276, 1. Anm.).

§ 278 Nicht theoretisch, nur in ‚reinen Versuchen' kann die angemessene Gabengröße in Erfahrung gebracht werden.

berühren, sondern nur die von der Krankheit unangegriffenen Theile angreifen, gegen dasjenige aufstellen zu wollen, was reine Erfahrung über die nöthige Kleinheit der Gaben, zum Behufe homöopathischer Heilungen ausspricht.

§ 279

Diese reine Erfahrung nun zeigt **durchgängig, daß,** wenn der Krankheit nicht offenbar beträchtliche Verderbniß eines wichtigen Eingeweides zum Grunde liegt, (auch wenn sie unter die chronischen und complicirten gehörte) und, selbst wenn bei der Cur alle andern, fremdartig arzneilichen Einwirkungen auf den Kranken entfernt gehalten worden waren – **die Gabe des homöopathisch gewählten, hochpotenzirten Heilmittels für den Anfang der Cur einer wichtigen, (vorzüglich chronischen) Krankheit, in der Regel nie so klein bereitet werden kann, daß sie nicht noch stärker als die natürliche Krankheit wäre, daß sie dieselbe nicht, wenigstens zum Theil, zu überstimmen, nicht schon einen Theil derselben im Gefühle des Lebensprincips auszulöschen und so schon einen Anfang der Heilung zu bewirken vermöchte.**

§ 280

Die Gabe der anhaltend dienlichen, keine neuen, beschwerlichen Symptome erzeugenden Arznei wird, **allmälig erhöhet** so lange fortgesetzt, bis der Kranke, **bei allgemeinem Besserbefinden**, anfängt, eine oder mehrere seiner alten, ursprünglichen Beschwerden aufs Neue in mäßigem Grade zu spüren. Dieß deutet bei einer so allmäligen Erhöhung der, jedesmal durch Schütteln modificirten, (§ 247) sehr gemäßigten Gaben, auf nahe Heilung, nämlich darauf, daß nun das Lebens-Princip fast nicht mehr nöthig habe, durch die ähnliche Arznei-Krankheit afficirt zu werden, um das Gefühl für die natürliche Krankheit zu verlieren (§ 148), deutet an, wie das nun von natürlicher Krankheit freiere Lebens-Princip anfängt, bloß noch etwas an derjenigen homöopathischen Arznei-Krankheit zu leiden, die sonst **homöopathische Verschlimmerung** genannt wird.

§ 281

Um sich hiervon zu überzeugen, läßt man nun den Kranken 8, 10, 15 Tage lang ohne alle Arznei und giebt ihm indeß nur etwas Milchzucker-Pulver. Waren nun die wenigen, letzten Beschwerden, bloß von der Arznei, welche die ehemaligen, ursprünglichen Krankheits-Symptome nachahmte, so vergehen diese Beschwerden binnen wenigen Tagen oder Stunden und zeigt sich dann in diesen, von Arznei freien Tagen, bei fortgesetzter guter Lebensordnung des Kranken, nichts mehr von der ursprünglichen Krankheit, so ist er sehr wahrscheinlich geheilt. Sollten sich aber in den letzten Tagen noch Spuren von den

§ 279 Die Gabe einer treffend gewählten hohen Potenz kann kaum zu klein sein, sofern andere arzneiliche Reize ferngehalten werden und keine ‚beträchtliche Verderbnis' eines inneren Organs zugrundeliegt.

Dazu: Beispielsweise bei Krebs könnten also andere Dosierungen als sonst üblich erforderlich werden.

5. Org., §§ 279 ff.
(relevant für C-Potenzen; hier zusammenfassend)

Die Bedeutung der Gabenkleinheit wird hier mit Blick auf die C-Potenzen erörtert. So vermindert sich nach 5. Org. § 284, bei unverschüttelter Verdünnung, die Wirkung einer Gabe nicht im gleichen Verhältnis wie die Abnahme des materiellen Arzneigehaltes. Daher kann die Gabe kaum so stark verdünnt werden, dass sie gar nicht mehr wirken würde. Verschüttelung und vorsichtige Vermischung wird in 5. Org. § 287 sorgfältig unterschieden (vgl. 6. Org. , Anm. § 269). Im 5. Org., §§ 288–292 werden die Alternativen zur oralen Einnahme recht ausführlich beschrieben. Ab 5. Org., § 293 folgt, praktisch übereinstimmend mit 6. Org., 288 ff., die Beschreibung möglicher Begleittherapien.

Durch die verschiedenen Organon-Ausgaben hindurch, kann eine schrittweise Annäherung an die Dosierung der späteren Q-Potenzen beobachtet werden, nur dass bei letzteren die Gabenverkleinerung quasi nochmals in den Herstellungsprozess integriert ist.

§ 280 Bei **Q-Potenzen** allmähliche Steigerung der Gabe, bis evtl. homöopathische Verschlimmerung (‚Spätverschlimmerung') eintritt.

Dazu: Unliebsame Spätverschlimmerungen lassen sich in der Regel durch verlängerte Einnahmeintervalle, sobald eine gute Wirkung da ist, vermeiden oder vermindern.

§ 281 Ggf. **Einnahmepause**, um mögliche Arzneireaktion von übrig gebliebenen Krankheitsymptomen differenzieren zu können!

ehemaligen Krankheits-Symptomen zeigen, so sind dieß noch Reste der nicht ganz erloschenen, ursprünglichen Krankheit, welche aufs Neue mit höhern Dynamisations-Graden der Arznei auf angegebne Art behandelt werden müssen. Die ersten kleinsten Gaben müssen dann natürlich auch, wenn Heilung erfolgen soll, wieder allmälig erhöht werden, doch weit weniger und langsamer bei Kranken, an denen man eine beträchtliche Erregbarkeit wahrnimmt, als bei Unempfänglichern, bei welchen letztern man schneller mit den Gaben steigen kann. Es giebt Kranke, deren ungemeine Erregbarkeit sich zu der der Unempfänglichsten, wie 1000 zu 1 verhält.

§ 282

Im Fall bei der Cur, vorzüglich der chronischen Krankheiten, die ersten Gaben schon eine sogenannte **homöopathische Verschlimmerung**, d.i. eine merkliche Erhöhung der zuerst erforschten, ursprünglichen Krankheits-Symptome hervorbrächten und gleichwohl jede wiederholte Gabe (nach § 247) vor dem Einnehmen durch Schütteln etwas modificirt (hoher dynamisirt) worden war, so wäre dieß ein sicheres Zeichen, daß die Gaben allzu groß waren (1).

(1) Die Regel, für die chronischen Krankheiten, bei ihrer homöopathischen Behandlung mit den kleinst möglichen Gaben den Anfang zu machen und nur ganz allmälig sie zu verstärken, leidet eine merkliche Ausnahme bei der Heilung der drei großen Miasmen, während sie noch auf der Haut blühen, d.i. bei der unlängst ausgebrochenen **Krätze**, dem unberührt (an den Zeugungstheilen, den Scham- oder Mund-Lippen, u.s.w.) gebliebenen **Schanker** und den **Feigwarzen**. Diese vertragen nicht nur, sondern sie erfordern sogar, gleich Anfangs, große Gaben ihrer specifischen Heilmittel von immer höherem und höherem Dynamisations-Grade, täglich, (auch wohl mehrmal des Tags) eingenommen. Bei ihnen ist, wenn man so verfährt, nicht zu befürchten, daß, wie bei Behandlung im Innern verborgner Krankheiten, die allzu große Gabe, wahrend sie die Krankheit ausgelöscht hat, schon durch ihre Uebergröße einen Anfang zur Arznei-Krankheit und beim Fortgebrauche, eine chronische Arznei-Krankheit erzeugen könnte. Bei gedachten, offen daliegenden Blüthen dieser drei Miasmen ist dieß nicht der Fall; da kann man an den täglichen Fortschritten in ihrer Heilung sichtlich wahrnehmen, um wie viel durch die große Gabe dem Lebensprincipe das Gefühl von diesen Krankheiten täglich entzogen worden ist; denn keine von diesen dreien kann in Heilung übergegangen sein, ohne daß der Arzt durch ihr Verschwinden die Ueberzeugung erhalten hätte, daß nun keine dieser Arzneien mehr nöthig sei.

Da die Krankheiten im Allgemeinen nur dynamische Eingriffe auf das Lebens-Prinzip sind und ihnen nichts Materielles, keine Materia peccans zum Grunde liegt (wie die alte Schule seit Jahrtausenden in ihrem Irrwahne gefabelt und hienach immer zum Ruine der Kranken kurirt hat), so ist auch in diesen Fällen nichts Materielles hinweg zu nehmen, wegzuschmieren, wegzubeitzen, nichts abzubinden, oder abzuschneiden, ohne den Kranken

Die individuell **sehr unterschiedliche Empfänglichkeit** der Patienten für die Arznei ist dabei zu berücksichtigen (vgl. mein Kommentar zu §§ 248 u. 282).

§ 282 **‚Erstverschlimmerungen'** nach Q-Potenzen sind Zeichen zu starker oder zu häufiger Gabe.

Dazu: Es kann also durchaus auch bei Q-Potenzen zu frühen Verschlimmerungen kommen. Die Häufigkeit der Gabe hat einen größeren Einfluss als die Dosismenge, aber auch letztere ist zu minimieren. Dabei ist vor allem die Fläche des Schleimhautkontakts zu bedenken: Riechdosen und in Wasser verdünnte Arzneigaben sind darum keinesfalls zu unterschätzen!

§ 282, Anm.: Bei frischem Primäraffekt von Psora, Sykose und Syphilis können stärkere und häufigere Gaben als sonst üblich notwendig werden. Bei Feigwarzen kann sogar äußerliche Anwendung zusammen mit der inneren Einnahme erforderlich werden (vgl. aber auch Anm. § 197).

lebenslang unendlich kränker und unheilbarer zu machen (s. chron. Krankh. I. Theil), als er es bei der unangetasteten Blüthe dieser drei großen Miasmen war. Das dynamisch-feindlich auf das Lebens-Princip Ausgeübte, ist das Wesentliche dieser äußern Zeichen innern, bösartigen Miasḿs, was bloß durch Einwirkung einer homöopathischen Arznei auf das Lebens-Princip auszulöschen ist, die dasselbe aber auf ähnliche Weise stärker afficiert und ihm so das Gefühl des innern und äußern geistartigen Krankheits-Feindes entzieht, dergestalt, daß dieser dann für das Lebens-Princip (für den Organism) nicht mehr existirt und so den Kranken frei vom Uebel und geheilt entläßt.

Doch lehrt die Erfahrung, daß zwar die Krätze sammt ihrem Ausschlage, so wie der Schanker mit dem innern, venerischen Miasm, bloß durch die innerlich eingenommenen, specifischen Arzneien geheilt werden können und müssen; die Feigwarzen aber, wenn sie schon eine Zeit lang unbehandelt dastanden, auch die äußere Auflegung ihrer specifischen, zugleich innerlich angewendeten Arzneien, zur vollkommenen Heilung nöthig haben.

§ 283

Um nun ganz naturgemäß zu verfahren, wird der wahre Heilkünstler seine, für alle Rücksichten bestens gewählte, homöopathische Arznei, auch schon deßhalb nur in so kleiner Gabe verordnen, damit, wenn ihn ja einmal menschliche Schwäche verleitet hätte, eine unpassendere Arznei anzuwenden, der Nachtheil von ihrer, der Krankheit unangemessenen Beschaffenheit nur so gering sein könne, daß er durch die eigne Kraft des Lebens und durch alsbaldige Entgegensetzung (§ 249) des nun, nach Wirkungs-Aehnlichkeit passender gewählten Heilmittels (ebenfalls in kleinster Gabe) schnell wieder ausgelöscht und gut gemacht werden könne.

§ 284

Außer der Zunge, dem Munde (1) und dem Magen, die am gewöhnlichsten beim Einnehmen von der Arznei afficiert werden, sind vorzüglich die Nase und die Athmungs-Organe für die Einwirkung der Arzneien in flüssiger Gestalt empfänglich, durch Riechen und Einathmen durch den Mund. Doch ist auch die ganze, übrige, mit ihrem Oberhäutchen umkleidete Haut unseres Körpers, für die Einwirkung der Arznei-Auflösungen geschickt, vorzüglich wenn die Einreibung mit der gleichzeitigen Einnahme verbunden wird.

(1) Bewundernswürdig hülfreich ist die Kraft der Arzneien auf den Säugling, durch die Milch, welche die Mutter oder Amme ihm reicht. Jede Krankheit des Kindes weicht der, für dasselbe richtig gewählten, homöopathischen, von der Amme in sehr mäßigen Gaben eingenommenen Arznei und wird auf diese Art weit leichter und sicherer bei diesen neuen Erdenbürgern ausgetilgt als je in späterer Zeit geschehen könnte. Da den meisten Säuglingen die Psora durch die Milch der Amme mitgetheilt zu

§ 283 Vorteil **kleiner Gaben** bei evtl. falscher Arzneiwahl.

§ 284 **Riech-Gaben** und **Einreibungen**. Einreibungen grundsätzlich an **gesunden** Hautstellen oder Körperteilen.
(vgl. § §198 ff.)

§ 284, Anm.: Behandlung von Säuglingen über Arzneigabe an die Mutter; antimiasmatische Kur während der Schwangerschaft.

Dazu: Die Authenzität des zweiten Teils dieser Anmerkung, ab ‚doch ist die Besorgung der Mütter', ist laut J. M. Schmidt (Organon, Textkritische Ausgabe der 6. Auflage) unsicher. Es handelt sich um eine Einfügung in der Handschrift Haehls. Wie schon in Haehls Notiz zur 6. Anm. von § 270 mit einigen therapeutischen Konsequenzen. Die ohnehin fragwürdige Praxis sogenannter ‚Eugenischer Kuren' als antimiasmatische Pauschalbehandlungen ungeborener Kinder erscheint damit nochmals unhaltbarer. Gesichert ist lediglich Hahnemanns Aussage über die Behandlung von Kindern über die stillende Mutter.

werden pflegt, wenn sie dieselbe nicht schon durch Erbschaft von der Mutter besitzen, so werden sie auf angegebene Art, durch die so arzneilich gewordene Milch der Amme, zugleich antipsorisch dagegen geschützt. Doch ist die Besorgung der Mütter, in ihrer (ersten) Schwangerschaft, durch eine gelinde, antipsorische Cur, vorzüglich mittels der, in dieser Ausgabe (§ 270) beschriebenen, neuen Dynamisationen des Schwefels, unentbehrlich, um die fast stets bei ihnen vorhandene, schon durch Erbschaft ihnen mitgetheilte Psora, Erzeugerin der meisten chronischen Krankheiten, in ihnen und ihrer Leibesfrucht zu vertilgen, damit ihre Nachkommenschaft im Voraus dagegen geschützt sei. Dies ist so wahr, daß die Kinder so behandelter Schwangern gemeiniglich weit gesünder und kräftiger auf die Welt kommen, so daß jedermann darüber erstaunt. Eine neue Bestätigung der großen Wahrheit der, von mir aufgefundenen Psora-Theorie.

Nach J. M. Schmidt unsichere Authenzität dieses Abschnitts, ab 'Doch ist die Besorgung der Mütter..'. Zufügung durch Haehl kann nicht ausgeschlossen werden!

§ 285

Daher kann die Heilung sehr alter Krankheiten dadurch befördert werden, daß der Arzt diesselbe Arznei-Auflösung, die innerlich eingenommen sich für den Kranken heilsam zeigt, auch äußerlich (an dem Rücken, den Armen, den Ober- und Unterschenkeln) täglich einreiben läßt, doch unter Vermeidung der Theile, welche an Schmerzen, oder Krämpfen oder an Haut-Ausschlägen leiden (1).

(1) Hieraus erklären sich die, obschon seltenen Wunderkuren, wo langwierig verkrüppelte Kranke, deren Haut jedoch **heil und rein war** *[nach J. M. Schmidt:* doch **mit reiner, heiler Haut**], in einem mineralischen Bade, dessen arzneiliche Bestandtheile (von ungefähr) dem alten Uebel homöopathisch angemessen waren, schnell und auf immer nach wenigen Bädern genasen. Dagegen richteten die Mineral-Bäder auch **sehr oft** um so größern Schaden bei Kranken an, denen sie die Hautausschläge vertrieben, worauf gewöhnlich, nach kurzem Wohlsein, das Lebensprincip das innere, ungeheilte Uebel auf einer andern Stelle des Körpers zum Ausbruch kommen ließ, die weil wichtiger für Leben und Wohlseyn ist, so daß dafür z. B. bisweilen der Seh-Nerve gelähmt ward und Amaurose entstand, bisweilen die Krystallinse sich verdunkelte, das Gehör verschwand, Wahnsinn, oder erstickendes Asthma erfolgte, oder auch eine Apoplexie den Leiden des getäuschten Kranken ein Ende machte. Ein Haupt-Grundsatz für den homöopathischen Heilkünstler (wodurch er sich vor jedem sogenannten Arzt aller ältern Schulen auszeichnet) ist, daß er bei keinem seiner Kranken irgend ein Arzneimittel anwendet, dessen krankhafte Einwirkungen auf den gesunden Menschen nicht vorher sorgfältig ausgeprüft und ihm bekannt worden wären (§ 20, § 21). Nach bloßer Vermuthung einer etwanigen Heilsamkeit in einer, der vorliegenden, ähnlichen Krankheit, oder auf Hören-Sagen, „daß ein Mittel in einer so oder so benannten Krankheit geholfen habe", ein nach seinen positiven Wirkungen auf Menschen-Befinden unge-

§ 285 Innere und äußere Anwendung gleichzeitig, unter Vermeidung kranker Teile, möglich im Falle sehr alter Krankheiten (vgl. §§ 196–97).

§ 285, Anm.: Problematik der Palliation und Unterdrückung durch Bäder.

Anm. zur Anm.: Heilung durch Bäder ist ein Lotteriespiel.

kanntes Mittel dem Kranken verordnen, dies gewissenlose Wagstück wird der menschenliebende Homöopathiker dem Allöopathen überlassen. Ein ächter Arzt und Ausüber unserer Kunst, wird daher **nie** seinen Kranken in eins von den unzähligen mineralischen Bädern schicken, weil sie fast sämtlich nach ihrer genauen, positiven Wirkung auf gesundes Menschen-Befinden völlig ungekannt und, bei ihrem Mißbrauche, unter die heftigsten, gefährlichsten Arzneimittel zu zählen sind. Auf diese Art, während aus den berühmtesten solcher Bäder, unter Tausend, vom unwissenden Arzt allöopathisch ungeheilt und so blindlings dorthin geschickten Kranken, Einer oder zwei von ungefähr geheilt, ja oft **nur scheinbar** geheilt zurückkommen und das Wunder ausposaunen, schleichen sich unterdessen mehrere Hunderte, mehr oder weniger verschlimmert, in der Stille davon und ein Rest derselben bleibt zurück, um sich dort zur ewigen Ruhestätte anzuschicken; eine Thatsache, wovon so viele, die berühmtesten Bäder umgebende, angefüllte Todten-Aecker Zeugniß geben (*).

(*) Ein wahrer, homöopathischer Heilkünstler also, der nie ohne richtige Grundsätze handelt, nie das ihm anvertraute Leben seiner Kranken gewissenlos aufs Spiel setzt, auf ein Glücksspiel, dessen Treffer sich wie 1 zu 500 oder 1000 der Nieten verhält, (Nieten, welche in Verschlimmerungen oder Tod bestehen) wird nie irgend einen seiner Kranken einer solchen Gefahr aussetzen und ihn auf gut Glück zur Cur in ein mineralisches Bad schicken, wie so häufig vom Allöopathen geschieht, um den, von ihm oder Andern verderbten Kranken auf eine gute Art endlich los zu werden.

§ 286

Nicht weniger homöopathisch als die eigentlich so genannten Arzneien, welche durch Einnehmen in den Mund, Einreiben in die Haut oder mittels Riechens Krankheiten aufheben, und nicht weniger mächtig wirkt die dynamische Kraft des mineralischen Magnets, der Elektricität und des Galvanismus auf unser Lebensprincip, und es können Krankheiten, vorzüglich der Sensiblität und Irritabilität, Krankheiten abnormen Gefühls und der unwillkührlichen Muskelbewegungen, dadurch geheilt werden. Doch liegt die sichere Art der Anwendung der beiden letztern, so wie der sogenannten elektro-magnetischen Maschine, noch viel zu sehr im Dunkeln, um von ihnen homöopathische Anwendung zu machen. Wenigstens hat man von Elektricität und Galvanism bisher nur palliative Anwendung, zu großem Schaden der Kranken, gemacht. Die positiven, reinen Wirkungen beider auf den gesunden menschlichen Körper, sind bisher noch wenig ausgeprüft.

§ 287

Der Kräfte des Magnets kann man sich schon sicherer zum Heilen bedienen, nach den in der reinen Arzneimittellehre dargelegten, positiven Wirkungen des Nord- und des Süd-Pols eines kräftigen Magnetstabes. Obwohl beide Pole gleich kräftig sind, stehen sie doch in der Art ihrer Wirkung einander gegenüber. Die Gaben lassen sich mäßigen durch die kürzere oder längere Zeit des

§ 286 **Physikalisch-dynamische Kräfte** sind noch zu erforschen. (Literatur zu entsprechenden Prüfungen: H.C. Allen, MM of the Nosodes).

§ 287 Einigermaßen bekannt sind hier lediglich die Kräfte des Magneten.

Anlegens des einen oder des andern Pols, je nachdem mehr die Symptome des Süd- oder die des Nord-Pols angezeigt sind. Als Antidot einer allzuheftigen Wirkung, dient die Auflegung einer Platte blanken Zinks.

§ 288

Hier finde ich noch nöthig, des von der Natur aller übrigen Arzneien abweichenden, sogenannten **thierischen Magnetisms**, oder vielmehr des (dankbarer nach Mesmer, seinem ersten Begründer, zu benennenden) **Mesmerisms** Erwähnung zu thun. Diese, oft thörichter Weise, wahrend eines ganzen Jahrhunderts geleugnete oder geschmähte Heilkraft, ein wundersames, unschätzbares, dem Menschen verliehenes Geschenk Gottes, mittels dessen durch den kräftigen Willen eines gutmeinenden Menschen auf einen Kranken durch Berührung und selbst ohne dieselbe, ja selbst in einiger Entfernung die Lebenskraft des gesunden mit dieser Kraft begabten Mesmerirer in einem andern Menschen dynamisch einströmt, (wie einer der Pole eines kräftigen Magnet-Stabes in einen Stab rohen Stahls) wirkt auf verschiedene Weise: indem sie in dem Kranken teils die hie und da in seinem Organismus mangelnde Lebenskraft ersetzt, teils die in andern Stellen allzusehr angehäufte und unnennbare Nervenleiden erregende und unterhaltende Lebenskraft ableitet, mindert und gleicher verteilt und überhaupt die krankhafte Verstimmung des Lebensprincips der Kranken auslöscht und mit der normalen des auf ihn kräftig einwirkenden Mesmerirers ersetzt, z. B. bei alten Geschwüren, bei Amaurose, bei Lähmungen einzelner Glieder u.s.w. Manche schnelle Schein-Cur mit großer Natur-Kraft begabter Zoo-Magnetiker in allen Zeitaltern, gehört hieher. Am glänzendsten aber zeigte sich die Wirkung von mitgetheilter Menschenkraft auf den ganzen Organism, bei Wiederbelebung einiger, geraume Zeit im Scheintode gebliebner Personen, durch den kräftigsten, gemüthlichsten Willen eines, in voller Lebenskraft blühenden Mannes (1), eine Art Todtenerweckung, wovon die Geschichte mehrere unleugbare Beispiele aufweist. Ist die mesmerirende Person, des einen oder andern Geschlechts, zugleich eines gutmüthigen Enthusiasm's fähig (wohl gar seiner Ausartung, der Bigotterie, des Fanatisms, des Mysticisms oder menschenliebiger Schwärmerei), so ist sie um desto mehr im Stande, bei dieser philantropischen, sich selbst aufopfernden Verrichtung, nicht nur die Kraft ihrer vorherrschenden Gemüthlichkeit auf den ihrer Hülfe bedürfenden Gegenstand ausschließlich zu richten, sondern auch gleichsam dort zu concentriren und so zuweilen anscheinende Wunder zu thun.

(1) Vorzüglich eines solchen, wie es deren wenige unter den Menschen giebt, welcher bei großer Gutmüthigkeit und vollständiger Körperkraft, **einen sehr geringen, oder gar keinen Begattungs-Trieb** besitzt, bei welchem also die, bei allen Menschen auf Bereitung des Samens zu verwendenden, feinen Lebens-Geister in Menge vorhanden und bereit sind, sich durch willenskräftige Berührung andern Personen mitzutheilen. Einige dergleichen heilkräftige Mesmerirer, die ich kennen lernte, besaßen **alle** diese besondern Eigenschaften.

§§ 288–91 Mögliche Begleitbehandlungen

Dazu: So sehr Hahnemann medizinische Verfahren kritisiert, so sehr das Organon der Heilkunst durchweg als Anleitung, Grundsteinlegung, Manifest und Plädoyer der Homöopathie zu verstehen ist, so stellt der Begründer der Homöopathie doch das Heilen an sich, den Heilberuf als solchen und die damit in jedem Fall verbundene Verantwortung an oberste Stelle. Somit ist das Organon eingespannt zwischen die Würdigung der Heiltätigkeit und ein, bis hier hin methodenunabhängiges Heilungsideal in den ersten beiden Paragraphen und den Schlussteil, in welchem geeignete, nicht homöopathische aber homöopathieverträgliche Therapieverfahren wertgeschätzt werden. Bei nicht wenigen Behandlungen legte Hahnemann selbst ‚Hand auf', teils arbeitete er dafür mit anderen (nichtärztlichen) Heilern zusammen.

§ 288 **Mesmerismus**, manuell-energetische Behandlung durch geeignete Personen.

§ 288, Anm.: Umlenkung der Sexualkraft.

§ 289

Alle die gedachten Arten von Ausübung des Mesmerisḿs, beruhen auf einer dynamischen Einströmung von mehr oder weniger Lebenskraft in den Leidenden, und werden daher positiver Mesmerism genannt (1). Eine dem entgegengesetzte Ausübung des Mesmerismus aber verdient, da sie das Gegentheil bewirkt, **negativer Mesmerism** genannt zu werden. Hieher gehören die Striche, welche zur Erweckung aus dem Nachtwandlerschlafe gebraucht werden, so wie alle die Handverrichtungen, welche mit den Namen **Calmiren** und **Ventiliren** belegt worden sind. Am sichersten und einfachsten wird diese **Entladung** der, bei ungeschwächten Personen in einem einzelnen Theile übermäßig angehäuften Lebenskraft, durch den negativen Mesmerism bewirkt, mittels einer sehr schnellen Bewegung der flachen, ausgestreckten rechten Hand, etwa parallel, einen Zoll entfernt vom Körper, vom Scheitel herab bis über die Fuß-Spitzen geführt (2). Je schneller dieser Strich vollführt wird, eine desto stärkere Entladung bewirkt er. So wird z. B. beim Scheintode einer vordem gesunden (3) Frauensperson, wenn ihre dem Ausbruche nahe Menstruation plötzlich durch eine heftige Gemüthserschütterung gehemmt worden war, die, wahrscheinlich in den Präcordien angehäufte Lebenskraft, durch einen solchen negativen Schnellstrich entladen und wieder im ganzen Organismus ins Gleichgewicht gesetzt, so daß gewöhnlich die Wiederbelebung allsogleich erfolgt (4), so mildert auch zuweilen ein gelinder, weniger schneller Negativstrich, bei sehr reizbaren Personen, die zuweilen allzu große Unruhe und ängstliche Schlaflosigkeit, welche von einem allzu kräftig gegebnen positiven Striche herrührte u.s.w.

(1) Mit Fleiß gedenke ich hier, wo ich von der entschiedenen und sichern Heilkraft des positiven Mesmerisḿs zu sprechen hatte, nicht jener, höchlich zu mißbilligenden Uebertreibung desselben, wo vermittelst, während halber, ja oft ganzer Stunden auf einmal wiederholte, selbst täglich fortgesetzte Striche dieser Art, bei nervenschwachen Kranken jene ungeheure Umstimmung des ganzen Menschenwesens herbeigeführt ward, die man Somnambulism und Hellsichtigkeit (clairvoyance) nennt, worin der Mensch, der Sinnenwelt entrückt, mehr der Geisterwelt anzugehören scheint – ein höchst unnatürlicher und gefährlicher Zustand, wodurch man nicht selten chronische Krankheiten zu heilen vergeblich versucht hat.

(2) Daß die, entweder positiv oder negativ zu mesmerirende Person, an keinem Theile mit Seide bekleidet seyn dürfe, ist eine schon bekannte Regel; aber weniger bekannt ist es, daß der Mesmerirer, wenn er selbst auf Seide steht, seine Lebenskraft in vollerem Maße dem Kranken mittheilen kann, als wenn er auf dem bloßen Fußboden steht.

(3) Einer chronisch schwächlichen, lebensarmen Person ist daher ein, vorzüglich sehr schneller Negativstrich, auf jeden Fall, äußerst schädlich.

(4) Ein zehnjähriger, kräftiger Knabe auf dem Lande, ward wegen einer kleinen Unpäßlichkeit, früh von einer sogenannten Streicherin mit beiden Daumenspitzen von der Herzgrube aus, unter den Rippen hin, sehr kräftig, mehrmals gestrichen, und verfiel sogleich mit Todtenblässe in eine solche

§ 289 Positiver und negativer Mesmerismus.

§ 289, 1. Anm.: Abgrenzung gegen das Herbeiführen somnambul-medialer Zustände.

§ 289, 2. Anm.: Beispiel der Kontraindikation des negativen Mesmerismus.

§ 289, 3. Anm.: Beispiel der Indikation des negativen Mesmerismus; Heilung nach mesmerischer Fehlbehandlung.

Unbesinnlichkeit und Bewegungslosigkeit, daß man ihn mit aller Mühe nicht erwecken konnte und ihn fast für todt hielt. Da ließ ich ihm von seinem ältesten Bruder einen möglichst schnellen, negativen Strich vom Scheitel bis über die Füße hin geben, und augenblicklich war er wieder bei Besinnung, munter und gesund.

§ 290

Hieher gehört zum Theil auch das sogenannte Massiren, durch eine kräftige, gutmüthige Person, welche dem chronisch krank Gewesenen, zwar Geheilten, aber noch in langsamer Erholung begriffenen, und noch an Abmagerung, Schwäche der Verdauung und Schlafmangel Leidenden, die Muskeln der Gliedmaßen, der Brust und des Rückens einzeln ergreift, sie mäßig drückt und gleichsam knetet, wodurch das Lebensprincip angeregt wird, in seiner Gegenwirkung den Ton der Muskel und ihrer Blut- und Lymph-Gefäße wieder herzustellen. Bei dieser Verrichtung, die man bei denen, welche noch an reizbarem Gemüthe leiden, nicht übertreiben darf, ist natürlich die mesmerische Einwirkung die Hauptsache.

§ 291

Die Bäder von reinem Wasser, erweisen sich theils als palliative, theils als homöopathisch dienliche Beihülfs-Mittel, in Herstellung der Gesundheit bei acuten Uebeln, so wie bei der Reconvalescenz soeben geheilter chronisch-Kranken, unter gehöriger Rücksicht auf den Zustand des Genesenden, so wie auf die Temperatur des Bades, die Dauer und die Wiederholung desselben. Sie bringen aber, selbst wohl angewendet, doch nur physisch wohlthätige Veränderungen im kranken Körper hervor, sind also an sich keine eigentliche Arznei. Die lauen Wasserbäder von 25° bis 27° R. dienen zur Erweckung der, bei Scheintodten (Erfrornen, Ertrunkenen, Erstickten) schlummernden Irritabilität der Faser, wodurch das Gefühl der Nerven betäubt war. Obgleich hier nur palliativ, erweisen sich dieselben doch, zumal in Verbindung mit Kaffee-Trank und Reiben mit der Hand, oft hinreichend wirksam und können in Fällen, wo die Irritabilität sehr ungleich vertheilt und in einigen Organen allzu sehr angehäuft ist, wie bei einigen hysterischen Krämpfen und Kinder-Convulsionen homöopathische Beihülfe leisten. Eben so erweisen sich die kalten Wasserbäder von 10° bis 6° R. bei der Reconvalescenz, arzneilich von chronischen Krankheiten hergestellter Personen, bei deren Mangel an Lebens-Wärme, als homöopathische Beihülfe durch augenblickliche und später, bei öfter wiederholten Eintauchungen, als palliative Wiederherstellung des Tońs der erschlafften Faser, zu welcher Absicht solche Bäder von mehr als augenblicklicher, selbst Minuten langer Dauer und von immer niedrigerer Temperatur anzuwenden sind; ein Palliativ, welches, weil es nur physisch wirkt, nicht mit dem Nachtheile eines hintendrein zu befürchtenden Gegentheils verbunden ist, wie bei dynamisch arzneilichen Palliativen stattfindet.

§ 290 Auch bei **Massage** ist die mesmerische Einwirkung wesentlich.

§ 291 **Erlaubte Bäder** (vgl. auch Anm. § 285!); lauwarm, kalt oder absteigend kalt.

Dazu: 25–27°R entsprechen ca. 31–34°C, 6–10°R entspricht ca. 8–12°C.

Anhang

Samuel Hahnemann
Organon der Heilkunst 5. Auflage
§§ 161, 246–248, 270–273, 275–285 (289–292)

§. 161.

Wenn ich die sogenannte homöopathische Verschlimmerung, oder vielmehr die die Symptome der ursprünglichen Krankheit in etwas zu erhöhen scheinende Erstwirkung der homöopathischen Arznei hier auf die erste oder ersten Stunden setze, so ist dieß allerdings bei den mehr acuten, seit Kurzem entstandenen Uebeln der Fall [1]); wo aber Arzneien von langer Wirkungsdauer ein altes und sehr altes Siechthum zu bekämpfen haben, eine Gabe also viele Tage allein fortwirken muß, da sieht man in den ersten 6, 8, 10 Tagen von Zeit zu Zeit einige solcher Erstwirkungen der Arznei, einige solche anscheinende Symptomen-Erhöhungen des ursprünglichen Uebels (von einer oder etlichen Stunden Dauer) hervorkommen, während in den Zwischenstunden Besserung des Ganzen sichtbar wird. Nach Verfluss dieser wenigen Tage erfolgt dann die Besserung von solchen Erstwirkungen der Arznei fast ungetrübt noch mehre Tage hindurch.

[1]) So wie die Wirkung derjenigen Arzneien, denen an sich auch die längste Wirkungsdauer eigen ist, in acuten Krankheiten schnell abläuft, am schnellsten in den acutesten – so lang dauernd ist sie doch in (aus Psora entstandnen) chronischen Krankheiten, und daher kommt es, daß die antipsorischen Arzneien oft keine solche homöopathische Verschlimmerung in den ersten Stunden, wohl aber später und in verschiednen Stunden der ersten 8, 10 Tage merken lassen.

§. 246.

Langsam hingegen fortschreitende Besserung auf eine Gabe von treffend homöopathischer Wahl vollendet zwar auch, wenn sie recht fein ist, zuweilen in ihrer ohne Anstoß fortgehenden Wirkungsdauer die Hülfe, die dieses Nüttel überhaupt in diesem Falle seiner Natur nach auszurichten im Stande ist, in Zeiträumen von 40, 50, 100 Tagen. Aber theils ist dieß selten der Fall, theils muß dem Arzte, sowie dem Kranken viel daran liegen, daß, wäre es möglich, dieser Zeitraum bis zur Hälfte, zum Viertel, ja noch mehr abgekürzt, und so weit schnellere Heilung erlangt werden könnte.

Und dieß läßt sich auch, wie neuere, vielfach wiederholte Erfahrungen gelehrt haben, recht glücklich ausführen unter drei Bedingungen: erstens, wenn die Arznei mit aller Umsicht recht treffend homöopathisch gewählt war zweitens, wenn sie in der feinsten, die Lebenskraft am wenigsten empörenden und sie dennoch gehörig umstimmenden Gabe gereicht, und, drittens, wenn eine solche feinste, kräftige Gabe der best gewählten Arznei **in angemessenen Zeiträumen wiederholt** [1])

[1]) Ich habe in den vorigen Ausgaben des Organons das völlige Auswirken-Lassen nur immer einer einzigen Gabe wohlgewählter homöopathischer Arznei auf einmal, ehe eine neue, oder die vorige wieder gegeben würde, anempfohlen – eine Lehre, die aus der gewissen Erfahrung entstand, daß theils durch eine größere Gabe der obschon wohl gewählten Arznei (wie man neuerlich, wie durch einen Rückschritt, wieder in Vorschlag brachte), theils, was dasselbe ist, durch mehre kleine, dicht hinter einander gereichte Gaben derselben fast nie das möglichst Gute in Heilung der Krankheiten, vorzüglich der chronischen auszurichten ist, und zwar, weil durch ein solches Verfahren die Lebenskraft sich nicht ruhig von ihrer Verstimmtheit durch natürliche Krankheit zur Umstimmung in ähnliche Arznei-Krankheit bequemt, sondern gewöhnlich so stürmisch von einer größern Gabe oder auch dicht hintereinander wiederholten, kleinern Gaben selbst homöopathisch gewählter Arznei aufgeregt und empört zu werden [S. 259] pflegt, daß ihre Reaction in den meisten Fällen nichts weniger als heilbringend sich äußern kann, sondern mehr schadet als nützt. So lange nun kein hülfreicheres, als dieses damals von mir gelehrte Verfahren auszumitteln war, befahl die menschenfreundliche Sicherheitsregel: *Si non juvat, modo ne noceat*, dem, Menschenwohl für seinen höchsten Zweck achtenden, homöopathischen Heilkünstler, im Allgemeinen gegen Krankheiten des sorgfältig gewählten Arzneimittels nur eine einzige Gabe auf einmal und zwar die kleinste auf den Kranken wirken und so auch dieselbe auswirken zu lassen. Kleinste, sage ich, indem es für eine, durch keine Erfahrung in der Welt widerlegbare, homöopathische Heilregel gilt und gelten wird, daß des richtig gewählten Arzneimittels beste Gabe stets nur die kleinste *sey* in einer der hohen Potenzirungen (X) sowohl für chronische, als für acute Krankheiten – eine Wahrheit, die das unschätzbare Eigenthum der reinen Homöopathik ist, und auch, solange die Allöopathik (und nicht viel weni- [S. 260] ger die neuere Mischlingssecte, aus allöopathischem und homöopathischem Verfahren zusammengesetzt) noch am Leben der kranken Menschen wie ein Krebs zu nagen, und sie mit größern und großen Gaben Arznei zu verderben fortfährt, diese Afterkünste durch eine unübersehbare Kluft von der reinen Homöopathik entfernt halten wird.

Auf der andern Seite zeigt uns jedoch die Praxis, daß eine einzige dieser kleinen Gaben wohl in einigen, vorzüglich leichten Fällen von Krankheit zureiche, um fast Alles auszurichten, was durch diese Arznei vor der Hand möglich war, besonders bei kleinen Kindern und sehr zärtlichen und erregbaren Erwachsenen, daß aber in mehren, ja in den meisten Fällen von sowohl sehr langwierigen, schon weit gediehenen, oft durch vorgängige, unpassende Mittel verdorbenen, als auch in wichtigen acuten Krankheiten offenbar eine solche kleinste Gabe Arznei selbst in unserer hoch potenzirten Kraftentwicklung nicht zureichen könne, um durch sie alle von derselben Arznei überhaupt zu erwartende Heilwirkung ausgerichtet zu sehen, indem hierzu unstreitig mehre derselben einzugeben nöthig seyn möchte, damit die Lebenskraft von ihnen zu dem Grade pathogenetisch umgestimmt und ihre heilkräftige Reaction so hoch gespannt werde, daß sie den ganzen Theil der ursprünglichen Krankheit, den zu tilgen überhaupt im Vermögen des wohlgewählten homöopathischen Mittels lag, vollständig durch ihre Gegenwirkung auslöschen könne; die best gewählte Arznei in dieser kleinen Gabe, einmal gegeben, brachte da wohl etwas Hülfe, aber lange nicht genug.

Dieselbe Gabe des gleichen Mittels aber sehr bald wieder und wieder zu geben, getraute sich der sorgfältige, homöopathische Arzt nicht, da er keinen Vortheil, wohl [S. 261] aber, am öftersten, während genauer Beobachtung, gewissen Nachtheil davon mehrmals erfahren hatte. Er sah gewöhnlich Verschlimmerung, wo er selbst die kleinste Gabe des geeignetsten Mittels, wenn er sie heute gereicht, morgen und übermorgen wiederholt hatte.

Um nun, wo er von der genauesten Wahl seiner homöopathischen Arznei überzeugt war, mehr Hülfe für den Kranken zu schaffen, als ihm bisher durch Verordnung einer einzigen kleinen Gabe gelang, kam er natürlich oft auf den Einfall, die Gabe, weil es aus obigen Gründen nur eine einzige seyn sollte, um so mehr zu verstärken, und z.B. statt eines einzigen feinsten Streukügelchens mit Arznei in höchster Potenzirung befeuchtet, wohl ihrer 6–7–8 auf einmal, auch wohl halbe und ganze Tropfen davon zu reichen. Aber, fast ohne Ausnahme, war der Erfolg weniger günstig, als er hätte seyn sollen, oft wirklich ungünstig, oft auch sehr übel, – ein Schaden, der bei einem so behandelten Kranken schwerlich wieder gut zu machen ist.

Auch niedrigere Potenzirungen des Mittels in großer Gabe dafür zu nehmen, gibt hier kein wahres Auskunft-Mittel.

Eine Verstärkung der einzelnen Gaben homöopathischer Arznei bis zur Bewirkung des gedachten erforderlichen Grades pathogenetischer Anregung der Lebenskraft zur heilkräftigen, hinreichenden Reaction erfüllt daher, wie auch die Erfahrung lehrt, die gewünschte Absicht keinesweges. Die Lebenskraft wird dadurch allzu heftig und allzu plötzlich angegriffen und empört, als daß sie zu einer allmähligen, gleichmäßigen, heilsamen Gegenwirkung Zeit hätte, sich zu ihrer Umstimmung einzurichten, daher sie sich bestrebt, das in Uebermaß sie anfallende Arznei- [S. 262] -liche, wie einen Feind von sich zu stoßen durch Erbrechen, Durchfall, Fieber, Schweiß u.s.w., und so das Ziel des unbedachtsamen Arztes zum größten Theile oder gänzlich zu verrücken und zu vereiteln; – es wird sehr wenig oder nichts Gutes zur Heilung der Krankheit damit ausgerichtet, vielmehr wird der Kranke dadurch sichtbar geschwächt, und man darf nun in langer Zeit nicht daran denken, auch nur die kleinste Gabe desselben Mittels dem Kranken wieder zu reichen, wenn sie nicht nachtheilig auf ihn wirken soll.

Doch auch eine Menge dicht nach einander wiederholter kleinster Gaben zu derselben Absicht häufen sich im Organismus zu einer Art übergroßen Gabe an, mit (wenige seltne Fälle ausgenommen) ähnlich üblem Erfolge; die Lebenskraft wird da. ohne sich zwischen jeder, obschon kleinen Gabe wieder erholen zu können, gedränget und übermannet, und so, unvermögend, heilkräftig zu reagiren, nur passiv zur unwillkührlichen Fortsetzung der ihr so aufgezwungenen, überstarken Arzneikrankheit genöthigt, wie, auf ähnliche Weise, beim allöopathischen Mißbrauche großer, gehäufter Gaben einer und derselben Arznei zum langdauernden Schaden des Kranken tagtäglich von uns wahrgenommen wird.

Um daher nun, unter Vermeidung der hier von mir angedeuteten Fehlwege, gewisser als bisher zum Ziele zu gelangen und die gewählte Arznei so zu reichen, daß sie ohne Nachtheil für den Kranken zu ihrer größten Wirksamkeit gelangen müsse, damit sie im gegebenen Krankheits-Falle alles mögliche Gute ausrichte, was nur in ihrem Vermögen überhaupt liegt, befolgte ich in neueren Zeiten einen eigenen Weg. [S. 263]

Ich erkannte, daß man, um diese rechte Mittelstraße zu finden, sich nach der Natur der verschiedenen Arzneimittel sowohl, als auch nach der Körper-Beschaffenheit des Kranken und der Größe seiner Krankheit richten müsse, so daß, – um ein Beispiel am Gebrauche des **Schwefels** in chronischen (psorischen) Krankheiten zu geben, – die feinste Gabe desselben *(Tinct. sulph. X°)* selbst bei robusten Personen und bei entwickelter Psora nur selten öfter, als alle 7 Tage, mit Vortheil zu wiederholen sey, ein Zeitraum, den man um so mehr noch zu verlängern hat, wenn schwächlichere und erregbarere Kranke dieser Art zu behandeln sind, da man dann wohl thut, nur alle 9, 12, 14 Tage eine solche Gabe zu reichen, was man nun so lange wiederholt, bis die Arznei aufhört, dienlich zu seyn. Da findet man dann (um den Schwefel als Beispiel beizubehalten), daß in psorischen Krankheiten selten weniger als 4, oft aber 6, 8, auch wohl 10 solcher Gaben *(Tinct. sulph. X°)* zur vollständigen Vernichtung des ganzen von Schwefel überhaupt tilgbaren Theils der chronischen Krankheit erfordert werden, in solchen Zeiträumen nacheinander zu reichen, – vorausgesetzt, daß noch kein allöopathischer Mißbrauch des Schwefels vorausgegangen war. **So läßt sich selbst ein frisch entstandener (primärer) Krätz-Ausschlag bei nicht allzu schwächlichen Personen, auch wenn er den ganzen Körper überzogen hätte, durch eine alle 7 Tage gereichte Gabe** *Tinct. sulph. X°* binnen 10, 12 Wochen (also mit 10, 12 solcher Streukügelchen) **rein heilen,** so daß man nicht oft noch ein paar Gaben *Carb. veg. X°* (ebenfalls jede Woche Eine gegeben) zu Hülfe zu nehmen nöthig hat, **ohne** [S. 264] **die mindeste äußere Behandlung, als öftere reine Wäsche und gute Lebensordnung.**

Wenn auch für andre große chronische Krankheiten, allem Ermessen nach, 8, 9, 10 Gaben *Tinct. sulph* (zu X°) erforderlich geachtet würden, so ist's in solchem Falle doch vorzüglicher, statt sie in einer unmittelbaren Aufeinander-Folge zu reichen, nach jeder, oder jeden **zwei, drei** Gaben eine Gabe anderer, nächst dem Schwefel hier vorzüglich homöopathisch dienlicher Arznei (meist *hep. sulph.*) einzuschieben, und diese ebenfalls nur 8, 9, 12, 14 Tage wirken zu lassen, ehe man wieder eine Reihe von drei Gaben Schwefel anfängt.

Nicht selten sträubet sich jedoch die Lebenskraft, mehre Gaben Schwefel, so erforderlich sie auch für das chronische Uebel wären, selbst in den angegebenen Zwischenräumen, ruhig auf sich wirken zu lassen, und deutet dies Widerstreben durch einige, obschon mäßige Schwefel-Symptome an, die sie in der Cur am Kranken laut werden läßt. Da ist es zuweilen rathsam, eine kleine Gabe *Nux. vom. X°*, auf 8 bis 10 Tage Wirkung, zu reichen, um die Natur geneigt zu machen, den Schwefel in fortgesetzten Gaben wieder auf sich ruhig und mit gutem Erfolge wirken zu lassen. In geeigneten Fällen ist *Puls. X°* vorzuziehen.

Am widerspenstigsten zeigt sich aber die Lebenskraft, den, obschon höchst indizirten Schwefel heilsam auf sich wirken zu lassen, zeigt sogar sichtbare Verschlimmerung des chronischen Uebels, selbst auf die kleinste Schwefelgabe, ja sogar auf das Riechen an ein Senfsamen großes, mit *Tinct. sulph X* befeuchtetes Streukügelchen, wenn der Schwefel schon vorher (sogar Jahrelang vorher) in großen Gaben allöopathisch gemißbraucht worden war. [S. 265] Dies ist ein, die beste ärztliche Behandlung der chronischen Krankheiten fast unmöglich machender, beklagenswerther Umstand unter den Vielen, die uns die allgewöhnliche Verpfuschung der chronischen Krankheiten durch die alte Schule betrauern lassen würde, wenn es hier nicht einige Abhülfe gäbe.

Man darf in solchen Fällen den Kranken nur an ein Senfsamen großes Streukügelchen, mit *Merc. metall. X* befeuchtet, ein einziges Mal stark riechen, und dies Riechen etwa 9 Tage wirken lassen, um die Lebenskraft wieder geneigt zu machen, dem Schwefel (wenigstens durch Riechen an *Tinct. Sulph. X°* wohlthätigen Einfluß auf sich zu verstatten, – eine Entdekkung, die wir dem Herrn Doctor Griesselich in Carlsruhe zu verdanken haben. –

Von den andern antipsorischen Mitteln (außer etwa *Phosph. X*) hat man weniger Gaben in ähnlichen Zwischenräumen zu reichen nöthig (von *Sepia* und *Sil.* in längern, ohne Zwischenmittel, wo sie homöopathisch angezeigt sind), um die Absicht zu erreichen, alles von der angezeigten Arznei überhaupt im gegebenen Falle Heilbare zu tilgen. *Heb. sulph. cali X* kann selten in kürzern Zwischenräumen als alle 14, 15 Tage eingegeben oder gerochen werden.

Es versteht sich, daß, um solche Gaben-Wiederholung zu unternehmen, der Arzt von der ganz richtig getroffenen homöopathischen Wahl seiner Arznei vorher überzeugt seyn müsse.

In acuten Krankheiten richtet sich die Wiederholungs-Zeit der passend gewählten Arznei nach dem mehr oder weniger schnellen Verlaufe der zu bekämpfenden Krankheit, so daß sie, wo nöthig, nach 24, 16, 12, 8, 4, auch [S. 266] wohl in weniger Stunden zu wiederholen ist, wenn die Arznei zwar ohne Anstoß – ohne neue Beschwerden zu erzeugen, – bessert, aber für den reißend schnellen und gefährlichen Fortgang des acuten Uebels nicht hinlänglich schnell, so daß in der schnellst tödtlichen Krankheit, die wir kennen, in der Cholera, beim Anfange der Erkrankung, alle 5 Minuten ein (bis zwei) Tropfen dünner Kampher-Auflösung eingegeben werden muß, um schnelle und gewisse Hülfe zu verschaffen, bei der mehr entwikkelten Cholera aber ebenfalls Gaben von *Cuprum, Veratrum*, Phosphor u.s.w. (X°) oft alle 2, 3 Stunden, auch wohl Arsenik, Holzkohle u.s.w. in ähnlich kurzen Zeiträumen.

Bei Behandlung der sogenannten Nervenfieber und anderer anhaltender Fieber richtet man sich ebenfalls mit der Wiederholung der sich hülfreich erweisenden Arznei in den kleinsten Gaben nach obiger Cautel.

In syphilitischen Krankheiten reiner Art fand ich gewöhnlich eine einzige Gabe Quecksilber-Metall (X°) zulänglich; doch waren auch nicht selten zwei oder drei solcher Gaben nöthig, wo nur die mindeste Complication mit Psora ersichtlich war, in Zeiträumen von 6, 8 Tagen gereicht.

In den Fällen, wo diese oder jene Arznei zwar dringend angezeigt, der Kranke aber sehr aufregbar und schwach ist, dient mehr und sichrer, als das Eingeben substanzieller, obgleich feinster Gaben der hochpotenzirten Arznei, das einmalige Riechen an ein, mit derselben befeuchtetes trocknes Streukügelchen etwa von Senfsamen-Größe, indem die Mündung des dasselbe enthaltenden Gläschens erst in das eine, dann auch wohl (wenn die Gabe stär- [S. 267] ker seyn soll) in das andre Nasenloch gehalten und ein augenblicklicher Odemzug gethan wird, wovon die Wirkung eben so lange vorhält, als die von den substanziellen Einnehme-Gaben, daher auch dieses Riechen in nicht geringem Zeiträumen wiederholt werden darf.

wird, die von der Erfahrung als die schicklichsten ausgesprochen werden zur möglichsten Beschleunigung der Cur, doch ohne daß die zur ähnlichen Arzneikrankheit umzustimmende Lebenskraft zu widrigen Gegenwirkungen sich aufgeregt und empört fühlen könne.

§. 247.

Unter diesen Bedingungen können die feinsten Gaben der best gewählten homöopathischen Arznei mit dem besten, oft unglaublichen Erfolge in Zeiträumen von 14, 12, 10, 8, 7 Tagen wiederholt werden, und, wo Eile nöthig ist, in chronischen, den acuten sich nähernden Krankheits-Fällen, in noch kürzern Zeiträumen, bei acuten Krankheiten aber in noch weit kürzerer Zeit, – nach 24, 12, 8, 4 Stunden, in den acutesten, sogar nach 1 Stunde, bis zu jeder fünften Minute – alles, nach Maßgabe des mehr oder weniger schnellen Verlaufs der Krankheit und des angewendeten Arzneimittels, wie in der Anmerkung bestimmter erklärt wird.

§. 248.

Die Gabe derselben Arznei wird einige Mal, nach den Umständen, doch nur so lange wiederholt, bis entweder Genesung erfolgt, **oder bis dasselbe Mittel aufhört, Besserung zu bringen und der Rest der Krankheit, in einer abgeänderten Symptomen-Gruppe, eine andre homopathische Arznei erheischt.**

§. 270.

So werden 2 Tropfen von den zu gleichen Theilen Weingeist gemischten, frischen Pflanzensäften mit 98 Tropfen Weingeist verdünnt und mittels zweier Schüttel-Schläge potenzirt als erste Kraft-Entwickelung und so durch noch 29 Gläser hindurch, jedes mit 99 Tropfen Weingeist. zu $^{3}/_{4}$ angefüllte Glas, dergestalt, daß jedes folgende Glas mit einem Tropfen des vorigen Glases (was schon zweimal geschüttelt war,) versehen wird, um es dann gleichfalls zweimal [1])

[1]) Ich zog, um eine bestimmte und gemäßigte Norm zur Kraft-Entwickelung der flüssigen Arzneien zu halten, zwei Schüttel-Schläge für jedes Glas den ehedem öfteren vor (bei denen sie allzu hoch potenzirt wurden) aus vielfacher Erfahrung und genauer Beobachtung. – Es giebt dagegen Homöopathiker, welche bei ihren Kranken-Besuchen die homöopathischen Arzneien in flüssiger Form mit sich herumtragen und dennoch behaupten, daß diese mit der Zeit nicht höher potenzirt sich fänden, dadurch aber keinen genauen Beobachtungs-Geist zeigen. Ich lösete einen Gran Natron in einem Lothe, mit etwas Weingeist vermischtem Wasser zu einem zu $^2/_3$ damit angefüllten Glase [S. 282] auf und schüttelte diese Auflösung eine halbe Stunde lang ununterbrochen und die Flüssigkeit war an Potenzirung und Kräftigkeit der 30sten Kraft-Entwickelung an die Seite zu setzen.

zu schütteln und ebenso auch zuletzt die 30ste Kraft-Entwickelung (potenzirte Decillion-Verdünnung, X) als die gebräuchlichste.

§. 271.

Alle andre zum Arzneigebrauch bestimmte Substanzen – den Schwefel ausgenommen, welcher die letztern Jahre nur als hochverdünnte (X) Tinctur angewendet ward -, als: gediegne oder oxydirte und geschwefelte Metalle und andre Mineralien, Bergöl, Phosphor, so wie trocken nur zu erhaltende Pflanzentheile und Pflanzensäfte, thierische Substanzen, Neutral- und Mittel-Salze, u.s.w., alle diese werden sämmtlich erst zur millionfachen Pulver-Verdünnung durch dreistündiges Reiben potenzirt, von dieser aber wird dann Ein Gran aufgelöst und durch 27 Verdünnungs-Gläser auf ähnliche Weise, wie bei den Pflanzensäften, bis zur 30sten Kraft-Entwickelung gebracht [1]).

[1]) Wie umständlich in den Vorworten zu den Arzneien in der dritten Auflage des zweiten Theils der reinen Arzneimittellehre angegeben ist.

§. 272.

In keinem Falle von Heilung ist es nöthig, mehr als **eine einzige, einfache** Arzneisubstanz auf einmal anzuwenden [1]).

[1]) Es haben zwar einige Homöopathiker versucht, in [S. 283] Fällen, wo sie für den einen Theil der Symptome eines Krankheits-Falles das eine, für den andern Theit derselben aber ein zweites Arzneimittel passend homöopathisch erachteten, beide Arzneimittel zugleich, oder fast zugleich einzugeben; aber ich warne ernstlich vor einem solchen Wagstück, was nie nöthig seyn wird, wenn's auch zuweilen dienlich schiene.

§. 273.

Es ist nicht einzusehen, wie es nur dem mindesten Zweifel unterworfen seyn könne, ob es naturgemäßer und vernünftiger sey, einen einzelnen, wohl gekannten Arzneistoff auf einmal in einer Krankheit zu verordnen, oder ein Gemisch von mehren, verschiednen.

§. 274.

Da der wahre Heilkünstler bei ganz einfachen, einzeln und unvermischt angewendeten Arzneien schon findet, was er nur irgend wünschen kann: (künstliche Krankheitspotenzen, welche die natürlichen Krankheiten durch homöopathische Kraft vollständig zu überstimmen, auszulöschen und dauerhaft zu heilen vermögen,) so wird es ihm nach dem Weisheitsspruche: „daß, was durch Einfaches möglich ist, durch Vielfaches bewirken zu wollen, unrecht sey," nie einfallen, je etwas anderes, als einen einzelnen, einfachen Arzneistoff als Heilmittel zu geben, auch schon deßhalb nicht, weil, gesetzt auch, die einfachen Arzneien wären auf ihre reinen, eigenthümlichen Wirkungen im ungetrübten, gesunden Zustande des Menschen völlig ausgeprüft, es doch unmöglich vorauszusehen ist, wie sich zwei und mehre Arznei-Stoffe in der Zusammensetzung einander in ihren Wirkungen auf den menschlichen Körper hindern und abändern möchten, und weil hingegen ein einfacher Arzneistoff bei seinem Gebrauche in Krankheiten, deren Symptomen-Inbegriff genau bekannt ist, schon vollständig und allein hilft, wenn er homöopathisch gewählt war, und selbst in dem schlimmsten Falle, daß er der Symptomen-Aehnlichkeit nicht ganz angemessen gewählt werden konnte, und also nicht hülfe, doch dadurch nützt, daß er die Heilmittel-Kenntniß befördert, indem durch die in solchem Falle von ihm erregten neuen Beschwerden diejenigen Symptome bestätigt werden, welche dieser Arzneistoff sonst schon in Versuchen am gesunden menschlichen Körper gezeigt hatte; ein Vortheil, der beim Gebrauche aller zusammengesetzten Mittel wegfällt [1]).

[1]) Bei der treffend homöopathisch für den wohl überdachten Krankheitsfall gewählten und innerlich gegebenen Arznei nun vollends noch einen aus andern Arzneistoffen gewählten Thee trinken, ein Kräutersäckchen oder eine Bähung aus mancherlei andern Kräutern auflegen, oder ein andersartiges Klystier einspritzen, und diese oder jene Salbe einreiben zu lassen, wird der vernünftige Arzt dem unvernünftigen allöopathischen Schlendriane überlassen.

§. 275.

Die Angemessenheit einer Arznei für einen gegebnen Krankheitsfall beruht nicht allein auf ihrer treffenden homöopathischen Wahl, sondern eben so wohl auf der erforderlichen, richtigen Größe oder vielmehr Kleinheit ihrer Gabe. Giebt man eine **allzu starke Gabe** von einer für den gegenwärtigen Krankheitszustand auch völlig homöopathisch gewählten Arznei, so muß sie, ungeachtet der Wohlthätigkeit ihrer Natur an sich, dennoch bloß durch ihre Größe und den hier unnöthigen, überstarken Eindruck schaden, welchen sie auf die dadurch empörte Lebenskraft und durch sie gerade auf die empfindlichsten und durch die natürliche Krankheit schon angegriffensten Theile im Organism vermöge ihrer homöopathischen Aehnlichkeits-Wirkung macht.

§. 276.

Aus diesem Grunde schadet eine Arznei, wenn sie dem Krankheitsfalle auch homöopathisch angemessen war, in jeder allzu großen Gabe, und dann um desto mehr je, größer ihre Gabe war, und durch die Größe ihrer Gabe um so mehr, je homöopathischer und in je höherer Potenz [1]) sie gewählt war, und weit mehr, als jede eben so große Gabe einer unhomöopathischen, für den Krankheitszustand in keiner Beziehung passenden (allöopathischen) Arznei; denn in jenem Falle steigt die sogenannte homöopathische Verschlimmerung (§. 157–160.), das ist, die mittels der von der übertriebnen Arzneigabe empörten Lebenskraft in den leidendsten und durch die ursprüngliche Krankheit aufgeregtesten Theilen des Organisms künstlich erzeugte, so ähnliche Arzneikrankheit – die in angemessenem Grade die Heilung sanft bewirkt haben würde – zu einer schädlichen Höhe [2]), der Kranke leidet zwar nicht ferner an der Urkrankheit, denn diese ist homöopathisch ausgetilgt, aber desto mehr an der übergroßen Arzneikrankheit und an unnöthiger Entkräftung.

[1]) Das in neuern Zeiten von einigen, wenigen Homöopathikern den größern, Gaben ertheilte Lob beruht darauf, daß sie theils niedrige Potenzirungen der zu reichenden Arznei wählten, wie etwa ich selbst vor 20 Jahren in Ermangelung bessern Wissens gab, theils daß die Arzneien nicht völlig homöopathisch gewählt waren.

[2]) M. s. Anm. zu §. 246.

§. 277.

Aus gleichem Grunde, und da eine Arznei bei vorausgesetzter, gehöriger Kleinheit ihrer Gabe um desto heilsamer und fast bis zum Wunder hülfreich ist, je homöopathischer sie ausgesucht war, wird auch eine Arznei, deren Wahl passend homöopathisch getroffen worden, um desto heilsamer seyn müssen, je mehr ihre Gabe zu dem für sanfte Hülfe angemessensten Grade von Kleinheit herabsteigt.

§. 278.

Hier entsteht nun die Frage, welches dieser für theils gewisse, theils sanfte Hülfe angemessenste Grad von Kleinheit sey; wie klein also zum Behufe der besten Heilung die Gabe jeder einzelnen, für einen Krankheitsfall homöopathisch gewählten Arznei seyn müsse? Diese Aufgabe zu lösen und für jede Arznei insbesondre zu bestimmen, welche Gabe von ihr zu homöopathischem Heilzwecke genüge und doch so klein sey, daß die sanfteste und schnellste Heilung dadurch erreicht werde – diese Aufgabe zu lösen, ist, wie man leicht einsehen kann, nicht das Werk theoretischer Muthmaßung; nicht vom grübelnden Verstande, nicht von klügelnder Vernünftelei läßt sich die Auflösung dieser Aufgabe erwarten.

Einzig nur reine Versuche, sorgfältige Beobachtung und richtige Erfahrung kann dieß bestimmen, und es wäre thöricht, die großen Gaben unpassender (**allöopathischer**) Arznei der alten Praxis, welche die kranke Seite des Organisms nicht homöopathisch berühren, sondern nur die von der Krankheit unangegriffenen Theile angreifen, gegen dasjenige anführen zu wollen, was reine Erfahrung über die nöthige Kleinheit der Gaben zum Behufe homöopathischer Heilungen ausspricht.

§. 279.

Diese reine Erfahrung zeigt **durchgängig, daß,** wenn der Krankheit nicht offenbar eine beträchtliche Verderbniß eines wichtigen Eingeweides zum Grunde liegt (auch wenn sie unter die chronischen und complicirten gehörte) und bei der Cur alle andern, fremdartig arzneilichen Einwirkungen auf den Kranken entfernt gehalten wurden – **die Gabe des homöopathisch gewählten Heilmittels nie so klein bereitet werden kann, daß sie nicht noch stärker, als die natürliche Krankheit wäre, und sie nicht, wenigstens zum Theil, zu überstimmen, auszulöschen und zu heilen vermöchte, so lange sie noch einige, obschon geringe Erhöhung ihrer Symptome über die ihr ähnliche Krankheit** (geringe homöopathische Verschlimmerung §. 157–160.) **gleich nach ihrer Einnahme zu verursachen im Stande ist.**

§. 280.

Dieser unumstößliche Erfahrungssatz ist der **Maßstab, wonach die Gaben homöopathischer Arznei, ohne Ausnahme, bis dahin zu verkleinern sind, daß sie nach der Einnahme nur eine kaum merkliche homöopathische Verschlimmerung erregen,** die Verkleinerung steige auch noch so tief herab und scheine den grobmateriellen Begriffen der Alltagsärzte auch noch so unglaublich [1]), ihr Geschwätz muß vor dem Ausspruche der untrüglichen Erfahrung verstummen.

[1]) Sie mögen sich von den Mathematikern erklären lassen, wie wahr es sey, daß eine in noch so viele Theile getheilte Substanz auch in ihren denkbar kleinsten Meilen immer noch **Etwas** von dieser Substanz enthalten müsse, und der denkbar kleinste Theil nicht aufhöre, **etwas** von dieser Substanz zu seyn, also unmöglich zu Nichts werden könne; – sie mögen sich, wenn sie zu belehren sind, von den Physikern sagen lassen, daß es ungeheure Kraftdinge (Potenzen) giebt, welche ganz ohne Gewicht sind, wie z.B. der Wärmestoff, der Lichtstoff u.s.w., also immer noch unendlich leichter, als der Arzneigehalt der kleinsten Gaben der Homöopathie; – sie mögen die Schwere von Gallenfieber erzeugenden Kränkungsworten oder das Gewicht der die Mutter tödtenden Trauernachricht von ihrem einzigen Sohne wägen, wenn sie können; – sie mögen einen hundert Pfund zu tragen

fähigen Magnet nur eine Viertelstunde berühren, und durch die empfundnen Schmer- [S. 289] -zen sich belehren, daß auch gewichtlose Einflüsse die heftigsten Arzneiwirkungen im Menschen hervorbringen können; – und die Schwächlinge unter ihnen mögen ihre Herzgrube nur leise mit der Daumenspitze eines kräftig gewilleten Mesmerirers einige Minuten berühren lassen, und unter den widrigsten Gefühlen, die sie da erleiden, es bereuen, daß sie der unendlichen Natur die Gränzen ihrer Wirksamkeit abstecken wollten; die Geistes-Armen!

Wähnt der die homöopathische Heilart versuchende Allöopath, zu so kleinen und so tief verdünnten Gaben sich nicht entschließen zu können, so frage er sich nur selbst, was er damit wage? Hätte der bloß das Wägbare für etwas Wirkliches, alles Unwägbare für Nichts schätzende Unglaube recht, so könnte ja doch auf eine ihm so nichtig deuchtende Gabe nichts Schlimmeres erfolgen, als daß gar keine Wirkung entstünde – doch immer also etwas weit Unschuldigeres, als was auf seine zu großen Gaben allöopathischer Arznei erfolgen muß. Warum will er seine mit Vorurtheilen gepaarte Unerfahrenheit für competenter halten, als die durch That sich bewährende vieljährige Erfahrung? Und zudem wird ja die homöopathische Arznei bei jeder Theilung und Verkleinerung durch Reiben oder Schütteln **potenziert!** – eine vor mir nicht geahnete, so mächtige Entwikkelung der inwohnenden Kräfte der Arznei-Substanzen, daß ich in den letztem Jahren durch überzeugende Erfahrung genöthigt ward, die ehemals vorgeschriebenen **zehn** Schüttelschläge nach jeder Verdünnung bis auf **zwei** einzuschränken.

§. 281.

Jeder Kranke ist besonders im Punkte seiner Krankheit von den arzneikräftigen, durch Wirkungs-Aehnlichkeit passenden Potenzen **unglaublich** umstimmbar, und es giebt keinen, auch noch so robusten, selbst nur mit einem chronischen, oder sogenannten Local-Uebel behafteten Menschen, welcher in dem leidenden Theile nicht bald die erwünschteste Veränderung spürte, wenn er die hülfreiche, homöopathisch angemessene Arznei in der erdenklich kleinsten Gabe eingenommen, welcher, mit einem Worte, nicht weit mehr dadurch in seinem Befinden umgestimmt werden sollte, als der einen Tag alte, aber gesunde Säugling von ihr. Wie nichtsbedeutend und lächerlich ist also der **bloß theoretische** Unglaube gegen diese nie fehlenden, untrüglichen Erfahrungs-Beweise!

§. 282.

Da werden auch von der kleinstmöglichen, nur noch die mindeste homöopathische Verschlimmerung zu erregen vermögenden Gabe homöopathischer Arznei, weil sie der ursprünglichen Krankheit möglichst ähnliche (aber auch in dieser Kleinheit noch stärkere) Symptome zu erregen fähig ist, vorzugsweise und fast allein, bloß die schon leidenden, höchst erregten und aufs äußerste für einen so ähnlichen Reiz empfindlich gewordenen Theile im

Organism ergriffen und die in ihnen waltende Lebenskraft in eine etwas höhere, sehr ähnliche, künstliche Krankheit, als die natürliche war, (umgestimmt, um die Stelle der letztem ursprünglichen) einzunehmen, so daß der belebte Organism nun an der künstlichen Arzneikrankheit allein leide, welche ihrer Natur nach und vermöge der Kleinheit der Gabe bald von der nach ihrer Normalität strebenden Lebenskraft ausgelöscht wird, und (wenn die Krankheit bloß eine acute war) den Körper möglichst frei von Leiden, das ist, gesund zurückläßt.

§. 283.

Um nun ächt naturgemäß zu verfahren, wird der wahre Heilkünstler seine wohlgewählte homöopathische Arznei genau nur in so kleiner Gabe verordnen, als zur Ueberstimmung und Vernichtung der gegenwärtigen Krankheit nur so eben zureicht – in einer Kleinheit von Gabe, die, wenn ihn menschliche Schwäche ja einmal verleitet hätte, eine unpassendere Arznei anzuwenden, den Nachtheil ihrer, der Krankheit unangemessenen Beschaffenheit bis zur Geringfügigkeit vermindert, welcher von der möglichst kleinsten Gabe auch viel zu schwach ist, als daß er durch die eigne Kraft der Natur des Lebens und durch schnelle Entgegensetzung des nun nach Wirkungs-Aehnlichkeit passender gewählten Heilmittels, ebenfalls in kleinster Gabe, nicht alsbald wieder ausgelöscht und gutgemacht werden sollte.

§. 284.

Es mindert sich auch die Wirkung einer Gabe nicht in gleicher Progression mit dem materiellen Arzneigehalte der Verdünnungen zu homöopathischem Gebrauche. Acht Tropfen Tinctur von einem Arzneistoffe auf die Gabe wirken nicht **viermal so viel** im menschlichen Körper, als zwei Tropfen, sondern nur etwa doppelt so viel, als zwei Tropfen auf die Gabe. So wird auch von einer Mischung Eines Tropfens Tinctur mit zehn Tropfen einer unarzneilichen Flüssigkeit. **Ein Tropfen** eingenommen, nicht eine zehn Mal größere Wirkung thun, als ebenfalls Ein Tropfen einer noch **zehn Mal** dünnem Mischung, sondern nur etwa (kaum) **eine doppelt stärkere** Wirkung, und so weit herab, nach demselben Gesetze – so daß ein Tropfen der tiefsten Verdünnung immer noch eine sehr beträchtliche Wirkung äußern muß und wirklich äußert [1]).

[1]) Gesetzt 1 Tropfen einer Mischung, welche 1/10 Gran eines Arzneistoffs enthält, thue eine Wirkung = **a**;

so wird ein Tropfen einer verdünntern, welcher 1/100 Gran des Arzneistoffs enthält, nur etwa eine Wirkung thun = **a**/2;

wenn er 1/1000 Gran des Arzneistoffs enthält, etwa = **a**/4;

wenn er 1/1000000000 Gran des Arzneistoffs enthält, eine Wirkung thun = **a**/8;

und so wird, **so fort,** bei gleichem Volumen der Gaben durch jede (vielleicht mehr als) quadratische Verkleinerung des Arzneigehalts die Wirkung auf den menschlichen Körper sich doch nur jedesmal etwa zur Hälfte mindern. Einen Tropfen einer Decillion-Verdünnung von Krähenaugen-Tinctur habe ich ziemlich genau **halbsoviel** als einen Tropfen quintillionfacher Verdünnung, **sehr oft,** wirken sehen, unter denselben Umständen und bei denselben Personen.

§. 285.

Die zu homöopathischem Gebrauche nöthige Gaben-Minderung wird auch durch Verminderung des Volumens der Gabe befördert, so daß, wenn man statt eines Tropfens einer Arzneiverdünnung nur einen ganz kleinen Theil [1]) eines solchen Tropfens zur Gabe nimmt, die Absicht der noch weitern Wirkungs-Minderung sehr zweckmäßig erreicht wird; sehr begreiflich aus dem Grunde, weil mit dem kleinem Volumen der Gabe auch nur wenige Nerven des lebenden Organisms berührt werden können, wodurch zwar ebenfalls die Kraft der Arznei dem ganzen Organism mitgetheilt wird, aber eine kleinere Kraft.

[1]) Am zweckmäßigsten bedient man sich hiezu feiner Zucker-Streukügelchen, von der Größe des Mohnsamens,wo dann ein solches, mit der Arznei befeuchtet, in das Vehikel geschoben, eine Arzneigabe bewerkstelligt, die etwa den dreihundertsten Theil eines Tropfens enthält, indem dreihundert solcher kleinen Streukügelchen von einem Tropfen Weingeist hinreichend benetzt werden. Ein solches Streukügelchen allein auf die Zunge gelegt, ohne etwas nach zu trinken, vermindert die Gabe ungemein. Hat man aber Ursache, bei einem sehr feinfühligen Kranken die möglichst kleinste Gabe anzuwenden und den schnellsten Erfolg herbeizuführen; da dient das bloße einmalige Riechen (m. s. die Anm. zu §. 288.).

§. 286.

Aus gleichem Grunde steigt die Wirkung einer homöopathischen Arzneigabe, je in einem größern Umfänge von Flüssigkeit aufgelöst sie dem Kranken zum Einnehmen gereicht wird, obgleich der wahre innere Arzneigehalt derselbe blieb. Denn hier wird beim Einnehmen eine weit größere Fläche empfindlicher, die Arzneiwirkung annehmender Nerven berührt. Obgleich der Wahn der Theoristen in der Verdünnung einer Arzneigabe mit einer größern Menge Flüssigkeit beim Einnehmen eine Schwächung ihrer Wirkung finden möchte, so sagt doch die Erfahrung, wenigstens bei dem homöopathischen Arzneigebrauche, gerade das Gegentheil [1]).

[1]) Bloß die einfachsten unter allen Reizmitteln, Wein und Weingeist, vermindern ihre erhitzende und berauschende Wirkung in der Verdünnung mit vielem Wasser.

§. 287.

Doch findet bei dieser Vergrößerung der Wirkung durch die Mischung der Arzneigabe mit einer größern Menge Flüssigkeit (vor dem Einnehmen) noch der nicht geringe Unterschied statt, ob die Vermischung der Arzneigabe mit einer gewissen Menge Flüssigkeit nur so obenhin und unvollkommen, oder ob sie so gleichförmig und so innig [2]) bewerkstelligt worden, daß der kleinste Theil der VerdünnungsFlüssigkeit auch einen verhältnißmäßig gleichen Antheil am Arzneigehalte als alles Uebrige in sich aufgenommen hat; denn dann ist letztere weit arzneikräftiger durch die Verdünnungs-Mischung geworden als erstere. Hieraus wird man von selbst abnehmen, wie man mit Einrichtung der homöopathischen Arzneigaben zu Werke gehen müsse, wenn man ihre Arznei-Wirkung möglichst verkleinern will zum Behufe der empfindlichsten Kranken [3]).

[2]) Durch das Wort **innig** will ich hier so viel sagen: daß, wenn z.B. der Tropfen einer arzneilichen Flüssigkeit mit 100 Tropfen Weingeist **einmal** umgeschüttelt, d.i., das beides enthaltende Gläschen, in der Hand gehalten, mit **einmaligem** starkem Schlage des Arms von oben herab schnell bewegt worden ist, wohl schon eine genaue Mischung beider entstanden ist, mit zwei, drei, zehn und mehren solchen Schlägen aber diese Mischung noch weit inniger, d.i., die Arzneikraft noch weit mehr potenzirt und, so zu sagen, der Geist dieser Arznei immer mehr entfaltet, entwickelt und in seiner Wirkung auf die Nerven weit eindringlicher gemacht wird. Wenn man also mit den tiefen Verdünnungen den so nöthigen Zweck der Verkleinerung der Gaben in Hinsicht der Milderung ihrer Kräfte auf den [S. 295] Organisin erreichen will, so thut man wohl, jedem der 20, 30 u.s.w. Verdünnungsgläser nicht mehr als zwei solche Schüttelungs-Schläge zu geben, und so die Arzneikraft nur **mäßig** zu entwickeln. Auch wird man wohl thun, bei der Verdünnung der Arzneien in trockner Pulvergestalt mit dem Zusammenreiben in der porcellanenen Reibeschale Maß zu halten, und z.B. einen Gran der rohen, ganzen Arznei-Substanz, bei seiner Vermischung mit den ersten 100 Gran Milchzucker nur Eine Stunde mit Kraft zu reiben, ferner die Verdünnung eines Grans dieser Mischung mit andern 100 Gran Milchzucker (zu 1/10000 Verdünnung) auch nur Eine Stunde, und die dritte Verdünnung (zu [1]) ebenfalls 7/1000000 durch einstündiges kräftiges Zusammenreiben eines Grans der vorigen Mischung mit 100 Gran Milchzucker zu einer solchen Verdünnung der Arznei zu bringen, daß die Kraftentwickelung derselben gemäßigt bleibt. Die genauere Art, wie hiebei zu verfahren ist, findet man in den Vorworten der 3ten Ausgabe des zweiten Theils der reinen Arzneimittellehre, 1833.

[3]) Je höher man die, mit Potenzirung (durch zwei Schüttelschläge) verbundene Verdünnung treibt, desto schneller wirkend und eindringlicher scheint das Präparat [S. 296] die Lebenskraft arzneilich umzustimmen und das Befinden zu ändern, mit nur wenig verminderter Stärke, selbst wenn man diese Verrichtung sehr weit treibt, – statt, wie gewöhnlich (und meist hinreichend) ist, zu X, nun bis zu XX, L, C, und höher; bloß daß dann die Wirkung immer kürzer anzuhalten scheint.

§. 288.

Die Wirkung der Arzneien in flüssiger Gestalt [1])

[1]) Vorzüglich in Dunstgestalt durch Riechen und Einziehung des stets ausströmenden Arzneidunstes eines mit hoher Kraft-Entwickelung einer Arznei-Flüssigkeit benetzten Streukügelchens, welches trocken in einem kleinen Fläschchen liegt, wirken die homöopathischen Mittel am sichersten und kräftigsten. Die Mündung des geöffneten Fläschchens läßt der homöopathische Arzt den Kranken erst in das eine Nasenloch halten und im Einathmen die Luft daraus in sich ziehen und dann wohl auch so, wenn die Gabe stärker seyn soll, mit dem andern Nasenloche riechen, mehr oder weniger stark, je nachdem er die Gabe bestimmt und steckt es dann verstopft wieder in sein Taschen-Etuis, auf daß kein Mißbrauch damit getrieben werden könne, **und wenn er nicht will, bedarf er so keines Apothekers mehr zu seinen Heilungen**. Ein Streukügelchen, wovon 10, 20 bis 100 einen Gran wiegen, mit der 30sten potenzirten Verdünnung befeuchtet und dann getrocknet, behält zu diesem Behufe seine volle Kraft wenigstens 18 bis 20 Jahre (so weit reichen meine Erfahrungen) **unvermindert**, gesetzt auch, daß das Fläschchen indeß 1000 Mal geöffnet worden wäre, wenn es nur vor Hitze und Sonnenlicht verwahrt wird. Sollten die Nasenlöcher beide durch Stockschnupfen oder Polypen verstopft seyn, so athmet der Kranke durch den Mund, während er die Mündung des [S. 297] Gläschens zwischen den Lippen hält. Kleinen Kindem hält man im Schlafe dasselbe dicht an das eine und das andre Nasenloch und kann des Erfolgs gewiß seyn. Dieses Einathmen des Arzneidunstes berührt die Nerven in den Wänden der geräumigen Höhlen, die er durchgeht, ungehindert und stimmt so die Lebenskraft auf die mildeste und doch kräftigste Weise heilkräftig um, weit vorzüglicher, als jede andre Art des Eingebens in Substanz durch den Mund. Alles was nur durch Homöopathik geheilt werden kann (und was könnte sie nicht, außer den nicht manuell-chirurgischen Uebeln, heilen?) an höchsten chronischen, nicht gänzlich allöopathisch verdorbnen, so wie an acuten Krankheiten, wird am sichersten und gewissesten durch dieses Riechen geheilt. Schon seit einem Jahre weiß ich unter den so vielen Kranken, die meine und meines Gehülfen Beistand suchten, kaum einen vom Hundert zu nennen, dessen chronisches oder acutes Leiden wir nicht mit dem erwünschtesten Erfolge bloß mittels dieses Riechens behandelt hätten; in der letzten Hälfte dieses Jahres bin ich aber zur Ueberzeugung gelangt (was ich vorher Niemand geglaubt haben würde), daß dieß Riechen die Kraft der Arznei auf diese Weise, **wenigstens** in gleichem Grade von Stärke und zwar noch ruhiger und doch eben so lange auf den Kranken ausübt, als die durch den Mund genommene Gabe Arznei, und daß daher die Wiederholungs-Zeiten des Riechens nicht kürzer zu bestimmen seyen, als bei der Einnahme der materiellen Gabe durch den Mund.

auf den lebenden menschlichen Körper geschieht auf eine so eindringliche Art, verbreitet sich vom Punkte der mit Nerven begabten, empfindlichen Faser aus, worauf die Arznei zuerst angebracht wird, mit einer so unbegreiflichen Schnelligkeit und Allgemeinheit durch alle Theile des lebenden Körpers, daß man diese Wirkung der Arznei eine geistartige (eine dynamische, virtuelle) nennen muß.

§. 289.

Jeder Theil unsers Körpers, der nur Tastsinn besitzt, ist auch fähig, die Einwirkung der Arzneien aufzunehmen, und die Kraft derselben auf alle übrigen Theile fortzupflanzen [1]).

[1]) Auch ein Kranker ohne Geruchssinn hat vom Riechen gleich vollkommene ArzneiWirkung und Heilung zu erwarten.

§. 290.

Außer dem Magen sind Zunge und Mund die empfänglichsten Theile für die arzneilichen Einwirkungen; doch ist noch vorzüglicher das Innere der Nase, dann auch der Mastdarrn, die Zeugungstheile, so wie alle vorzüglich gefühligen Theile unsers Körpers, zur Aufnahme der Arzneiwirkung fast gleich geschickt, daher auch hautlose, verwundete oder geschwürige Stellen den Kräften der Arzneien eine fast eben so eindringliche Einwirkung auf den Organism verstatten, als wenn die Arznei durch den Mund eingenommen worden wäre, wie viel mehr durch das Riechen und Einhauchen.

§. 291.

Selbst Theile, welche ihren eigenthümlichen Sinn verloren haben, z.B. eine Zunge und Gaumen, die den Geschmack, oder eine Nase, die den Geruch verloren hat, theilen die bloß auf sie zunächst einwirkende Kraft der Arznei in nicht geringerer Vollständigkeit der Gesammtheit aller übrigen Organe des ganzen Körpers mit.

§. 292.

Auch die äußere, mit Haut und Oberhaut umkleidete Körperfläche ist nicht unempfänglich für die Aufnahme der Kräfte der Arzneien, vorzüglich der flüssigen, doch sind die empfindlichsten auch die empfänglichsten [1]).

[1]) Das Einreiben scheint die Wirkung der Arzneien nur dadurch zu befördern, in wiefern das Reiben an sich die Haut empfindlicher, und so die - lebende Faser empfänglicher macht, die Arzneikraft, gleichsam zu fühlen und dieß Befinden umstimmende Gefühl dem ganzen Organism mitzutheilen. Das vorgängige Reiben der innern Seite des Oberschenkels macht die nachgängige bloße Auflegung der Quecksilbersalbe eben so arzneikräftig, als wenn die Salbe selbst auf diesem Theile zerrieben worden wäre, was man **Einreiben** nennt, indem es sehr zweifelhaft bleibt, ob das Metall selbst, **in Substanz**, mittels dieser Verrichtung des sogenannten Einreibens in das Innere des Körpers eindringen könne, oder von den Saugadern aufgenommen werden möchte, oder beides nicht. Die Homöopathik hat jedoch fast nie das Einreiben irgend einer Arznei und eben so wenig einer Quecksilbersalbe zu ihren Heilungen nöthig.

Stichwortverzeichnis

Aberglauben (vgl. auch ‚Materia peccans') .... § 224; Anm. § 206
Abführmittel .... § 59
Ableitung von Symptomen .... §§ 201, Anm. § 210; 216
Aderlaß .... Anm. §§ 14, 22, 60, 74; §§ 59, 149
Ähnlichkeitsgesetz .... (siehe auch Einleitung) §§ 22–27, 50, 147
– Ähnlichkeit, unvollkommene .... §§ 156–68
– ähnliche natürliche Krankheiten .... §§ 43–50
Akute Krankheiten §§ 5, 72–**73**, 82, 92–93, 101–02, 148, 150–52, **157**-60, 194,
(vgl. Epidemien; Miasma, akutes) 221–22, 241, 248, 253, 262–63
– Akute Krankheiten; Palliativmaßnahmen, erlaubte .... § 262–63
– Akute Krankheiten, Anamnese kürzer .... § 82
– Akute Krankheiten, Ansteckung (vgl. Epidemien) .... Anm. § 11
– Akute Krankheiten, arzneilich beeinflusst, schon .... §§ (91), 92
– Akute Krankheiten, Ausheilung des
chron. Hintergrundes .... §§ 195, 222, 240, 242–44
– Akute Krankheiten, Causa, Veranlassung (siehe auch Causa) .... § 73
– Akute Krankheiten, Diät usw. .... §§ 262–63
– Akute Krankheiten, Disposition innere .... § 31, (73)
– Akute Krankheiten, Epidemien .... §§ 73, 100–02, 241
– Akute Krankheiten, Unterschied, qualitativ, zu chronischen .... § 72
– Akute Krankheiten, Wünsche des Kranken .... §§ 262–63
Allopathie (vgl. Arzneimißbrauch; Heroische Medizin;
Vorbehandlungen) ...... Anm. § 8; §§ 23, 37, 39, 41, 52, 54–62, 67, 69, 74–76
– Allopathie, Unvereinbarkeit mit Homöopathie .... §§ 52–53
Alternieren von Symptomen (siehe
Wechselkrankheiten!) .... Anm. § 210, §§ 216, 231–34
Anamnese, Erstanamnese (vgl. Folgeverschreibung;
vgl. Symptome) .... §§ 5, 24, **82–104**, 206–08
– Anamnese, akute kürzer (vgl. Anamnese, Epidemien) .... § 82
– Anamnese, allgemeine Fragestellungen .... § 88 + Anm.
– Anamnese, Angehörige einbeziehen .... § 84
– Anamnese, ausreden lassen wo möglich .... § 84
– Anamnese, Auswertung der .... § 104
– Anamnese, Beobachtungsfähigkeit .... §§ 6, 14, **83**, 84, 100
– Anamnese, Causa .... § 93; § 206 + Anm.
– Anamnese, chronische ausführlicher .... § 82
– Anamnese, Denkweise und Gemütsart .... § 208
– Anamnese, Details erkunden .... § 89 + Anm.
– Anamnese, entehrende Veranlassungen .... Anm. § 93
– Anamnese, Epidemien bei .... §§ 100–02
– Anamnese, Folgeanamnese: siehe dort
– Anamnese, Frauen .... Anm. § 94
– Anamnese, Geschlechtskrankheiten (vgl. peinliche...) .... § 206

– Anamnese, Heilungshindernisse . . . . § 94, 208
– Anamnese, Hypochonder . . . . § 96
– Anamnese, individualisierende . . . . §§ 82–83
– Anamnese, Lebensweise, Situation und Umfeld. . . . . § 94, 208
– Anamnese, mehrere Unterredungen . . . . § 209
– Anamnese, Modalitäten . . . . § 86
– Anamnese, Menschenkenntnis, Behutsamkeit usw. . . . . § 98
– Anamnese, ‚nämliche Ausdrücke' notieren . . . . § 84
– Anamnese, peinliche Fragen . . . . Anm. § 93
– Anamnese, Sinne gesunde... (vgl. Beobachtungsfähigkeit) . . . . § 83
– Anamnese, Sinne alle . . . . § 84
– Anamnese, Sorgfalt bei der . . . . § 95
– Anamnese, Spontanbericht . . . . § 84
– Anamnese, Suggestivfragen . . . . § 87+ Anm., § 88
– Anamnese, Unbefangenheit . . . . §§ 83, 100
– Anamnese, Venerische Krankheiten . . . . § 206
– Anamnese, vollständige Symptome erheben . . . . § 86
– Anamnese, Vorbehandlung erkunden . . . . §§ 86, 91, 207
– Anamnese, wichtige Fragen . . . . §§ 86–95 + Anm., §§ 206–08
– Anamnese, Zuhören. . . . . § 84
– Anamnese, zurückhaltende Patienten . . . . § 97
Anfängerfehler . . . . Anm. § 253
Ansteckung, Infektion (vgl. Epidemien). . . . . Anm. § 11, §§ 72–73, 80–81
Antidote, störende . . . . §§ 259–60 + Anm.
– Antidotierung, notwendige . . . . § 249 + Anm.
– Antidotierung, vermeidbar bei korrekter Gabengröße (vgl. Gabengröße) . . . . 2. Anm. § 249, § 283
Antipsorisch, antisyphilitisch usw.: siehe Psora, Syphilis usw.
Anwendung der Arzneien . . . . §§ 146–263; 272–85
Arzneigemische . . . . § 273
Arzneiherstellung (bis C 3; Q – Potenzen) . . . . §§ 264–71 einschl. Anm.
– Arzneiherstellung, Arzt, durch den. . . . . §§ 265, 271
– Arzneiherstellung, ausländische Rohsubstanzen . . . . § 268
– Arzneiherstellung, C3 – Verreibung, dreistündige . . . . § 270 + 1. Anm.
– Arzneiherstellung, C3 – Verreibung fester Stoffe oder frischer Pflanzen . . . . § 271
– Arzneiherstellung, Dynamisationsprozess . . . . §§ 269–71 + Anm.
– Arzneiherstellung, Erweckung im rohen Zustand schlafender Kräfte . § 269
– Arzneiherstellung, Fließpapier . . . . § 270 + 5. Anm.
– Arzneiherstellung, Frische der Rohsubstanzen. . . . . §§ 266–67 + Anm.
– Arzneiherstellung, Frischpflanze verreiben statt Saft . . . . § 271
– Arzneiherstellung, Füllung zu 2/3 zur Verschüttelung . . . . 2. Anm. § 270
– Arzneiherstellung, getrocknete Rohsubstanzen . . Anm. § 266; § 268 + Anm.
– Arzneiherstellung, Gewissenssache . . . . § 265
– Arzneiherstellung, Globuli . . . . 4. Anm. § 270
– Arzneiherstellung, Haltbarmachung der Rohsubstanzen . § 267; Anm. § 268
– Arzneiherstellung, Lichtschutz . . . . § 267; 1. Anm. § 270

– Arzneiherstellung, LM-Potenzen (siehe Q-Potenzen) .... § 270 + Anm.
– Arzneiherstellung, maschinelle, Gefahr bei................ 6. Anm. § 270
– Arzneiherstellung, mineralische Stoffe .... §§ (269), 271; Anm. § 273
– Arzneiherstellung, pflanzliche Stoffe .. § 266–68 + Anm., § 271; Anm. § 273
– Arzneiherstellung, Q-Potenzen, genaue Anleitung .... § 270 + Anm.
– Arzneiherstellung, Q-Potenzen, höhere Dynamisierung möglich .... 6. Anm. § 270
– Arzneiherstellung, Q-Potenzen, Verdünnung _ 1 : 50 000.... 6. Anm. § 270
– Arzneiherstellung, Reiben .... §§ 269–71 + Anm.
– Arzneiherstellung, Reinigung der Utensilien .... 1. Anm. § 270
– Arzneiherstellung, Schütteln......................... §§ 269–71 + Anm.
– Arzneiherstellung, Schüttelstöße auf Lederbuch .... § 270 + 3. Anm.
– Arzneiherstellung, Staat, durch den .... Anm. § 271
– Arzneiherstellung, tierische Arzneistoffe........ § 266 + Anm., Anm. § 268
– Arzneiherstellung, Verdünnung, nicht nur .... letzte Anm. § 269
– Arzneiherstellung, Verreiben........................ §§ 269–71 + Anm.
– Arzneiherstellung, Verreibungsutensilien (Mörser, Pistill...) .. 1. Anm. § 270
– Arzneiherstellung, Verschütteln .... §§ 269–71 + Anm.
Arzneikraft, dynamische, hoher Potenzen .... §§ 128, 269
Arzneikrankheit: siehe Kunstkrankheit; Arzneisiechtum; Arzneimißbrauch
Arzneimißbrauch...................... §§ 54–62, 74–75, 149; Anm. § 276
Arzneimittellehre .... §§ 143–45
Arzneiprüfung .... §§ 105–45
– Arzneiprüfung, alte Symptome .... § 138
– Arzneiprüfung, Anleitung...................................... §§ 120–45
– Arzneiprüfung, Arzneiqualität................................. §§ 123–24
– Arzneiprüfung, Arzt durch .... 2. Anm. § 119; § 141 + Anm.
– Arzneiprüfung, Diät während .... § 125
– Arzneiprüfung, Dokumentation .... §§ 139–40, (143–44)
– Arzneiprüfung, Dosierung .... §§ (114), 128–30, 137
– Arzneiprüfung, Dosissteigerung während (s.a. § 130)........ § 129, 131–32
– Arzneiprüfung, durch den Homöopathen, Aufforderung zur .... 2. Anm. § 119; § 141 + Anm.
– Arzneiprüfung, einfache Gaben, Vorteile....................... §§ 131–32
– Arzneiprüfung, Einzelgabe mit (vgl. § 131)......................... § 130
– Arzneiprüfung, Geschlechter, an beiden .... §§ 127, 135
– Arzneiprüfung, Gesunden an (vgl. § 142) .... §§ 107–08
– Arzneiprüfung, Gesundheit durch .... Anm. § 141
– Arzneiprüfung, Grundlagen .... §§ 105–19
– Arzneiprüfung, hohe Potenzen mit.................................. § 128
– Arzneiprüfung, Kranken an .... § 142
– Arzneiprüfung, Lebensweise während................................ § 125
– Arzneiprüfung, mäßige Gabe........................ §§ 114, 128–30, 137
– Arzneiprüfung, Modalitäten der .... § 133
– Arzneiprüfung, Naturgesetze, ewige................................ § 111
– Arzneiprüfung, Phasen der Wirkung (vgl. §§ 63–66) §§ 112–15, 130–31, 137

- Arzneiprüfung, Protokolle .... §§ 139–40, (143–44)
- Arzneiprüfung; Prüfpersonen, Anforderungen an die........... §§ 126–27
- Arzneiprüfung; Prüfpersonen, verschiedenartige
  Menschen nötig .... §§ 127, 134–35
- Arzneiprüfung; „Randomisierung“....................... §§ 127, 134–35
- Arzneiprüfung, Reihenfolge der Symptome .... §§ 130–31
- Arzneiprüfung, Selbsterfahrung, Wert als.................. 2. Anm. § 141
- Arzneiprüfung, Steigerung der Dosis (s.a. § 130)............ § 129, 131–32
- Arzneiprüfung, vollständig möglichst .... § 135
- Arzneiprüfung, Vergiftung als unfreiwillige .... § 110
- Arzneiprüfung, Wechselwirkungen .... § 115
- Arzneiprüfung, wiederholte Gaben .... § 129, 131–32
- Arzneiprüfung, Wirkungsphasen (vgl. §§ 63–66) ... §§ 112–15, 130–31, 137
- Arzneiprüfung, zweifelhafte Symptome .... § 131; Anm. § 143

Arzneiprüfsymptome, falsche Arznei durch.................. § 249 + Anm.
- Arzneiprüfsymptome, zu lange gegebene Arznei durch.......... §§ 280–81

Arzneiqualität (vgl. Arzneiherstellung)........ §§ 123; 264–71 einschl. Anm.

Arzneireaktion, Besserung, erste Anzeichen.......................... § 253
- Arzneireaktion, Beurteilung und Prognose .... §§ 253–56
- Arzneireaktion, Erstverschlimmerung
  (vgl. Nebensymptome) .... §§ 155, 157–61, 248, 282
- Arzneireaktion, homöopathische Verschlimmerung:
  korrektere Bezeichnung für Erst- und Spätverschlimmerungen
- Arzneireaktion, Q-Potenzen, bei (Besonderheiten) . §§ 161, 247–48, 280–82
- Arzneireaktion, Q-Potenzen, bei, Unterscheidung Arzneireaktion /
  Rest der urspr. Kht. .... § 281
- Arzneireaktion, Nebensymptome (siehe dort)............. §§ 156–68, 180
- Arzneireaktion, Spätverschlimmerung............ §§ 161, 247–48, 280–82
- Arzneireaktion, ursprüngliche Symptome wieder neu . §§ 161, 248, 280–81
- Arzneireaktion, wiederholte Gaben durch .... §§ 247, 280–81

Arzneisiechtum .... §§ 74–76, 91–92, 149

Arzneiwahl .... §§ 150 ff.

Arzneiwirkungen (vgl. Kunst-Krankheit;
Vorbehandlungen)................................. §§ 19–**64**-71, 110–119
- Arzneiwirkung, dynamische .... Anm. § 11; §§ 16, 20, 32–33, 34,
  .... 148, 269 + Anm., Ende § 270 + letzte Anm.
- Arzneiwirkung, Erstwirkung .... §§ (59), 63–**64**-66, 112–15
- Arzneiwirkung, geistartige
  (=immaterielle) ...... **Anm. § 11**; §§ 128, 148, 269, Ende 270 + letzte Anm.
- Arzneiwirkung, heilende .... §§ 28–29, 34, 45, 64, 148
- Arzneiwirkung, hoher Potenzen .... Anm. § 11; §§ 128, (269), 279
- Arzneiwirkung, krankmachende.............................. § 33–34
- Arzneiwirkung, Nachwirkung, Gegenwirkung d.
  Organismus....................... §§ (59), 63–**64**-66, 112–15 (130, 137)
- Arzneiwirkung, Nachwirkung der Allopathika..................... § 59
- Arzneiwirkung, psychische .... §§ 212, 253
- Arzneiwirkung, unbedingte.. § 33

- Arzneiwirkung, unverwechselbare .... §§ 111, 118–19
- Arzneiwirkung, Wasser verstärkt, durch
  Oberflächenvergrößerung................................ § 270, **§ 272**
- Arzneiwirkung, Wechselwirkungen .... §§ 115, 130–31, (239), 251
Arzt oder Therapeut, Tugenden &
Qualitäten des .... §§ (1), 83, 98, (Anm. § 139), § 141
Äthiologie: siehe Causa
Aufmerksamkeit .... § 83
Äußere Einflüsse, krankmachende: siehe Causa; siehe Krankheit,
Verstimmung...
Äußere Behandlung, notwendig bei... .... § 7 + Anm.; § 186
Äußerliche Behandlung, überflüssig und verwerflich........ §§ 191, 194–200
Äußerliche Verabreichung hom. Arzneimittel durch Haut usw..... §§ 284–85
Ausfluß (siehe auch Sykose; Unterdrückungen) .... Anm. § 94
Auswirken lassen der Arzneigaben .... § 246

Bäder .... §§ 59, **291**; Anm. § 285
Beeinflussung, gegenseitige, natürlicher Krankheiten .... §§ 35–50
(vgl. Immunität relative: .... §§ 36–37; Suspendierung: §§ 38–39;
Komplizierung: §§ 40–42; natürlich homöopathische Heilungen: . §§ 43–50)
- Beeinflussung, psychische Führung.............. § 208, 224, 226, 228–29
- Beeinflussung, Suggestion.................................. § 87 + Anm.
Behandlung, Anwendung, Therapie .... §§ 246 ff.
Benennung der Krankheit .... Anm. § 73; 2. Anm. § 81
Beobachtungsfähigkeit............................... §§ 6, 14, **83**, 84, 100
Beobachtungen, Beispiele .... Anm. § 90
Beschwerden während der Behandlung .... § 156–68, 180
Besserung, erste Anzeichen der .... § 253
Betäubungsmittel .... § 113; Anm. 183
Bewusstlose .... Anm. § 67
Blockaden (s.a. Hindernisse...!)........ §§ 75, 77, 94, 208, 252; Anm. 260+66

C-Potenzen: vgl. auch 5. Organon.................. §§ 162, 246–48, 269–82
Cantharidenkur .... § 59
Causa, auslösendes Ereignis................. §§ 5, 7 + Anm., 24, **73**, **93**, 225
- Causa, dynamische Ursachen (vgl. Miasmen)........... §§ 11, 16, 73, 148
- Causa, geringfügige Anlässe keine Causa.................... Anm. § 206
- Causa, Geschlechtskrankheiten als.................. § (204), 206 + Anm.
- Causa, Miasma als .... § 204, 206 + Anm.
- Causa occasionalis, offenbarer Anlass .... § 7 + Anm.
- Causa, ‚prima causa', (Kausaldenken)............... Einleitung; Anm. § 6
- Causa, psychisch.................................. §§ 73, 93 + Anm., 225
- Causa, Unterdrückung als.. § 203
- Causa, Vermutungen des Kranken oder Angehöriger .... Anm. § 206
Charakteristische Symptome... Anm. § 67; §§ 104, 150, **153**, 164–65, 209, 211
Chinin; Missbrauch.......................... § 74; Anm. §§ 235, 244, 276
Chirurgie .... §§ 186; 205

Cholera .... § 73
Chronische Krankheiten .... §§ 5, 72–84, 90–91, 94, 103, 149, 161, 195,
(vgl. auch Hahnemann, „Chron. Krankheiten“) ...... (194–) 204–07, 210, 279
– Chronische Krankheiten, Anamnesedaten, zusätzliche...... § 90–91, 94–95
– Chronische Krankheiten, allopathisch verursacht oder
kompliziert .... §§ 74–76, 149
– Chronische Krankheiten, Heilungsdauer .... § 149
– Chronische Krankheiten, Heilungsverlauf, idealer
(vgl. Kleinheit d. Gabe; Q-Potenzen) .... § 161
– Chronische Krankheiten, miasmatische Natur
(siehe Miasmen; Psora usw.)............................ §§ 73; 78–82
– Chronische Krankheiten, uneigentliche, durch vermeidbare
Schädlichkeiten .... § 77
– Chronische Krankheiten, Unterschied zu akuten.................... § 72
Codex der Natur.. § 143
Contraria contraribus .... Vorwort; §§ 56+57

Denkweise .... § 208
Diagnosen, schulmedizinische .... (vgl. §§ 3–18; 147) 2. Anm. § 81
- Diagnosen, Krankheitsnamen.................. Anm. § 73; 2. Anm. § 81
Diät .... §§ 4, 77, 94, 208, 252, **260 + Anm.**; Anm. §§ 81, 266
– Diät, akuten Krankheiten, bei .... §§ 262–63
Digitalis... §§ 59, 74
Dispensierung, Homöopath, durch den....................... §§ 265, 271
- Dispensierung, Staat, durch den .... Anm. § 271
Disposition .... §§ **31**, 73
Dokumentation, Arzneiprüfung der............................ §§ 120–44
Dokumentation, Patientensymptome der............... §§ 85, 86, 167, 184
Dosierung (vgl. Potenz;
Gabengröße)........ §§ 66–68, 159–61, 246–48, Anm. § 253; §§ 272, 275–83
– Dosierung, hohe (Allopathie:
vgl. §§ 60–61)................. Anm. d. 6. Anm. § 270; § 276; Anm. § 282
– Dosierung, Einnahmepause .... §§ 246, 248, 281
– Dosierung, gar keine Arznei (vgl. Dosis – Einnahmepause;
Placebo)... §§ 150, 224
– Dosierung, Modifikation der Gabe
(Q-Potenzen)......................... §§ 246–48 + Anm., §§ 279–81
– Dosierung, Zeitpunkt der Gabe .... §§ 236–38
Dualismus (vgl. Einheit).. § 15
Dynamis, Lebenskraft (vgl. Arzneiwirkung,
dyn.; Krankh., Verstimmung...)...................... §§ **9**-11 + Anm.; § 34
– Dynamis; Arzneiwirkung, dyn.
(vgl. Heilung, dyn.) .... §§ 269 + Anm.; Ende § 270 + letzte Anm.
– Dynamis; gesundem Zustand, im (Beschreibung).................. § **9**-10
– Dynamis, dynamische Heilung: siehe Heilung
– Dynamis; Empfindungsfähigkeit, und .... §§ 10, 148
– Dynamis, Einheit mit materiellem Organismus.................... § 15

– Dynamis; Einflüsse, schädliche, und Krankheitsentstehung .... §§ 11 + Anm.; 16, 148
– Dynamis, instinktartige .... § 34
– Dynamis, Lokalbeschwerden durch dyn. Verlagerung innerer Belastungen.................................... § 201
– Dynamis; Magnetismus, Vergleich mit .... Anm. § 11
– Dynamis; materieller Organismus, und....................... §§ 10, 15
– Dynamis, Nachahmung ihres Wirkens unbefriedigend (vgl. instinktartige...).................................. Anm. § 22
Dynamisierung (siehe Arzneiherstellung / Potenzierung)

Einflüsse, Beeinflussbarkeit, Disposition........................... § 31
Einflüsse, tellurische und meteorologische, sowie kollektive .... § 73
(Einflüsse: vgl. auch Antidote; Beeinflussung; dynamische Krankheitsentstehung; Heilungshindernisse, Lebensweise; Miasmen chron. u. akute; usw.)
Einheit (der verborgenen Dynamis u. der offenbaren Symptome)................................... §§ 12, 13, **15**, 17
Einnahme: siehe auch Dosierung; Gabengröße; Modifikation; Q-Potenzen; Riechdosis; Einreibung
– Einnahme, Möglichkeiten................. §§ 247–48, 272, 280, 284–85
– Einnahme, Pause der............................. §§ 246, 248, 281
– Einnahme, Wasserglasmethode.............................. §§ 247–48
Einreibung der Arznei (vgl. auch §§ 194 ff.).......................... § 285
Einseitige Krankheiten (vgl. auch §§ 216, 218).................. §§ 172–84
– Einseitige Krankheit, Geisteskrankheit als .... §§ 215–16, 218
– Einseitige Krankheit, oder schlechte Anamnese?.................. § 175
– Einseitige Krankheiten, Definition .... §§ 172–74
– Einseitige Krankheiten, Lokalkrankheiten (vgl. dort) .... §§ 185ff.
– Einseitige Krankheiten, Nebensymptome helfen das Simile zu finden.. §§ 180–84
– Einseitige Krankheiten, Therapie .... §§ 176–84
Elektrizität .... § 286
Empfänglichkeit, individuelle .... §§ (73, 117, 121), 129, 134, 281
Empirie .... §§ 23,25, 28; Vorwort
„Entehrende Veranlassungen“..................... Anm. § 93 (Anm. § 206)
Epidemien, akute Miasmen (vgl. Beeinflussung...) .... §§ 73, 100–02, 241
Epilepsie .... §§ 38–39, 80
Erfahrung .... §§ 23,25, 28, 278
Erfahrungsheilkunde, blind ohne Systematik.................... Anm. § 25
Ergrübelungen .... §§ 6, 20, 21, 28, 278
Erkältung; Erhitzung usw.: siehe Causa
Erklärung homöopathischer Heilung............. §§ 28–29, 34, 45, 64, 148
Erstickende.. Anm. § 67
Erstverschlimmerung: siehe Arzneireaktionen
Erstwirkung der Arznei .... §§ 63–66, 112–15 (130, 137)
Ertrunkene .... Anm. § 67

Erziehungsfehler . . . . 1. Anm. § 81; § 224
„Essenz“ (siehe Inbegriff)
Eugenische Kur (Authenzität d. Anm. ungesichert!). . . . . Anm. § 284

Fallaufnahme: siehe Anamnese
Fehlbehandlungen, vorangegangene . . . . §§ 74–76, 86, 91–92, 149, 207
Feigwarzen: siehe Sykose
Fieber, akute (vgl. akute Krankheiten; Epidemien; Wechselfieber) . . . . . §§ 73
Fingerhut . . . . §§ 59, 74
Folgeanamnese (vgl. Folgeverschreibung) . §§ 104, 167, 170, 184, 253–56, 280
- Folgeanamnese, neue Symptome
(vgl. Nebensymptome) . . . . §§ 104, 156, 163, 167–69, 180, 249–50
- Folgeanamnese, systematisch bes. bei zurückhaltenden Patienten§§ 254–55
Folgeverschreibungen (vgl. Arzneireaktion;
Wiederholung...) . . . . §§ (104), 162–84, 246–56, 280 ff.
- Folgeverschreibung, Antidot . . . . § 249 + Anm.
- Folgeverschreibung, aufgrund begrenzter Anzahl bekannter Mittel §§ 162 ff.
- Folgeverschreibung, einseitige Krankheiten (vgl. dort). . . . . §§ 172–84
- Folgeverschreibung, Folgemittel . . . . §§ 167–71, 180–84, 250
- Folgeverschreibung, Klärung der Symptome nach dem ersten Mittel (s. einseitige...) . . . . § 180
- Folgeverschreibung, Korrektur, als Korrektur der Erstverschr.. . . . . § 250
- Folgeverschreibung, Mittelfolgen . . . . §§ 167–71
- Folgeverschreibung, Mittelfolgen häufig erforderlich bei Psora . . . . . . § 171
- Folgeverschreibung, Modifikation von Potenz und
Gabengröße. . . . . §§ 246–48, 280–81
- Folgeverschreibung, Q-Potenzen, Besonderheiten . . . . . . §§ 246–48, 280–81
- Folgeverschreibung, Rückfall nach: studiere Miasmen; Heilungshindernisse; Suspendierung (!)
- Folgeverschreibung, „Rückfall“ nach kontinuierlicher
Arzneigabe . . . . §§ 161, 280–81
- Folgeverschreibung, unvollkommen ähnlichem Mittel,
nach . . . . §§ 156–58, 162–71
- Folgeverschreibung, Warten & Auswirken lassen der Arzneigaben . . . § 246
- Folgeverschreibung, Wiederholung der Gabe: siehe Wiederholung
- Folgeverschreibung, Zwischenmittel . . . . §§ 232, 234
Frauen; Funktionen der weiblichen Organe . . . . Anm. § 94, Anm. § 284
Freiheit des Geistes . . . . §§ 9, 253
Fünfte Organonauflage, Unterschiede zur sechsten
(inkl. Anm.). . . . . - §§ (52, 54, 55, 126, 148) **161**, **246–48**, 265, (267, 269),
. . . . 270–73, 276, (278); §§ 279–85 d. 6. Aufl. bzw. §§ 279–92 d. 5. Aufl.
Frische der Rohsubstanzen . . . . §§ 266–67 + Anm.

Gabengröße . . . . §§ 51, 61, 66, 68, 159–61, 246–48, Anm. § 253; 272, 275–83
- Gabengröße, Arzneiprüfung. . . . . §§ 129 ff.
- Gabengröße, hohe (Ausnahme). . . . . Anm. d. 6. Anm. § 270, Anm. § 282

– Gabengröße, hohe, bei homöopathisch passender Arznei am gefährlichsten .... § 276
– Gabengröße, Modifikation der .... §§ 161 + Anm., 247–48 + Anm.
– Gabengröße, kleinste Gaben........ §§ 51, 61, 66, 68, 159–61, 248, Anm. § 253, §§ 275–83
– Gabengröße, kleinstmögliche, die........ § 272
Gabenwiederholung (siehe Wdhlg.; Folgeverschr.)........ §§ 161 + Anm., 238, 246–48, 276, 280–81
Ganzheitliche Sicht (vgl. Einheit; Symptomengesamtheit)........ §§ 13, 15, 189, 210+213 u.a.
Galen .... § 56
Galvanismus........ § 286
„Gefühl" der Lebenskraft für die Krankheits-Affektion .... §§ 29, 34, 148
Gemütssymptome (s.a. Psyche)........ §§ 210–30
– Gemütssymptome, bei gewöhnlichen Erkrankungen .... §§ 210–13
– Gemütssymptome, negative seelische Entwicklung bei körperlicher Heilung .... Anm. § 210
– Gemütssymptome, keine Arznei ohne........ § 212
– Gemütssymptome, keine Körperkrankheit ohne .... § 210
Genius epidemicus .... §§ 73, 100–02, 241
Geist, böser........ § 248
Geist, freier........ §§ 9, 253
Geistartig: siehe dynamisch
Geistes- und Gemütserkrankungen........ §§ 214–30
– Geisteskrankheit, akuter Zustand........ §§ 221–22
– Geisteskrankheit, Körperkrankheit, durch verlagerte .... § 215
– Geisteskrankheit, Miasma mit behandeln........ §§ 222–23
– Geisteskrankheit, reaktive Psychose u. auslösende Ereignisse .... § 224–25
– Geisteskrankheit, Rückfälle bis zur Zerrüttung .... §§ 222–23
– Geisteskrankheiten, therapeutische Begleitung psych. Kranker .... §§ **208**, 224, 226, **228–29**
– Geisteskrankheiten, Züchtigung, Vorwürfe usw. unstatthaft..... §§ **228–29**
Geschlechtskrankheiten: siehe Sykosis; Syphilis; Anamnese – Geschlechtskrankheiten
Gestalt der Krankheit........ §§ 6, (6–15), 91
Gestalt, Wirkgestalt der Arzneistoffe........ § 119
Gesundheit........ §§ (2,4,) 8 + Anm., **9**, 17, (244)
Gesundheit, Anschein von........ Anm. § 71
Gewichtung und Bewertung der Symptome .. §§ 104, 150, **153**, 164, 209, **211**
Gewissen........ §§ (1), 137, 265
Globuli........ § 270 (+ 4. Anm.); § 272
Globuli, Größe .... § 270 (+ 4. Anm.)
Gott, göttlich, Schöpfer, Lebenserhalter........ §§ 14, (52), 212, 288

Häusliche Verhältnisse........ § 208
Halbhomöopathen, „Mischlingssekte" (vgl. Komplexmittel) – Anm. d. Anm. § 67, Anm. §§ 109, 148, 253

Haltbarkeit der fertigen Globuli .... Anm. § 272
Häusliche Verhältnisse .... §§ 94, 208
Hautausschläge (vgl. Psora; äußerliche
Anwendungen)...................... §§ 46, 80, 194, 201–04; Anm. § 285
Haut, Empfänglichkeit für Arznei .... §§ 284–85
Heilgesetz (vgl. Ähnlichkeitsgesetz).......................... §§ 50; 253
Heilkraft der Arznei (s. a. Arzneiwirkungen; H. dynamische)........... § 64
Heilung, dynamische Anm. § 11; §§ 16, 17, 19 (ff.), **33–34**, **45**-48, **148**-49, 253
– Heilung, Kunstkrankheit durch .... §§ 29–**34**-35, (39)
– Heilung, Dauer .... §§ 2, 148–49, 246
– Heilung, Hindernisse
(s. Hindernisse) .... §§ 4, 75, 77, 94, 208, 252, 260 + Anm.; Anm. § 81
– Heilung, Ideal .... § 2
Hepar sulfuris.. § 242
Hering'sche Regel (vgl.: §§ 194–203; 253!) .... ø
Heroische Medizin (vgl. Allopathie).......................... §§ 74, 149
Herstellung der Arznei (siehe Arzneiherstellung!).. §§ 264–71 einschl. Anm.
Hierarchisierung .... §§ 104, 150, **153**, 164, 209, **211**
Hindernisse der
Heilung .... §§ 4, 75, 77, 94, 208, 252; 260 + Anm.; Anm. §§ 81, 263
– Hindernisse, akute Krankheiten, bei.......................... §§ 262–63
– Hindernisse, allopathische Vorbehandlung, durch .... §§ 74–75
– Hindernisse, diätische........................ § 260 + Anm.; (Anm. 266)
– Hindernisse, Erkundung und Entfernung derselben .... §§ 4, 208, 252
– Hindernisse, Klima.............................. §§ 77, 240, **244**
– Hindernisse, Lebensordnung, -umstände u.
Gewohnheiten, durch .... §§ 77, 94, 260 + Anm.
– Hindernisse, psychische .... §§ 77, **208**
– Hindernisse, Wohn- und Arbeitsverhältnisse .... § 77
Hochpotenzen: siehe Potenzhöhe
Holzkohle, zur Konservierung............................. Anm. § 248
Homöopathische Verschlimmerung: siehe Arzneireaktionen
Hypochonder .... § 96

Ideal, Heilung der .... § 2
Idiosyncrasien (Überempfindlichkeiten, in etwa vergleichbar Allergien). § 117
Immunität, relative, durch schon bestehende Krankheiten........... § 36,37
Immunität, Gesundheit durch............................ §§ (73), 244
Impfung.. §§ 38, 46; Anm. § 56
Imponderabilen .... §§ 286–87
Inbegriff der
Symptome............ §§ 8, 13, 15, 17, 18, 22, 101, 101, 135, 153, 196, 210, 241
Indikation .... §§ 18 (24, 25), 147
Individualisierende Untersuchung .... §§ 82–83
„Individualität" der Arznei.............................. §§ 111, 118–19
Isopathie .... Anm. § 56
Instinkt .... §§ (34), 262

Jenner'sche Pockenschutzimpfung .... §§ Anm. § 56

Kaffee, allopathisch; palliativ .... §§ 59, 67
Kaffee, mögliche Störung der homöopathischen Arznei .... Anm. § 260
Kaleidoskop blinder Erfahrungsheilkunde .... Anm. § 25
Kleinheit der Gabe: siehe Gabengröße
Klima, Einflüsse .... §§ 31, 73, 240, 244, Anm. § 81
Klügelei .... (Anm. § 1), §§ 110, 278
Knochenbrüche .... § 186
Kollektive Zeichen der Miasmen .... §§ 102–03
Komplexmittel (vgl. Halbhomöopathen). Anm. § 25, 2. Anm. § 119; §§ 273–74
Komplizierungen .... §§ 40–42, 74–76, 149, 206
– Komplizierungen, Allopathie durch .... §§ 41, 74–76, 149
– Komplizierungen, Miasmen von .... §§ 206, 232, 234
– Komplizierungen, natürlicher Krankheiten, gegenseitige .... §§ 40, 42
Konstitution, Körperbeschaffenheit (vgl. Disposition, § 31) .. §§ 5, **81**, 117, 129
Krätze: siehe Psora
Kräutertees, Störung der homöopathischen Arznei.............. Anm. § 260
Krankenexamen (siehe Anamnese)
Krankheit: akute
(vgl. dort) .... §§ 5, 72–**73**, 82, 92–93, 101–02, 148, 150–52, **157**-60,
(vgl. Miasma, akutes) 194, 221–22, 241, 248, 253, 262–63
– Krankheit, Aufnahme des Krankheitsbildes (siehe Anamnese, Symptomengesamtheit usw.)
– Krankheit, chronische (vgl. dort)..... §§ 5, 72–84, 90–91, 103, 149, 161, 195, (vgl. auch Hahnemann, „Chron. Krankheiten"). .... (194–) 204–07, 210, 279
– Krankheit, dynamische Entstehung .... §§ 11, 16, 148
– Krankheit, einseitige (vgl. dort)..................... §§ 172–83, (216, 218)
– Krankheit, epidemische .... §§ 73, 100–02, 241
– Krankheit, feststehende, festständige.............. §§ 46, 50, 2. Anm. § 81
– Krankheit, Gestalt der .... §§ 6 (6–15), 91
– Krankheit, Kunst-Krankheit (s. dort) .... §§ 29–**34**-35, (39)
– Krankheit, lokale (vgl. „einseitige", §§ 173 ff.) .... §§ 185–203, 205 + Anm.
– Krankheit, Namen, Benennung, ‚Diagnosen' .... Anm. § 73; 2. Anm. § 81
– Krankheit, natürliche, und gegenseitige Beeinfussung derselben.. §§ 35–50
– Krankheit, uneigentliche.. § 77
– Krankheit, Verstimmung der Lebenskraft .... §§ **11**, 16, (11–16), 148
– Krankheitszeichen: siehe Symptome
Kuhpocken .... § 38; Anm. § 56
Kunstkrankheit. .... §§ 29–**34**-35, (39)
– Kunstkrankheit, kürzer als natürliche .... Anm. § 29
– Kunstkrankheit, stärker als natürliche .... § 33; 276

Laxantien .... § 59
Lebenserhalter, Schöpfer, göttlich.................... §§ 14, (52), 212, 288
Lebenskraft (siehe auch Dynamis !) .... §§ 9–11 + Anm.; 34
Lebensordnung .... §§ 4, 77, 94, 252, 260 + Anm.; Anm. § 81

- Lebensordnung, Diät (vgl. auch Anm. § 266). . . . . § 260 + Anm.
Lebensumstände (vgl. Hindernisse) . . . . §§ 94, 208
Lebensweise . . . . §§ 4, 77, 94, 252, 260 + Anm.; Anm. § 81
Lieblingsmittel . . . . §§ 257–85
LM – Potenzen (missverständliche Bezeichnung für Q – Potenzen, siehe dort)
Lokale Behandlungen, notwendig bei... . . . . § 7 + Anm.; § 186
Lokale Behandlungen, überflüssig und verwerflich . . . . §§ 191, 194–200
Lokale Erkrankungen
(vgl. „einseitige", §§ 173 ff.). . . . . §§ 185–203, 205 + Anm., Anm. 274

Magnetismus . . . . Anm. § 11; §§ 286 ff.
Maschinen bei der Arzneiherstellung . . . . 6. Anm. § 270
Masern. . . . . §§ 38, 40, 46, 50
Massage. . . . . § 290
„Materielle Köpfe" . . . . § 13
Materia peccans; materielle
Ursachen . . . . Einleitung; §§ 13, 148; 186; Anm. § 282
Mensch, bevorzugte Stellung . . . . § 51
Menschenkenntnis . . . . §§ (83), 98
Menschenwürde . . . . § 137, (228)
Menstruation . . . . Anm. d. 2. Anm. § 74; Anm. § 94
Meteorologische Einflüsse . . . . § 73, Anm. § 81
Mesmerismus. . . . . §§ 288–90
Miasmen, chronische (s. Psora,
Syphilis, Sykose) . . . . §§ 78–82; (194–) 204–07, Anm. § 282
– Miasmen, akute . . . . §§ 73, 101 ff., 241
– Miasmen, beschwichtigt durch lokale Manifestationen . . . . § 201
– Miasmen, erhöht durch Lokalbehandlungen . . . . §§ 201–04
– Miasmen, Erforschung der chronischen: siehe Hahnemanns
„Chronische Krankheiten, Theoretischer Teil"
– Miasmen, Erforschung der Psora. . . . . Anm. § 80; § 103
– Miasmen, feststehende, feetständige . . . . §§ 46, 50, 2. Anm. § 81
– Miasmen, Komplizierung von . . . . §§ 206, (232, 234)
– Miasmen, miasmatischer Hintergrund akuter
Beschwerden. . . . . §§ 195, 222, 240, 242–44
Mineralische Arzneistoffe: siehe Arzneiherstellung
„Mischlingssekte" (vgl. Komplexmittel) . . . A. d. Anm. § 67, Anm. §§ 109, 148
Mißbehandlung, Arzneisiechtum . . . . §§ 74–76, 91–92, 149
Mittelfolgen (vgl. Folgeverschreibung; Zwischenmittel) . . . . §§ 162–71
Modalitäten, Arzneiprüfung . . . . § 133
Modalitäten, Anamnese der . . . . § 86
Modifikation der Arzneipotenz und -Gabe. . . . . §§ 161, 246–48 + Anm.
Mohn . . . . §§ 57, 59, (69), 113; Anm. § 183
Mystik (vgl. Verborgenes) . . . . § 6; Anm. § 31

Nachwirkung, Gegenwirkung des
Organismus. . . . . §§ (59), 63–**64**-66, 112–15 (130, 137)

– Nachwirkung = Heilwirkung .... §§ 64, 66
– Nachwirkung, der Allopathika.............................. § 59
Namen der Krankheiten......................... Anm. § 73; 2. Anm. § 81
‚nämliche Ausdrücke' bei der Anamnese notieren .... § 84
Narkotika... § 113
Natur, rohe Natur .... § 51
Natur, Naturgesetze............................ §§ 26, 50, 111, 136
Natürliche Krankheiten, gegenseitige Beeinflussung derselben ..... §§ 35–50
(vgl. Immunität relative: §§ 36–37; Suspendierung: §§ 38–39;
Komplizierung: §§ 40–42; natürlich-homöopathische Heilungen: §§ 43–50)
Natürliche Krankheitsreize .... §§ 30–31
Natürlich-homöopathische Heilungen................ Einleitung; §§ 43–50
Nebensymptome, Erkundung auch ‚nebensächlicher' Symptome .... § 95
– Nebensymptome, Arzneireaktion übermäßig (siehe Arzneireaktion)
– Nebensymptome, Behandlung, während der .... §§ 156–68, 180
– Nebensymptome, helfen Simile zu finden bei einseitigen Krankheiten (vgl. dort).. §§ 180–84
– Nebensymptome, selten völlig auszuschließen .... § 156
– Nebensymptome; unvollkommene Arzneiähnlichkeit, durch ... §§ 156, 163
Nosoden, Ablehung isopathischer Pauschalbehanldung
mittels Nosoden.. Anm. § 56
Notfälle .... Anm. § 67

Opium .... §§ 57, 59, (69), 113; Anm. § 183
‚Orakel' .... § 25
Örtliche Behandlung, notwendig bei.................... § 7 + Anm.; § 186
Örtliche Behandlung, überflüssig und verwerflich .... §§ 191, 194–200
Örtliche Erkrankungen (vgl. „einseitige", §§ 173 ff.). §§ 185–203, 205 + Anm.

Palliative Behandlung, allopathisch .... §§ 55–60
– Palliativa, erlaubte bei akuten Krankheiten .... § 262–63
– Palliativa, erlaubt in Notfällen.............................. Anm. § 67
– Palliativa, gleichzeitig mit Homöotherapie (vgl. Bäder; Lebensordnung)... Anm. § 274
– Palliativa, Schaden und Verschlimmerung durch................ §§ 23, 69
Pathologien... § 81 + Anm.
Pest.. §§ 36, 73
Perkutane Arzneigabe.................................... §§ 284–85
Pflanzenheilmittel, gleichzeitig........ (Anm. § 260, Anm. § 266) Anm. § 274
Pflanzliche Arzneistoffe: siehe Arzneiherstellung
Phasen der Arzneiwirkung......... §§ (59), 63–**64**–66, 112–15 (130–31, 137)
- Phasen der Arzneiwirkung, Wechselwirkungen .. §§ 115, 130–31, (239), 251
Phänomenologischer Ansatz .... §§ 5–18, (103), 144
Placebo (vgl. Dosierung)................................... §§ 91, 281
Potenzhöhe / Q-Potenzen................ §§ (25), 128, 161, 246–50, 269–85
Potenzhöhe, Dynamik hoher Potenzen .... (Anm. § 11), §§ 128, 269
Potenzhöhe, Modifikation der............... §§ 161 + Anm., 247–48 + Anm.

Potenz, zu hohe u. zu große Gabe . . . . § 276
Potenzierung (Q-Potenzen) (siehe Arzneiherstellung!) . . . . §§ 269–70
Primäraffekt miasmatischer Ansteckung . . . . § 80
Prüfsymptome: siehe Symptome – Prüfsympt.; siehe Arzneiprüfung
Prüfung: siehe Arzneiprüfung
Psora §§ 73, **80–82**, 103, 171, 194, 201–05, 223, 227, 240, 242 (-44), Anm. 282 (vgl. auch Unterdrückungen, §§ 194 ff.)
– Psora, Ansteckungszunder, uralter . . . . § 81
– Psora, akute Krankheiten, Auflodern in . . . . §§ 73, 194
– Psora, Behandlung der . . . . §§ 171, 195, 222, 227 (240, 243)
– Psora, innere, beschwichtigt durch lokale Manifestationen. . . . . § 201
– Psora, Erforschung der . . . . Anm. § 80; § 103
– Psora, Erhöhung durch Lokalbehandlung . . . . §§ 201–04
– Psora, Gesamtbild . . . . § 103
– Psora, Hauterscheinungen erst nach vollendeter innerer Infektion . . . . § 80
– Psora, komplizierte . . . . §§ 206, 232, 234
– Psora, Krankheitsbilder und Pathologien, unterschiedlichste . . . . §§ 80; 81 + Anm.
– Psora, latente . . . . §§ 73, 194
– Psora, modifizierende Faktoren. . . . . Anm. § 81
– Psora, Primäraffekt . . . . § 80
– Psora, schlummernde . . . . §§ 73, 194
– Psora, Schwangerschaft Behandlung während . . . . Anm. § 284
– Psora, Therapie. . . . . §§ 171, 195, 222, 227 (240, 243)
– Psora, vielfältige Erscheinungsweisen, Ursachen der . . . . § 81
– Psora, Wechselfiebern bei . . . . §§ 241–44
Psyche (vgl. Gemüt; Geisteskrankheiten) . . . . §§ 9, 210–30, 253
– Psychiatrie. . . . . §§ 228–29 + Anm., Anm. § 222
– Psychiatrie, humane . . . . §§ 228–29
– Psyche, innere Einstellung . . . . § 208
– psychische Begleitung und Führung. . . . . §§ 208, 224, 226, 228–29
– psychische Ursachen . . . . §§ 73, 93 + Anm., 225
– Psychosen (siehe Geisteskrankheiten)
Psorinum. . . . . Anm. § 56

Q-Potenzen (vgl. Arzneiherstelllung, Gabengröße, Sechste Aufl. usw.). . . . . §§ 2, 161, 246–48, 269–85
– Q-Potenzen, Beschleunigung der Heilung . . . . §§ (2), 246
– Q-Potenzen, Erstverschlimmerung . . . . §§ (161, 248) 282
– Q-Potenzen, „Erstverschlimmerung“ am Schluss. . . . . §§ 161, 248, 280
– Q-Potenzen, Herstellung, Besonderheiten . . . . § 270 + Anm.
– Q-Potenzen, Modifikation der Gabe und Potenz . . . . §§ 246–48 + Anm., §§ 279–81
– Q-Potenzen, Modifikation der Gabe = Dosis (...steigend mehrere ...Löffelchen) . . . . § 248
– Q-Potenzen, Spätverschlimmerung . . . . §§ 161, 248, 280
– Q-Potenzen, trockene Gabe ist kleinste . . . . § 272

– Q-Potenzen, unterste Grade zu Beginn .... Anm. § 246
– Q-Potenzen, Wasserglasmethode .... §§ 247–48

„Randomisierung“................................... §§ 127, 134–35
Riechdosis.. § 284
Rückfall nach fortgesetzter Arzneigabe............... §§ 161, 248, 280–81
Rückfälle: s. Miasmen; s. Lebensordnung; aber auch Suspendierung;
bei Q-Potenzen: vgl. auch § 281

Säuglinge... Anm. § 284
Scharlach.................................... Anm. § 33; §§ 38, 73
Scheintote... Anm. § 67
Schöpfer alles Guten, Lebenserhalter usw............. §§ 14, (52), 212, 288
Schütteln: siehe Arzneiherstellung
Schwangerschaft .... Anm. § 284
Schwefel .... Anm. § 160, §§ 74, 242
Schwindsucht.. Anm. § 256
Sechste Organonauflage, Unterschiede zur
sechsten (inkl. Anm.) .... - §§ (52, 54, 55, 126, 148) **161**, **246–48**, 265, (267, 269), 270–73, 276, (278); §§ 279–85 d. 6. Aufl. bzw. §§ 279–92 d. 5. Aufl.
Selbstdispensierung .... §§ 265, 271
Selbstversuch der Arznei, durch Homöopathen,
Aufforderung zur........................... 2. Anm. § 119; § 141 + Anm.
Seuchen, akute Miasmen (vgl. Beeinflussung...) .... §§ 73, 100–02, 241
Similia similibus curentur (klass. Formulierung) .... Einleitung
Simile, das.......................... (vgl. Einleitung) §§ 22–27, 147–48
Simile, kein Ersatz.. 1. Anm. § 119
Sinne, alle .... § 84
Sinne, gesunde.. § 83
Spezificum .... § 147
Spezifische Wirkung jeder Arznei .... §§ 111, 118–19
Staat, Aufgaben des...................................... Anm. § 271
Steigerung von Potenz und Gabengröße...... §§ 161 + Anm., 247–48 + Anm.
Stellvertretende, vikarierende Symptome......................... § 201
Streukügelchen .... § 270 (+ 4. Anm.); § 272
Suggestion .... § 87+ Anm., §§ 88, 224, 226
Suggestivfragen .... § 87+ Anm., § 88
Surrogate.. 1. Anm. § 119
Suspendierung.. §§ 38, 39
Sykosis.................................. §§ 79, 201–06, Anm. § 282
– Sykosis, Behandlung der................................ §§ 197, 201–06
– Sykosis, komplizierte...................................... §§ 41, 206
Symptomatische Behandlungen (vgl. Unterdrückungen).... 2. Anm. § 7, § 58
Symptome: Ableitung von......................... §§ 201, Anm. § 210; 216
– Symptome, allopathische Vorbehandlung,
durch .... §§ 74–76, 86, **91–92**,149, 207
– Symptome, Alter der .... § 90

- Symptome, Ätiologie der .... §§ 5, 24, **73**, **93**, 225
- Symptome, Dokumentation der .... §§ 85, 86, 167, 184
- Symptome, Erstreaktion, durch: siehe Arzneireaktion
- Symptome, geringe Zahl (siehe einseitige Krankheiten!).... §§ 164, 172–84
- Symptome, geringe Symptome durch Betäubtheit der Nerven.. Anm. § 183
- Symptome, geringfügige und flüchtige .... § 150
- Symptome, Gesamtheit der .... §§ 7–8, 12, 15, 17–18, 24
- Symptome, hochwertige................................. §§ 153, 211
- Symptome, Inbegriff der .... §§ 8, 13, 15, 17, 18, 22, 101, 101, 135, 153, 196, 210, 241
- Symptome, Nebensymptome....................... §§ 156, 162–67, 180
- Symptome, neue (vgl. Nebensymptome)................. §§ 104, 156, 163, 167–69, 180, 249–50
- Symptome, objektive.................................. § 90 + Anm.
- Symptome, peinliche.................................. § 93 + Anm.
- Symptome, Prüfsymptome, falsche Arznei durch .... § 249 + Anm.
- Symptome, Prüfsymptome, zu lange fortgesetzte Arznei durch.. §§ 280–81
- Symptome, psychische .... §§ 5, 90, 210 ff.
- Symptome, Symptomenarmut (siehe einseitige Krankheiten!)................................ §§ 164, 172–84
- Symptome, Umfeld und häusliche Verhältnisse, durch (vgl. Lebensordnung).. § 94
- Symptome, Unterdrückung von; Symptombehandlungen............................... 2. Anm. § 7, §§ 194–203
- Symptome, unvollkommene ähnliche .... §§ 156, 162–63
- Symptome, verschleierte .... Anm. § 183
- Symptome, vikarierende, stellvertretende Rolle der .... § 201
- Symptome, vollständige erheben .... § 86
- Symptome, Wahrnehmung der........................ §§ 83, 90 + Anm.
- Symptome, weibliche Funktionen, der...................... Anm. § 94
Syphilis .... §§ 79, 201–06, 223, 227, Anm. § 282
- Syphilis, Behandlung der .... §§ 201–06, 223, 227
- Syphilis, komplizierte .... §§ 41, 206

Tees, mögliche Störung der Behandlung........................ Anm. § 260
Tellurische Einflüsse .... § 73
Theoretische Medizinwissenschaft..... Anm. § 1, § 17, § 54 inkl. Anm., § 278
(Theoretisieren vgl. Ergrübelungen; Vermutungen; Wissenschaftlichkeit)
Tierische Arzneistoffe (vgl. Arzneiherstellung) .... § 266
Toxikologie (vgl. Vergiftungen)....................................§ 110
Treue im Aufzeichen des Krankheitsbildes.......................... § 83
Trockene Arzneigabe einer Q-Potenz ist kleinste .... § 272
Tuberkulose .... Anm. § 256
Tugenden des Therapeuten .... §§ (1), 83, 98, Anm. § 139, § 141
Typhus... §§ 38, 59

Ueberempfindlichkeit (s.a. Gabengröße, kleinstmögliche) .... §§ 117, 281

Übersinnliches (vgl. Verborgenes) . . . . § 6; Anm. § 31
Übertreibung; übertriebene Darstellung von Symptomen . . . . § 96
Unarzneiliche Ausgangsstoffe . . . . § 269
Unbefangenheit . . . . §§ 83, 100
Uneigentliche Krankheiten . . . . § 77
‚Ungesundheiten' . . . . §§ 77, 150
Unheilbarkeit . . . . § 149
Unheilkunst . . . . § 13
Unterdrückungen . . . . §§ 194–203
Untersuchung, individualisiernde (siehe Anamnese) . . . . §§ 82ff.
Unvereinbarkeit von Homöopathie und Allopathie . . . . §§ 52–53
Ursachen d. Krankheit: siehe Causa; siehe Miasmen

Venerische Krankheiten: siehe Sykosis; Syphilis; Anamnese – Venerische
Verborgenes . . . . § 14; Anm. § 93
Verdünnungen (siehe Arzneiherstellung!) . . . . letzte Anm. § 269
Verbrennungen . . . . Einleitung; §§ 57, 59, 186
Vergiftungen . . . . Anm. § 67
Vergiftungsberichte als Ergänzung der Arzneiprüfungen . . . . § 110
Verletzungen, physische . . . . Anm. § 7; §§ 186–87
Vermeidbare Schädlichkeiten (vgl. Heilungshindernisse) . . . . § 77
Vermutungen . . . . § 144
Verreibungen (siehe Arzneiherstellung) . . . . §§ 269–71 + Anm.
Verschlimmerung: siehe Arzneireaktion
Verschlossene Patienten . . . . §§ 97, 254
Verstimmung der Lebenskraft, Krankheit als . . . . §§ **11**, 16, (11–16), 148
Versuche: siehe Arzneiprüfung – Prüfpersonen; siehe Wissenschaftlichkeit
Verwundungen . . . . Anm. § 7; §§ 186–87
Vikaration, Stellvertretung . . . . § 201
Vorbehandlungen . . . . §§ 74–76, 86, **91–92**,149, 207

Wahnsinn: siehe Geisteskrankheiten
Warme Bäder . . . . §§ 57, 59
Warten können . . . . § 246
Wasseranwendungen . . . . §§ 59, Anm. § 285, § **291**
Wasserglasmethode . . . . §§ 247–48
Wahnsinn: siehe Geistes- und Gemütserkrankungen
Wahrnehmungsfähigkeit (des Behandlers) . . . . § **83**, 100
Wechselfieber . . . . §§ 231–44
– Wechselfieber, Arznei homöopathisch, deren Wechselzustände
ähnlich . . . . § 239
– Wechselfieber, Arzneigabe erst nach Abklingen des Anfalls . . . . . . § 236–37
– Wechselfieber, Beispiele vielfältiger Erscheinungsformen . . . . . . Anm. § 235
– Wechselfieber, endemische . . . . § 244
– Wechselfieber, epidemische . . . . §§ 235, 240–43
– Wechselfieber, psorische . . . . §§ 232, 240–44
– Wechselfieber, Sumpfgegend als Heilungshindernis . . . . §§ 238, 240

- Wechselfieber, Wiederholung der Arzneigabe .... § 238
Wechselwirkungen .... §§ 115, 130–31, 239, 251
Wechselkrankheiten .... §§ 231–44
- Wechselkrankheiten, fieberlose, Beispiele.................... Anm. § 232
- Wechselkrankheiten, fieberlose chronisch und psorisch stets........ § 234
- Wechselkrankheiten, fieberlose sowie fieberhafte .... §§ 231–33
- Wechselkrankheiten, zwei bis drei Zustände .... Anm. § 232
Wetter, Einflüsse (vgl. Causa) .... §§ (31), 73, Anm. § 81
Wiederholung der Gabe (vgl.
Folgeverschreibungen) .... §§ 161 + Anm., 238, 246–48, 276, 280–81
- Wiederholung der Gabe, Arzneiprüfung bei.................. § 129, 131
- Wiederholung der Gabe, Arzneisymptome durch ..... §§ 247, 276, 280–81
- Wiederholung der Gabe, Besserung, auffallend zunehmende,
  schließt aus... § 246
- Wiederholung der Gabe, chronischen
  Krankheiten bei .... Anm. § 161, §§ 246–48, 276, 280–81
- Wiederholung der Gabe, modifiziert in Gabengröße
  und Potenz .... Anm. § 161, §§ 246–48
- Wiederholung der Gabe, Modifikation, warum .... § 247
- Wiederholung der Gabe, Voraussetzungen .... § 246
Wirkungsphasen (siehe Arzneiprüfungen; Arzneiwirkungen)
Wissenschaftliches
Vorgehen............. Anm. § 1, Anm. § 25; §§ (20, 21, 25, 28), 71, 120–**144**
'Wissenschaftlichkeit', theoretisierende .... Anm. § 1, § 17, § 54
inkl. Anm.,.. § 278
Wünsche des akut Erkrankten .... § 263–64

Zeitpunkt der Arzneigabe .... §§ 236–38
Züchtigung, Vorwürfe usw. bei Geisteskranken unangebracht..... §§ 228–29
Zuhören.. § 84
Zusammentreffen verschiedener Krankheiten: siehe natürliche
Krankheiten, Beeinflussung
Zweifelhafte Symptome .... § 131; Anm. § 143
Zweitverschreibung: siehe Folgeverschreibung
Zweitwirkung, Gegenwirkung des
Organismus......................... §§ (59), 63–**64**–66, 112–15 (130, 137)
- Zweitwirkung = Heilwirkung............................... §§ 64, 66
- Zweitwirkung, Allopathika der .... § 59
Zwischenmittel (vgl. Folgeverschreibung; Mittelfolgen) .... §§ 232, 234